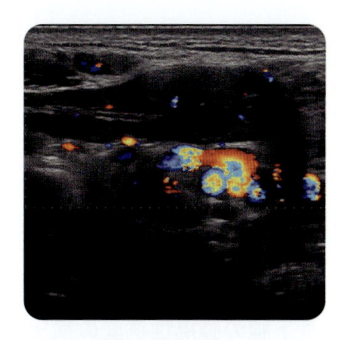
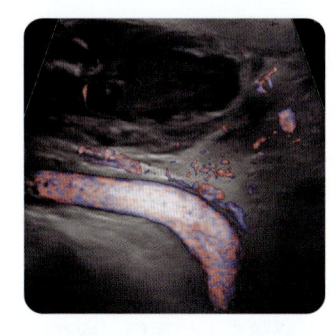
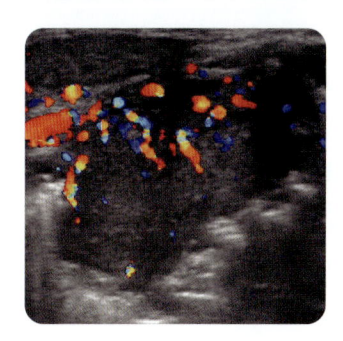

頭頸部診療
とことん
エコー活用術

編集 古川 まどか
Madoka Furukawa

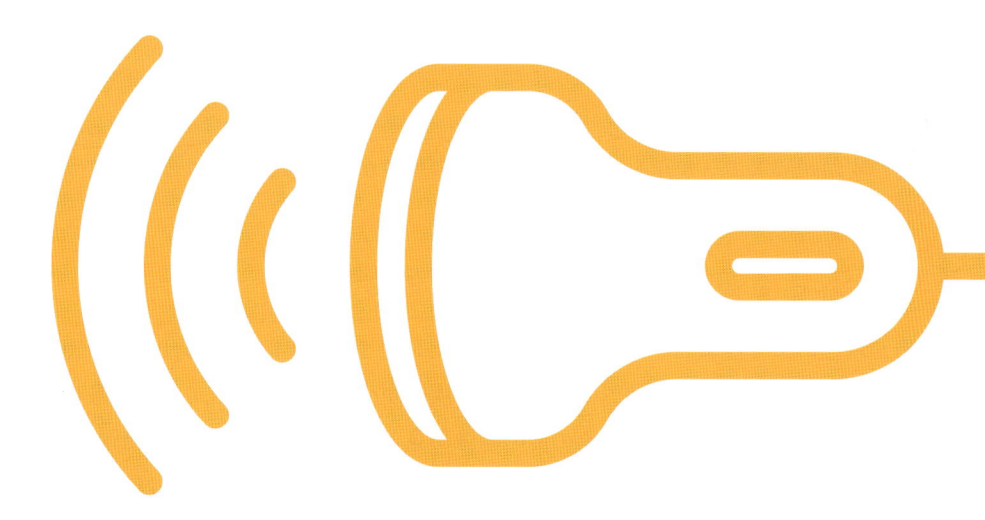

診断と治療社

は じ め に

1 ▶ 頭頸部エコー診断の歴史

　1980 年代，CT をはじめとする各種医療用画像が臨床の場に登場した時期にエコーも臨床応用されるようになった．それまでは軍事用や漁業用の探査機として用いられてきたエコーの技術を医療の現場に応用するまでに，関係者皆さまの多くの苦労があったと聞いている．まず，心臓，肝臓といった深部臓器から臨床応用が始まり，体表臓器では乳腺，甲状腺，耳下腺の腫瘍性病変の検出や頸動脈の健診が行われるようになり臨床現場に定着していった．

　体表臓器に用いる高周波数探触子が最初はなかったため，病変が非常に浅いところに存在する場合は，探触子と体表との間に水袋やゼリーパックなどのスタンドオフを置き焦点をあわせ，患者の体位を調整しながら検査を行っていた．頸部に関しては前頸部を伸展したところにスタンドオフを置く形で甲状腺の検査が行われていたため，甲状腺以外の頸部全体の情報を観察することは困難であった．

　このように特殊な検査手技が必要であったことに加え，超音波の物理学的特性から様々なアーチファクトが画像に混在するため，この特性について学習し専門的な知識と経験をもつ医師，検査技師や放射線技師が中心になって検査や診断に関わってきた流れがある．この傾向がその後もエコーが非常に特殊な検査であるという固定観念を生み，特に頭頸部領域の日常診療への普及が遅れた要因の一つとして考えられる．

　1980 年代後半以降急速に体表用リニア型探触子の開発が進み，体表に沿って自由に動かしながら走査ができるようになるとともに高周波数探触子が開発され体表近くの病変がより精細に描出可能となった．2000 年前後には世の中の画像のデジタル化に伴いエコー画像もデジタル化され，様々な画像処理がリアルタイムに可能になったことで，アーチファクトの影響が軽減された．さらに病変だけでなく頸部の筋，血管，各種臓器の描出もより忠実になり，生体の形態および解剖や，体内の動き，血液の流れをリアルに表示できるようになった．特別な知識や技術がなくても，誰もが探触子をあてるだけで良好な画像が得られるようになったことで，体表エコーの診断的価値が急速に認められるようになってきている（図 1）．

　今後，診療科を問わず頭頸部エコーが正しく行われ，多くの患者がその恩恵を受けられるよう，我々頭頸部外科医が正しい指南書を作成していくべきと考える．

2 ▶ 頭頸部エコーによる頭頸部診療の質向上を目指して

　頭頸部領域で筆者が現在のようなエコーの用い方を開始したのが 1985 年前後であり，その後装置の改良とともにエコーで観察対象となる臓器や診断可能な疾患が少しずつ判明してきた．最初は手探り状態から始まり，エコー像と手術所見やその他の画像所見と照らし合わせ，最終診断結果のフィードバックをかけることで徐々に頭頸部エコー診断学を作り上げてきた．画像が良好になるにつれて，「これは何だろう？」「これはどこを見ているのだろうか？」「これは何の病変を見ているのだろうか？」といった新たな発見に出合い飽きることなく日々のエコーを続けてきた．頭頸部外

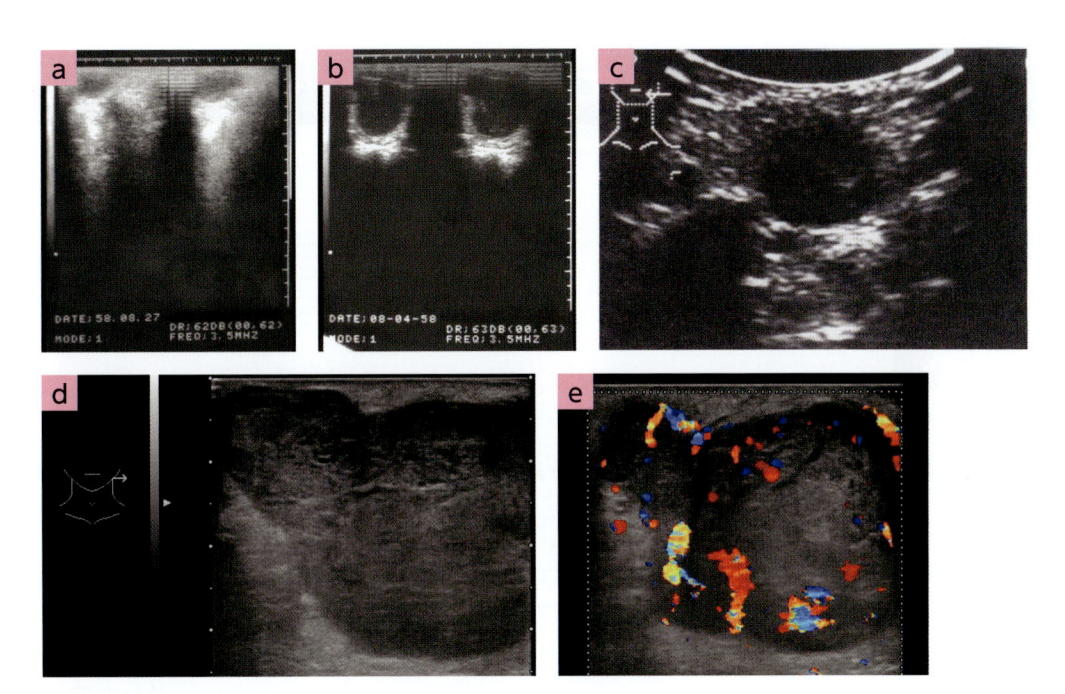

図1 診断装置の進化による耳下腺腫瘍のエコー像の違い

a・b：1983 年　多形腺腫　リニア型　3.5 MHz　白黒画像（アナログ）のみ
c：1990 年　多形腺腫　コンベックス型　5 MHz　白黒画像（アナログ）観察だけならカラードプラも可能
　（アナログ画像としてレコーダーに録画し保存）
d・e：2014 年　多形腺腫由来がん　リニア型中心周波数 10 MHz　デジタル画像　デジタル画像処理によりアー
　　　チファクトの影響が抑えられ，腫瘍の形状や内部エコー，腫瘍内部エコーや血流分布の違いが観察可能

科医としてのエコーであるため，放射線診断医や検査技師が課せられる丁寧な診断は不要であり，診断や治療に向けた「次の一手」を見出すことができれば十分と考え，頭頸部疾患診断への近道，治療方針決定に直結するようなエコー診断を目指してきた．

　エコーによって病変の正確な判断や今後の病状予測ができれば，患者はもちろんであるが，自分たち頭頸部外科医にとっても確実な診療が可能となるわけである．情報不足のまま不必要に患者を不安に陥れる必要もなく，根治性を落とさず形態や機能を温存した治療が可能になるはずである．さらに，そのような治療ができれば，頭頸部外科医の仕事もスマートになるはずである．

　実際に自分が経験したエコー診断のメリットを多くの頭頸部外科医の仲間に知ってもらい，有効に活用してもらうことが，頭頸部外科医療の向上につながるという確信をもち普及に努めてきた．2000 年あたりはちょうど頭頸部診療全般の標準化が盛んに行われ始めた時期であった．その標準化活動の一部として，頭頸部外科医の中から有志を募り「頭頸部超音波研究会」を立ち上げ，頭頸部エコーの普及と標準化，診断基準作成などを目指し現在も活動継続中である．今回のこの本は，この「頭頸部超音波研究会」のメンバー皆の共同作成によるものであり，この本を出版することが本研究会の今後の発展，頭頸部外科診療の進化につながることを確信する．

2024 年 11 月

神奈川県立がんセンター頭頸部外科

古川まどか

頭頸部診療とことんエコー活用術 ● Contents

執筆者一覧

［編集者］

古川まどか　　神奈川県立がんセンター頭頸部外科部長

［著　者］（50音順，肩書略）

出原　立子　　金沢工業大学メディア情報学科

植村　和平　　奥尻町国民健康保険病院総合診療科

木谷　有加　　神奈川県立がんセンター頭頸部外科

北村　守正　　金沢医科大学頭頸部外科学講座

齋藤　大輔　　さいとう耳鼻咽喉科医院

佐藤雄一郎　　日本歯科大学新潟生命歯学部耳鼻咽喉科学

志賀　清人　　岩手医科大学耳鼻咽喉科頭頸部外科学講座

下出　祐造　　公立穴水総合病院耳鼻咽喉科，金沢医科大学頭頸部外科学講座

平　憲吉郎　　鳥取大学医学部感覚運動医学講座耳鼻咽喉・頭頸部外科学分野

寺田　星乃　　愛知県がんセンター頭頸部外科

堂西　亮平　　鳥取大学医学部感覚運動医学講座耳鼻咽喉・頭頸部外科学分野

富岡　利文　　国立がん研究センター東病院頭頸部外科

橋本　香里　　国立病院機構四国がんセンター頭頸科・甲状腺腫瘍科

花井　信広　　愛知県がんセンター頭頸部外科

林　　孝文　　新潟大学大学院医歯学総合研究科顎顔面放射線学分野

東野　正明　　大阪医科薬科大学耳鼻咽喉科・頭頸部外科

福原　隆宏　　鳥取大学医学部感覚運動医学講座耳鼻咽喉・頭頸部外科学分野

藤本　保志　　愛知医科大学耳鼻咽喉科・頭頸部外科

古川まどか　　神奈川県立がんセンター頭頸部外科

松浦　一登　　国立がん研究センター東病院頭頸部外科

松田枝里子　　鳥取大学医学部附属病院耳鼻咽喉・頭頸部外科

門田　伸也　　国立病院機構四国がんセンター頭頸科・甲状腺腫瘍科

吉田　真夏　　神奈川県立がんセンター頭頸部外科

基礎編

A▶頭頸部診療とエコー

1 頭頸部エコーの実際と頭頸部診療におけるエコーの活用

神奈川県立がんセンター頭頸部外科／古川まどか

1 検査装置の選択と準備

a エコー診断装置

　耳鼻咽喉科・頭頸部外科領域のエコーでは，触診の延長として，頸部から顔面にかけて，広い領域を対象とし，また深さに関しても皮膚，皮下組織から，咽頭，副咽頭間隙，椎前部から上縦隔といった深部までの情報を得なくてはならないため，それらに対応できる診断装置と探触子が必要である．さらに，血流を表示・計測して診断するカラードプラモードは，様々な頭頸部疾患のエコーにおいて大きな情報源となるため，搭載されていることが望ましい．そのほか，組織の硬さを診断する「組織弾性イメージング」も何種類か開発され，疾患や病態によっては非常に有用なモードに位置づけされつつあり，疾患の鑑別や手術のための情報提供に役立っている．

　エコー診断装置はおもに，「据え置き型」と「ポータブル」に分けて考えられてきたが，最近の傾向として「据え置き型」も多機能を有しながら軽量・小型化し，「ポータブル」も持ち運び可能ながら，従来の「据え置き型」とほぼ同等の機能や画質になり，両者の境界線がなくなる方向にある．検査室や外来に置いたまま検査する場合は，検査に必要なスペースを十分確保し，定期的にメインテナンスを行いいつでも素早く安定した検査ができる環境を整えることが重要である．また，病院内を移動して使用する場合は軽量でバッテリー駆動が可能な機種を選択し，スムーズに移動できる安全な架台に載せたほうが使用しやすい．一方で在宅診療など病院外に持ち出す場合はモバイルやタブレット型エコー，コードレス探触子などが有用である．エコーの応用範囲が広がるにつれてその使用方法や目的も多様化しつつあり，それぞれに対応した機器の選択が重要である．

b 探触子の選択

　通常は体表用で中心周波数 7.5 MHz 以上の高周波数探触子を選択する．探触子の視野幅は 4 cm 前後であまり厚みがなく軽くて持ちやすい形状のものが使用しやすく，下顎骨，鎖骨，甲状軟骨などによる頸部の凹凸に合わせた操作に適している．体表用探触子の開発改良に伴い，1 本の探触子のもつ周波数の幅が広がり，中心周波数が 10〜11 MHz で，周波数を切り替えることで頸部の浅い部位から深いところまで繊細な画像で観察可能なものが増えてきている．

　探触子の形状としては，基本的には体表用リニア型探触子があれば頭頸部領域のほとんどをカ

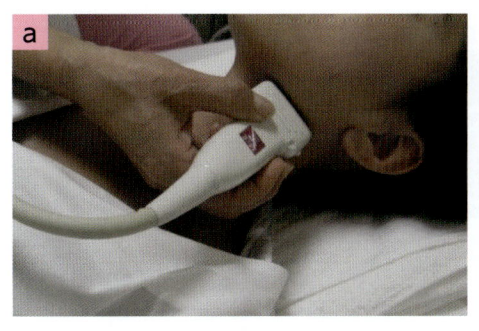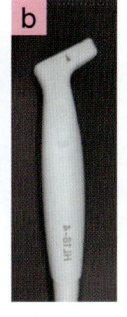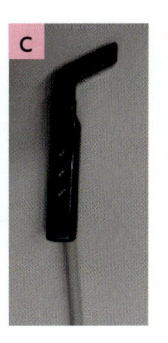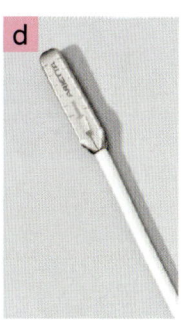

図1　頭頸部エコーに用いる探触子

a：体表用リニア型探触子（中心周波数 11 MHz, 視野幅 40 mm）
b・c：ホッケースティック型探触子
d：ダビンチ手術用探触子

バーすることが可能であるが，特殊な場合として，口腔内の奥や口腔底の観察，また，術中エコーで術野の深部を観察する場合などは，先端が細く小型になっているホッケースティック型探触子やダビンチ手術用探触子があるとより便利である（図1）．

c　装置の調整

基本的な B モードゲイン，ダイナミックレンジ，フォーカスなどを頸部検査に適した値に初期値としてプリセット設定しておくことで，常に同じ条件で装置を立ち上げて検査を開始することができる．さらに，組織ハーモニックイメージングや，コンパウンドといった画質向上のための様々な画像処理モードが搭載されている場合も，同様に，それらのモードを常時用いるかどうか判断し，必要なモードを選択した一定の初期画像条件設定を行っておくとよい．また，最近の装置であれば，ほとんどの画像調整機能が自動化しているため，検査ごとに大きく設定を自分で調整する必要はなくなっている．しかし，頸部皮膚や筋肉の厚みや皮下脂肪量にはかなり個人差があるため，必要に応じて調整ができるように各調整の意味を理解しておかなくてはならない．

d　画像データ管理

かつては画像をプリンター印刷，もしくは X 線写真と同様にフィルムに焼いて保存していたが，現在ではデジタル画像として診断装置内外のハードディスクへの保存や電子カルテへの送信が可能となった．静止画，動画を含めて大容量データの記録および電子カルテ上の閲覧や貼り付けが容易になったことは，過去データとの比較もしやすくなり，エコー検査の客観性，再現性の向上につながっている．病院での診療の場合には，カンファランスなどで複数の医師でエコー画像を見直し再検討することもでき，手術中にも手術室でエコー画像を掲示しながらの手術が可能となり，エコーの利便性と有用性がますます高まりつつある．

2　頸部エコーの実際の手順と注意点

a　検査の実際（図2）

被検者を仰臥位とし被検者の頸部が検査者の腕が容易に届く範囲にくるよう枕の位置を調整する．特に腹部や心臓のエコーと同じ検査室で検査を行う際には注意が必要である．

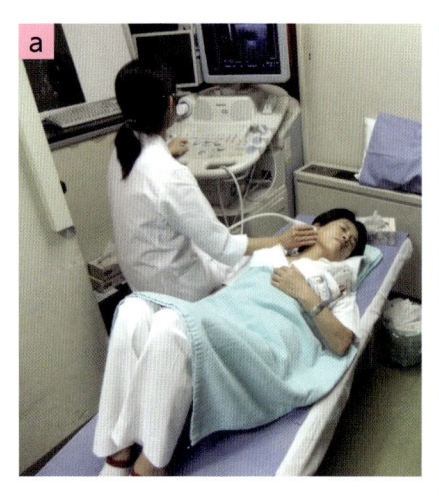
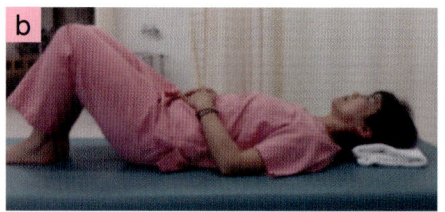
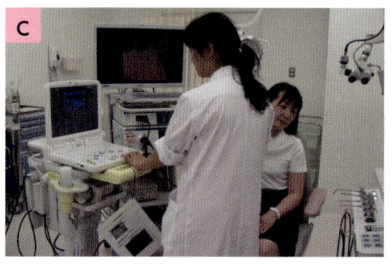

図2　検査体位

a：仰臥位．頸部が広くなり安定した操作が可能となる．静脈が拡張し，腹圧や呼吸による
　調整も容易となるため，血流評価，組織弾性イメージング，エコーガイド下穿刺を施行
　する際には仰臥位が望ましい

b：仰臥位の際の体位．胸鎖乳突筋および胸腹部前面の筋肉を緩め，下顎がやや挙上する体
　位が適している

c：座位．外来診療中に手早くエコー検査を施行する際には診察の一環として施行できる．
　下顎が頭の重みで下がり，頸部臓器も縦郭方向に下がるため上頸部，下頸部の観察がし
　にくく，また内頸静脈も拡張しないため血管周囲の詳細な観察は困難で，カラードプラ
　においても血流シグナルが出にくいが，ポイントオブケアエコーや病変の有無の大まか
　な判断，一定の病変の経過観察は十分可能である

　甲状腺の検査では肩枕などで頸部伸展位をとることもあるが，上頸部の頸部リンパ節や唾液腺など
も含めた頸部全体の観察の際には，頸部や肩の緊張がないほうが観察しやすい．上頸部，特に下顎骨
の内側の顎下部や，頸動脈分岐部より頭側の観察を十分に行うために頭部を低い枕にのせて頸部を軽
く進展させる程度にとどめる．このとき膝を屈曲させると頸部の筋緊張を取り除くことができる．ま
た，左右の頸部を観察する場合も可能であればあまり頸部を回旋・捻転させず真上を向いた状態で軽
く顎を上げさせるほうが，胸鎖乳突筋が緊張せず，左右の頸部所見の比較もしやすくなる．

　実際の操作法としては，頸部の筋膜，各臓器の被膜，血管，神経などの連続性を確認しながら病
変を検出するため，Bモード横断像（水平断像）による連続的な観察を基本とし，病変が検出された
ら頸部スクリーニングをひととおり施行したあとに病変のある部位に戻り，必ず2方向以上から
観察し三次元の立体構造物として病変の全体像を把握する．カラードプラによる血流評価も非常に
重要であり，体動や探触子の動きによるアーチファクトを避けるため，探触子を静止させ被検者の
呼吸と心拍のサイクルにあわせて安定した血流シグナルを描出し，再現性のあるものを真の血流と
して判定する．不整脈のある患者では評価がむずかしいこともあるため注意が必要である．

　検者は被検者の右側に座り右手に探触子をもって検査を行う．画像表示は横断像では画像の左側
が被検者の右側，縦断像では画面の左側が頭側になるようにするのが一般的である．簡易的な検査
は座位でもある程度は可能であるが，頸部全体の観察や，血流観察などの病変の精査や，穿刺など
の手技は安定した画像表示が可能な仰臥位で施行すべきである．

外来診療中に手早くエコー検査を施行する際には診察椅子に座ったまま，診察の一環として施行できる座位での検査も簡便であるが，下顎が頭の重みで下がり，さらに頸部臓器も縦郭方向に下がるため上頸部および下頸部の観察がしにくくなり，また内頸静脈の拡張も不良となるため十分な情報が得られないことも多い．したがって，座位での検査は外来診察中の大まかな判断や，一定の既知の病変の経過観察などが主体となる．

b 頸部全体のスクリーニング（系統的頸部エコー検査）

頸部エコーを施行する場合，病変がある部位のみならず，頸部全体を観察する習慣をつけておくことが重要である．エコー検査では CT や MRI と異なり，検者が意図して観察しなければ，その部分の所見を得ることができない．頸部全体をもれなく観察するために，系統的に基本となる臓器や血管を同定しながら順序正しく観察しながら記録していくことが重要である（図3）．

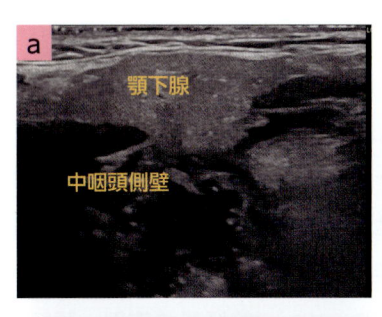
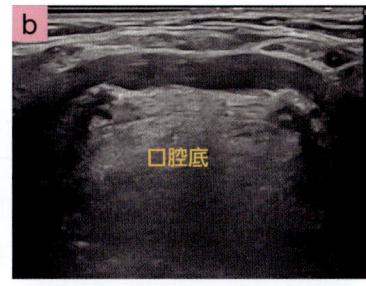
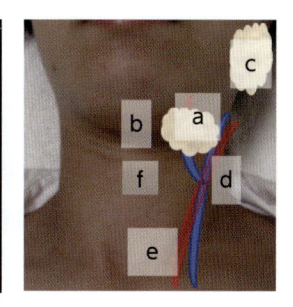
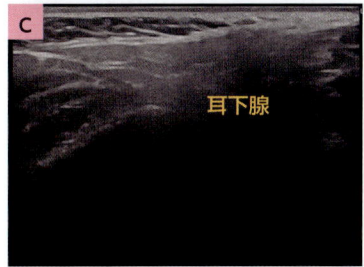
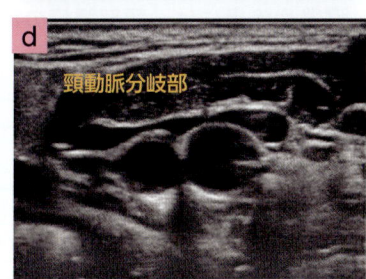
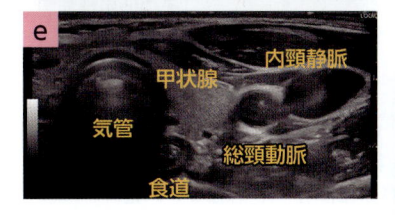
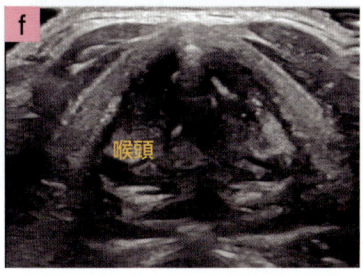
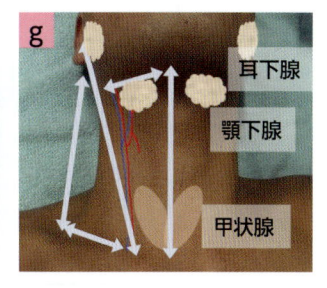

図3　系統的頸部エコー検査

頸部全体に探触子を移動させながら観察する．探触子で内頸静脈を圧迫しないよう気をつける
a：顎下腺付近の観察．下顎骨の内側奥に探触子をやや強めにあてる
b：口腔底
c：耳下腺付近の観察．下顎骨下顎枝の表面から観察する
d：頸動脈分岐部付近の観察
e：前・側頸部の観察．甲状腺，総頸動脈，内頸静脈などを観察する
f：喉頭付近の観察
g：系統的頸部エコー検査．一定の順序を決め，頸部全体を順番に観察する．必ず両側頸部を観察する

　左右の頸部および正中部を必ず検査するために，頸部の描出しやすい部位の画像を基本画像として定め，必ずその部位を通過しながら連続的に頸部全体を観察する手法として「系統的頸部エコー検査」を推奨し，講習会やハンズオンセミナーで教育を行っている．人為的な観察漏れはエコーの信頼性を失うことになるため，緊急的な部分観察やインターベンションを行う場合はその限りではないが，通常の検査時は必ずこの「系統的頸部エコー検査」を意識し実行しなくてはならない．系統立てて頸部全体の所見を観察する習慣をつければ，短時間で多くの情報を集めることが可能である．

c　病変が見つかった場合

　頸部に病変が見つかった場合は，病変の局在，数，大きさ，性状，周囲組織との関係を客観的に記録していく．腫瘤性病変であれば最大割面とそれに直行する面の 2 方向で観察し，三次元での立体的な全体像をつかむようにする．周囲臓器への浸潤に関しても三次元的に把握することで，その結果を手術などの治療に活用することができる．

3　頭頸部診療におけるエコーの活用

　頸部の腫脹，腫瘤をきたす疾患を鑑別する第一歩としてエコー診断は非常に有用である．プライマリケアとして問診や耳鼻咽喉科・頭頸部領域の診察のあと，他の画像診断に先立ち頸部エコーを施行して頸部の腫瘤性疾患を迅速かつ非侵襲的に鑑別していく手順を図 4 に示す．

　エコーが診断に必要不可欠な臓器や疾患には，頸部腫瘤の鑑別，リンパ節腫脹の鑑別，頭頸部

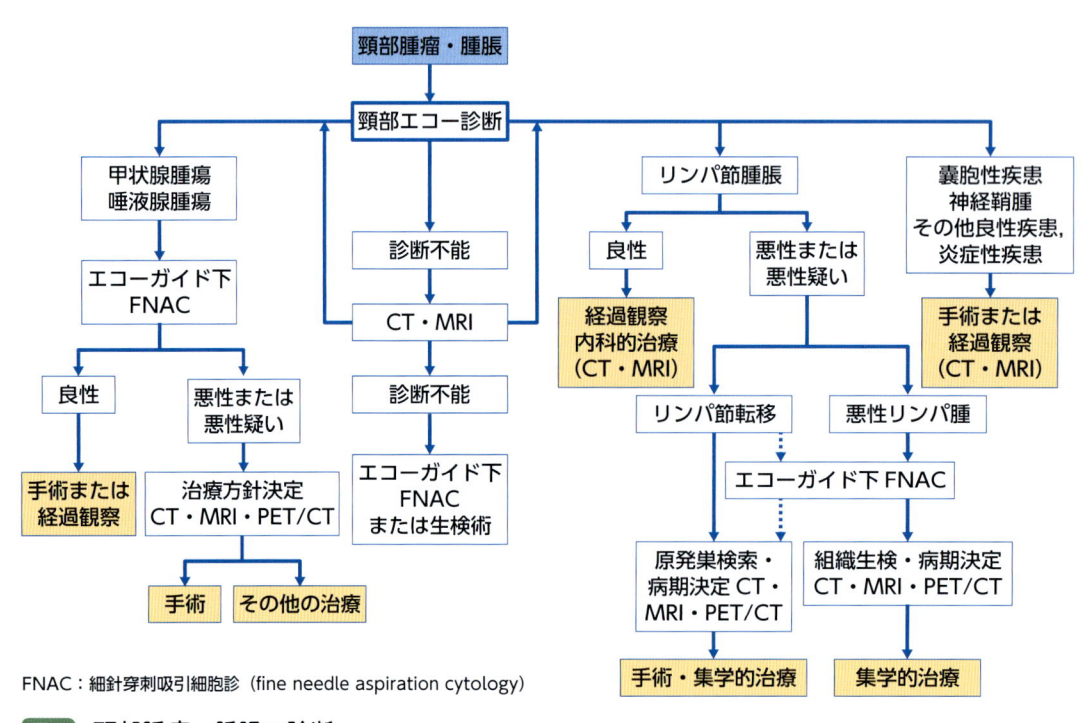

FNAC：細針穿刺吸引細胞診（fine needle aspiration cytology）

図4　頸部腫瘤・腫脹の診断

頸部エコーの画像による診断を主軸とし，可能な限り非侵襲的に，なおかつ迅速に診断を進める

がんのリンパ節転移検索や治療効果判定，唾液腺・甲状腺に生じる腫瘍やびまん性疾患の鑑別，頭頸部がん原発巣の診断，頸部領域のエコーガイド下穿刺などがあげられる．いずれも重大な疾患の可能性があり慎重に取り扱わなくてはならない疾患ばかりである．それぞれ，対象臓器別のエコー検査やエコーガイド下穿刺の詳細や注意点については各論の項を参照していただきたい．

④ おわりに

　エコーはリアルタイムに生体内の動的所見を直接観察できる唯一の検査である．医療経済面や安全管理上からも必要不可欠なものである．頭頸部がんは，多彩な原発部位や組織型を有し，それによって臨床経過も大きく異なるため，疾患を熟知した頭頸部がん診療医がエコー診断に積極的に参加し，根治性および治療後の機能障害について真剣に考えることが重要である．エコーを頭頸部診療に活用することでよりきめ細かな個別化治療とその後の経過観察が可能となり，そこから新たな疑問点が生まれ様々な臨床研究につながり，頭頸部がん医療がますます発展していくものと考える．

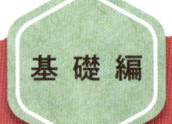

B▶頭頸部エコーの基礎知識

1 頭頸部の部位ごとの解剖とエコー像 —①頸部，咽頭，喉頭

愛知県がんセンター頭頸部外科／花井信広

エコー検査によって得られる断層像を理解するためには解剖の知識が欠かせない．

頭頸部診療における観察対象の多くは頸部に存在するため，その概要を述べる．

1 頸 部

図1[1)]は頸部解剖を横断像で示したものであるが，エコー検査によって得られる断層像と対比が容易である．前頸筋の裏面に甲状腺が位置し，気管の前面に張り付くように存在する．また胸鎖乳突筋や肩甲舌骨筋の内側に頸動脈鞘が存在する．また頸部食道は気管背側に位置するが，やや左に偏移しているため，甲状腺左葉の深部において観察が可能である．

頸動脈鞘内に頸動脈および内頸静脈が含まれるが，総頸動脈の外側に接し，迷走神経が観察される（図2）．適切なエコー検査を行うためには，迷走神経が描出される条件が必要であることを覚えておくとよい．

図3[2)]に頸部解剖の概要と頸部リンパ節の分布を示した．

先ほどの甲状腺周囲のレベルから頸動脈鞘を頭側にたどる．総頸動脈は，およそ甲状軟骨の上縁の高さで膨隆部を形成し，内頸動脈と外頸動脈に分岐する（図4）．内頸静脈は頸動脈に伴走し，これに沿ったリンパ節が（上・中・下）内深頸リンパ節である．

中・下咽頭はエコー検査の対象となりうる．

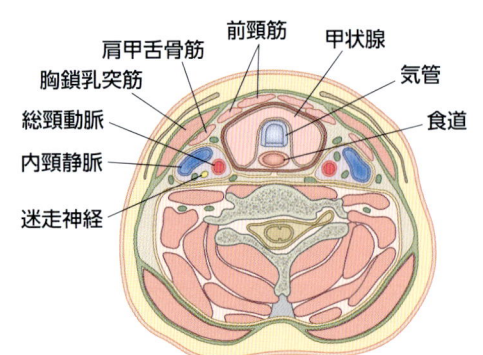

図1 頸部の横断像（甲状腺とその周囲）

〔Agur AMR, et al.：Grant's atlas of anatomy. 15th ed, Wolters Kluwer, 2021 より作成〕

肩甲舌骨筋　前頸筋　甲状腺
胸鎖乳突筋
総頸動脈
内頸静脈
迷走神経
気管
食道

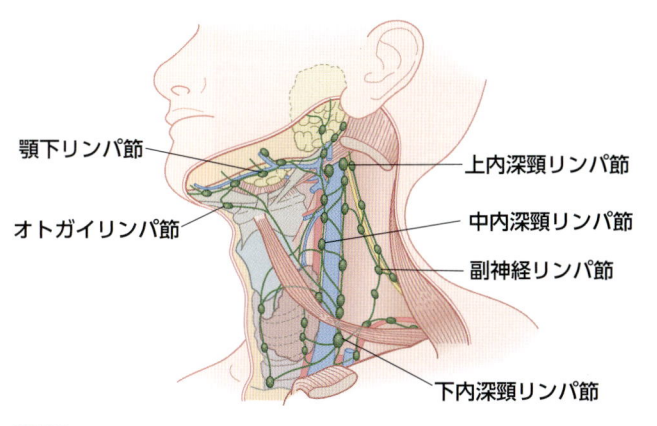

図2 総頸動脈と迷走神経

図3 頸部の解剖とリンパ節

〔日本癌治療学会（編）：日本癌治療学会リンパ節規約．金原出版，2002：20 より作成〕

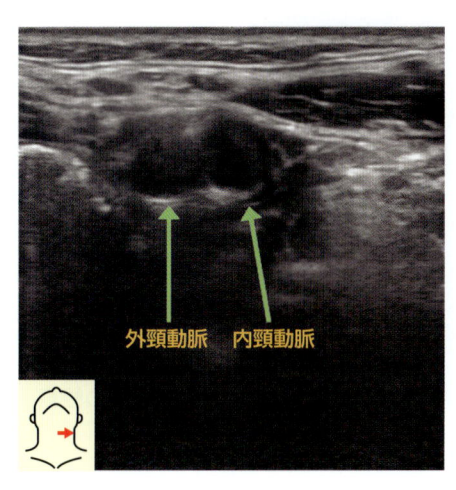

図4 頸動脈分岐部

2 咽 頭

　中咽頭に関しては口蓋扁桃や舌根部の観察が可能である．口蓋扁桃は顎下腺の深部に位置するため，顎下腺を含む断層像で描出される（図5）．舌根部も顎下部から内腔（口腔・中咽頭方向）へ向かう断層像で描出が可能である．

　下咽頭は甲状軟骨の背側で長軸方向に探触子を当て，内腔を観察する．頸部食道の頭側に連続する構造物が下咽頭に相当する（図6）．同じく横断像については甲状腺左葉背側に観察された頸部食道を上方（輪状軟骨レベル）にたどることで観察が可能である．

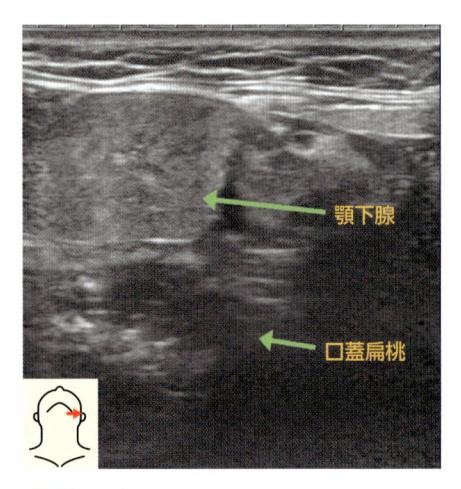

図5 口蓋扁桃の描出

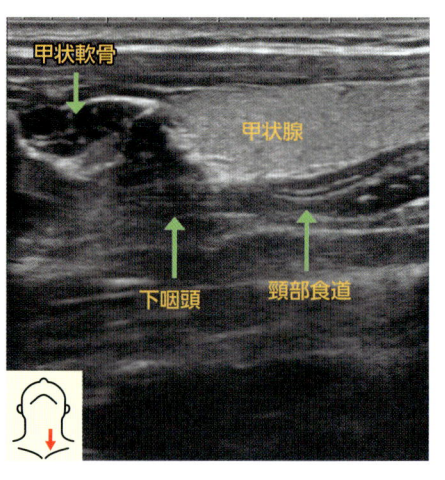

図6 下咽頭と頸部食道

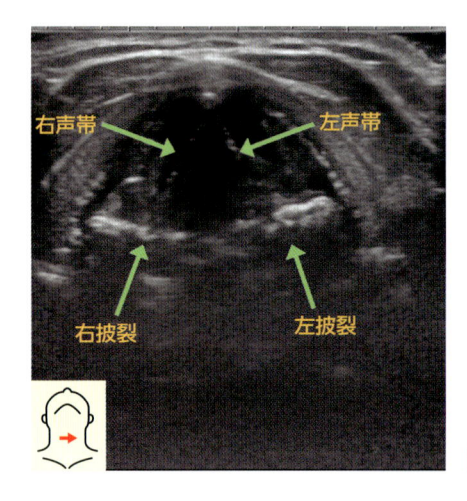

図7 喉頭の観察

3 喉 頭

　喉頭は軟骨に囲まれた構造であるが，輪状甲状間膜から上方を見上げるような横断像を描出することで声帯付近の軟部組織や披裂軟骨の一部の観察が可能である（図7）．

◆文献

1） Agur AMR, et al.：Grant's atlas of anatomy. 15th ed, Wolters Kluwer, 2021.
2） 日本癌治療学会（編）：日本癌治療学会リンパ節規約．金原出版，2002：20.

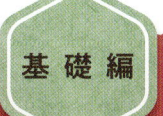
1 頭頸部の部位ごとの解剖とエコー像 —②口腔

新潟大学大学院医歯学総合研究科顎顔面放射線学分野／林　孝文

1 解　剖

　口腔は，消化器系の入口部分で，口唇（上下の赤唇縁）から口峡（舌分界溝〜口蓋舌弓〜硬口蓋後縁）までをさし，上下の歯と歯槽により口腔前庭と固有口腔に区分される[1]．歯列より前方あるいは外側において，歯槽粘膜・口唇粘膜および頬粘膜に挟まれた部分を口腔前庭とよび，歯列よりも後方あるいは内側を固有口腔とよぶ．

　口腔粘膜は一般的な消化管粘膜と同様に，上皮組織である粘膜上皮，その下層の線維性結合組織が密な粘膜固有層，疎な粘膜下組織から構成されている．粘膜筋板はなく，粘膜固有層と粘膜下組織の境界は不明瞭である．エコー像上でも粘膜固有層と粘膜下組織の明確な区別は困難なため，本項ではまとめて粘膜下（結合組織）層として表記する．

　舌粘膜は，有郭乳頭より前（舌前方 2/3）の舌背，舌側縁（舌前方 2/3）および舌下面で構成されている部分をさす．口底（口腔底）粘膜は，下顎舌側の歯肉歯槽粘膜境界線と舌口底境界線との間で囲まれた部分をさす．頬粘膜は，上・下唇の粘膜面，頬の粘膜面，臼後部，上・下頬歯槽溝（口腔前庭）から構成されている（図 1）．

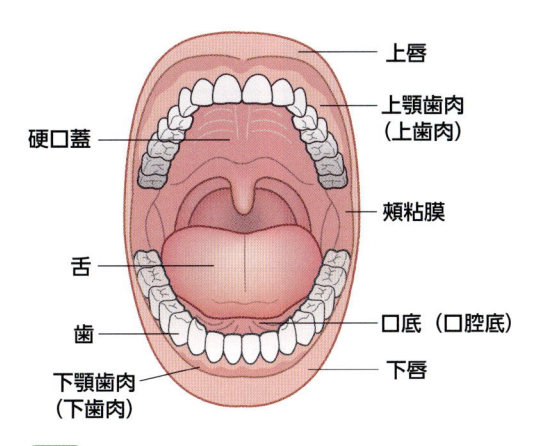

図 1　口腔の解剖学的部位

2 口腔外走査

　口腔領域におけるエコー走査は，探触子を口腔内に入れるか口腔外で操作するかにより，口腔内走査と口腔外走査とに大別できる[2]．エコー診断は硬組織内部の画像化に適さないため，適応となる疾患は軟組織に病的変化が生じるものに限定される．骨や歯，空気が存在するとエコーはその表面でほとんどが反射してしまうため，表面よりも深部は画像化することができない．またエコーの減衰のため軟組織深部の描出にも限界があり，一般的な表在用の探触子を使用した場合，良好な画像が得られるのは数 cm 以内である[3]．

a　頬部の正常エコー像

　頬部は口腔外走査・口腔内走査ともに適用可能であるが，口腔外走査では口腔内走査よりも広い範囲で口腔周囲の解剖構造を評価しうる．下顎臼歯歯冠レベルの横断像（図 2）では，浅いほうからまず皮下脂肪組織が認められ，口角下制筋などの表情筋が線状ないし帯状の低エコー構造として，さらにその深部に薄い線状の低エコー構造として頬筋が描出される．帯状高エコーを呈する粘膜下脂肪組織が頬筋を裏打ちしており，頬筋と頬粘膜とにサンドイッチされているが，口腔外走査では頬粘膜はやや不明瞭である．粘膜下脂肪組織の深部には歯冠（この場合は下顎の歯）が，骨と同様に音響陰影を伴い歯冠表面の形態を反映した複数の高エコー構造として認められる．歯冠内部は評価不能であるが，歯間部（歯冠と歯冠の間あるいは歯根と歯根の間など）や歯と骨との間に生じた，炎症性・腫瘍性変化が検出可能な場合がある．

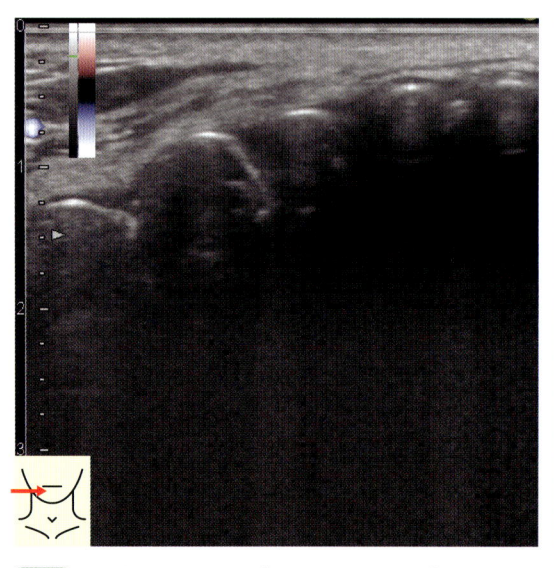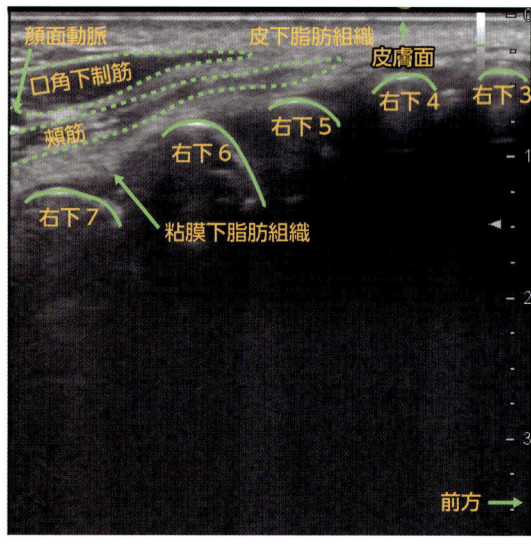

図2　正常頬部横断像（左：カラードプラ，右：B モード）
右下 7 は下顎右側第 2 大臼歯，右下 6 は下顎右側第 1 大臼歯，右下 5 は下顎右側第 2 小臼歯，右下 4 は下顎右側第 1 小臼歯，右下 3 は下顎右側犬歯を示す

b 口腔内走査

　口腔内走査では，ホッケースティック型などの術中用小型探触子により，舌，口底，頬粘膜，口蓋，小唾液腺，歯肉・歯周組織などを画像化できる[3]．本項では，筆者の施設において日常臨床で行っている，ホッケースティック型術中用小型探触子を用いた口腔内走査による，舌と頬粘膜のエコー正常像について述べる[4]．粘膜面と探触子走査面との間を埋める音響媒質としては，厚さ3 mmの高分子ゲル音響カップリング材（八十島プロシード社製エコーゲルパッド）を短冊状に切断したものを用い，汚染防止のためにラップフイルムあるいはドレッシングフイルム材などで包んで口腔内走査を行う．

i) 舌の正常エコー像

　舌を軽く牽引しながら粘膜面に探触子をあてて口腔内走査を行う．舌がんが好発する舌側縁についてみると，粘膜表層から線状高エコー，線状低エコー，帯状中等度エコー，面状高エコーの順で層状構造が認められる（図3）．まず粘膜表面での反射が線状高エコーとしてみられ，その直下に粘膜上皮層が厚さ1 mm以内の薄い線状低エコーとして描出される．さらにその深層には粘膜下（結合組織）層が中等度の帯状エコー領域として認められ，最深部には舌筋が面状高エコーとして描出される．舌中隔は高エコーの厚い板状構造として認められ，櫛の歯のように細い高エコー構造が舌体内に延びているのが確認できる．音響カップリング材を介在させて走査をすることにより，粘膜上皮層基底部を基準として扁平上皮がんのT分類において必要となる深達度（depth of invasion：DOI）の計測が可能である．音響カップリング材を介在させたとしても，粘膜部に直接探触子があたるため，接触痛や絞扼反射が著しい場合には画像化が困難になる場合もあり，病変の変形を最小限にする意味も含めて，やさしく走査する必要がある．

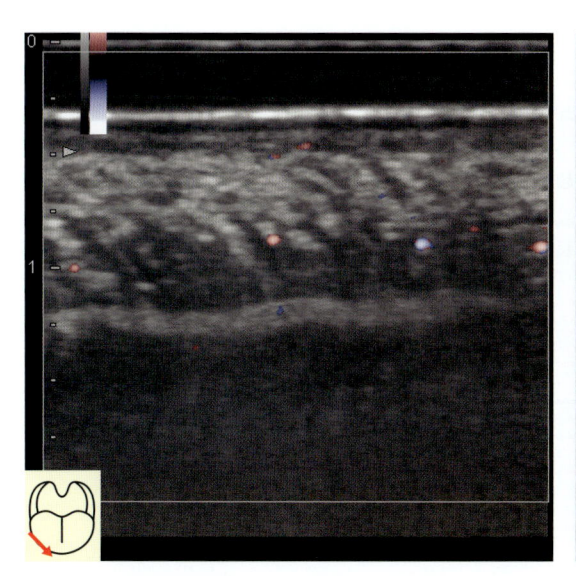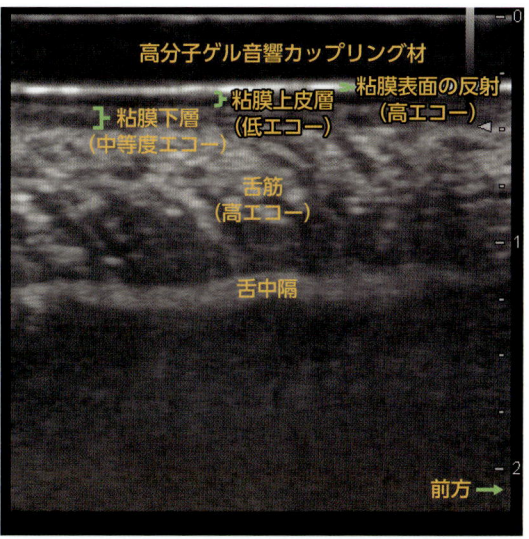

図3 正常舌粘膜部（舌右側縁）の口腔内エコー横断像（左：カラードプラ，右：Bモード）

ii) 頬粘膜の正常エコー像

　舌と同様に頬粘膜部粘膜面に探触子をあてて口腔内走査を行う．表層から，線状高エコー，線状低エコー，帯状高エコー，帯状低エコーの順で層状構造が確認できる（図4）．舌と同様に，まず粘膜表面での反射が線状高エコーとしてみられ，その直下に粘膜上皮層が薄い線状低エコーとして描出される．さらにその深層には，粘膜下脂肪組織が帯状高エコーに，その下面に頬筋が帯状低エコーとして描出される．口角に近い前方の領域は走査しやすいが，後方の臼後部では画像化がやや困難である．

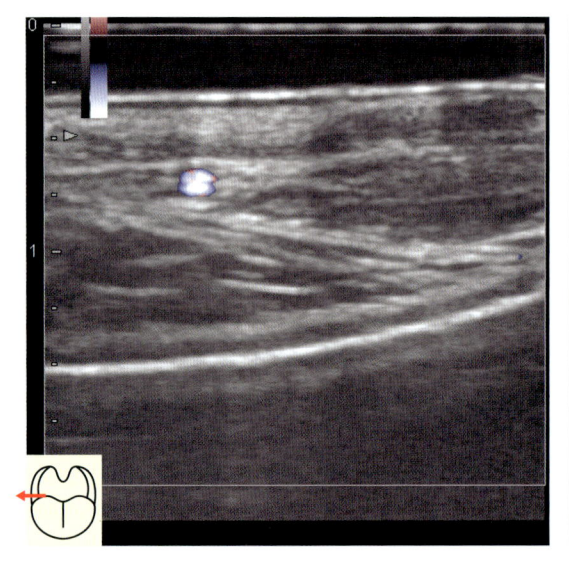 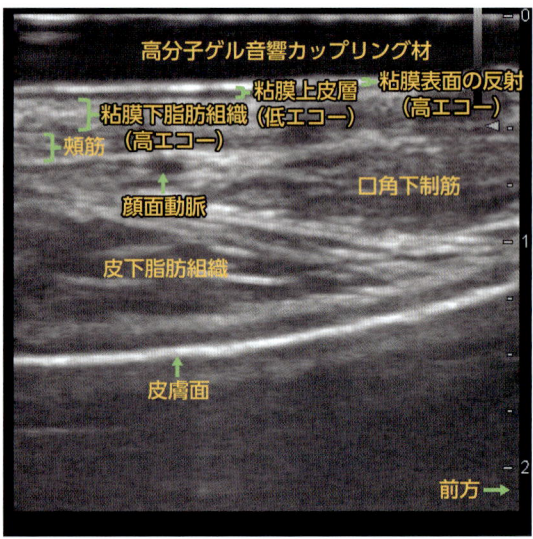

図4 **正常頬粘膜部（右側）の口腔内エコー横断像（左：カラードプラ，右：Bモード）**

◆文献

1) 日本口腔腫瘍学会（編）：口腔癌取扱い規約．第2版，金原出版，2019：34-35.

2) 林　孝文：口腔内超音波診断のご紹介～はじめませんか？　オーラルエコー～．日歯医師会誌 2021；73：885-893.

3) 林　孝文：歯科医院のための実践！超音波診断 歯科臨床で超音波診断装置を有効活用するために　第1回　超音波診断法の原理．補綴臨 2021；54：509-522.

4) 林　孝文：歯科医院のための実践！超音波診断 歯科臨床で超音波診断装置を有効活用するために　第4回　舌・口底・頬粘膜の超音波診断．補綴臨 2022；55：163-180.

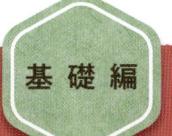
1 頭頸部の部位ごとの解剖とエコー像 —③甲状腺・副甲状腺

金沢医科大学頭頸部外科学講座／北村守正

1 甲状腺・副甲状腺の解剖

　甲状腺は左右それぞれの側葉が気管前面の峡部でつながっており，蝶が羽を広げたような形をしている．甲状腺が甲状軟骨の前面で頭側に伸びている場合は錐体葉と呼び，4～8割に認められる．一般的に男性は女性よりも甲状軟骨の位置が低いため甲状腺の位置も低い．甲状腺の大きさは健常成人で縦径4～5 cm，横径1～2 cm，厚み1～2 cm，重量は約20 gである（男性：18～20 g，女性：15～18 g）．甲状腺の前面には前頸筋群（胸骨舌骨筋，胸骨甲状筋，肩甲舌骨筋）があり，外側に胸鎖乳突筋がある（図1）．

　副甲状腺は，通常甲状腺の外側から背面に沿って左右，上下計4腺で形成される．正常の副甲状腺の大きさは米粒大で，重量は30～50 mg程度である．上腺は第4鰓嚢由来，下腺は第3鰓嚢由来であるが，第3鰓嚢からは胸腺も発生し，下腺とともに下降するので，下腺は下顎角から心嚢までの間に存在する可能性があり，位置異常の頻度が高くなる．副甲状腺は数の異常も多く，5～15％の頻度で5腺以上の過剰腺を認めることが知られている．

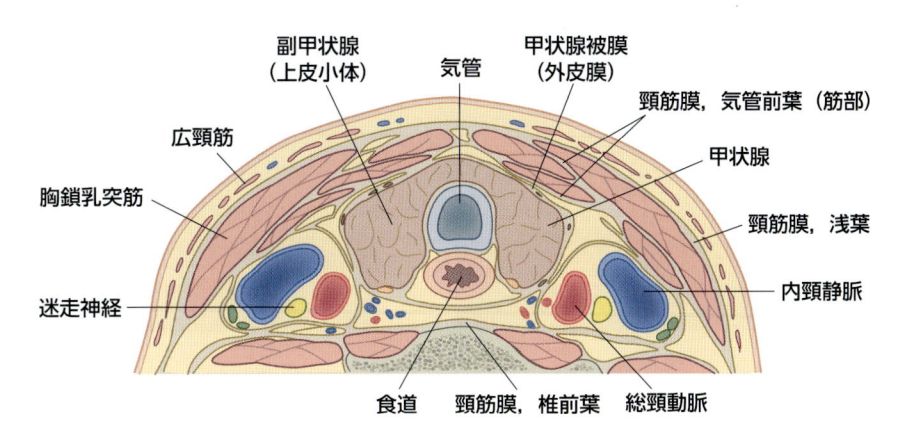

図1 甲状腺の解剖

2 ▶ 甲状腺のエコー画像の表示方法

・横断像：断面を被験者の尾側からみた像とし，画像の左側が被験者の右側になる（図 2a）.

・縦断像：断面を被験者の右側からみた像とし，画像の左側が被験者の頭側，画像の右側が尾側とする．気管の走行に平行な断面像となる（図 2b）.

・長軸断像：甲状腺の各側葉の長軸に平行な断面像で縦断像に準じて表示する．甲状腺の最大長径を測定し，甲状腺の体積を推計する際に用いる.

甲状腺の体積は右葉，左葉，峡部をそれぞれ楕円体として，最大長径×横径×$\pi/6$（≒ 0.52）cm^3 で算出し，その合計とする．甲状腺の比重はほぼ 1.0 であることから，体積（cm^3）の代わりに重量

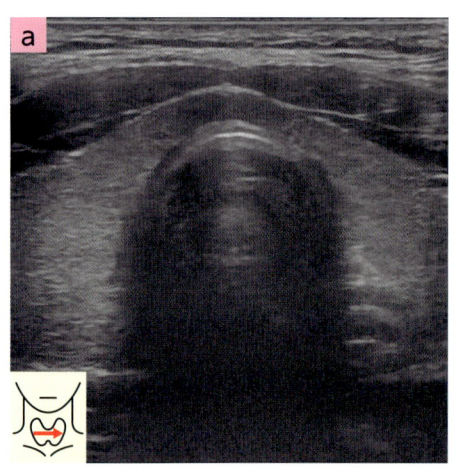

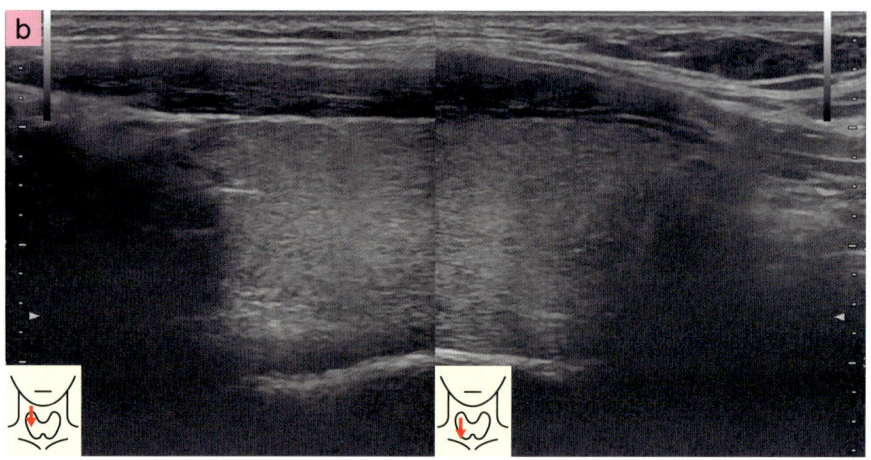

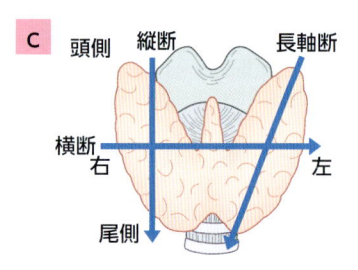

図2 甲状腺のエコー画像

a：横断像（B モード）
b：縦断像（B モード）
c：断面像の表示方法

(g)で表記してもよい.

3 正常甲状腺のエコー画像

・正常な甲状腺は，前頸筋群や胸鎖乳突筋よりエコーレベルが高く，内部エコーは均質な像として観察される.

・横断像では甲状腺両葉前面に前頸筋群や胸鎖乳突筋が観察され，外側にはほぼ円形の総頸動脈とその外側に扁平な内頸静脈が観察される.

a 甲状腺エコー検査の観察ポイント

甲状腺および周囲のリンパ節を詳細に観察し，甲状腺病変の見落としを防ぐことが必要である. 病変を見落としやすい部位は，①甲状腺上極，②甲状腺下極，③錐体葉および峡部，④甲状腺背面，⑤気管近傍，⑥腫瘍の近傍，であり注意深く観察することが必要である. また大きな腫瘤の近傍（腺腫様甲状腺腫に合併した微小甲状腺がんなど）は，特に病変を見落としやすいので注意が必要である.

また，甲状腺がんが非常に小さい場合や腺腫様甲状腺腫を合併している場合は，リンパ節転移が確認されることによって甲状腺がんと診断されることがあるので，甲状腺のみならず周囲のリンパ節の腫大がないか丁寧に観察する必要がある.

4 副甲状腺のエコー画像

正常の副甲状腺は扁平な楕円形を呈しており，大きさが小さく，また脂肪組織に富んでいるため，甲状腺や周囲脂肪との間に音響インピーダンスの差がなく，エコー像として同定することは困難である.

腺腫や過形成では明瞭な被膜構造を有し，腺内の脂肪量が減少し，均質な細胞成分が増加するため，甲状腺より低エコーレベルのエコー像として捉えることが可能となる. 副甲状腺との鑑別が必要なものとして，頸部リンパ節，甲状腺結節などがあげられる.

a 副甲状腺エコー検査の観察ポイント

原発性副甲状腺機能亢進症では腫大した副甲状腺（病的副甲状腺）の同定が最も重要である. 一般的に，副甲状腺上腺は甲状腺上極の背面で輪状軟骨下縁付近，下腺は甲状腺下極背面から胸腺舌部付近に位置することが多いが，甲状腺両葉の背側をはじめ，副甲状腺が存在する可能性のある下顎部から胸腺まで，観察可能な部位は十分に検索する必要がある. 下腺は胸腺とともに下降するので，上腺と比べて位置異常が多くなる.

◆参考文献

・日本乳腺甲状腺超音波医学会 甲状腺用語診断基準委員会（編）：甲状腺超音波診断ガイドブック. 改訂第3版，南江堂，2016：13-16.

・Stewart WB, et al.：Embryology and Surgical Anatomy of the Thyroid and Parathyroid Glands. In：Oertli D, et al. (eds) Surgery of the Thyroid and Parathyroid Glands. Springer, Berlin, Heidelberg, 2007：13-20.

B▶頭頸部エコーの基礎知識

1 頭頸部の部位ごとの解剖とエコー像 —④唾液腺

大阪医科薬科大学耳鼻咽喉科・頭頸部外科／東野正明

1 唾液腺

　唾液腺は大唾液腺（耳下腺，顎下腺，舌下腺）と小唾液腺がある．体表に近くに存在する耳下腺と顎下腺はエコーで容易に観察可能である．舌下腺は口腔底に存在し，頸部からは顎下腺の深部のWharton 管周囲に観察できることがある．小唾液腺は口腔咽頭粘膜に存在するが，エコーでの観察は困難である．

2 耳下腺

　耳下腺は左右の耳前部から耳下部にかけて存在する．辺縁は整で，内部は均質であり，脂肪をやや多く含むため，唾液腺の中では高エコーで緻密な像を呈する（図 1）．唾液は stensen's duct（ステノン管）を通じて耳下腺の前方から頬粘膜から放出される．耳下腺の後上方には外耳道軟骨，深部には咬筋および下顎骨が存在する．内部を走行する顔面神経は耳下腺内で分岐して，顔面に分布する．末梢は浅層を走行するも 0.5 mm 以下と細く，主幹部は約 1.5 mm の太さがある[1]が，深部を走行するため，通常エコーでの剖出は困難である．

3 顎下腺

　顎下腺は顎二腹筋前腹と後腹と下顎骨下縁に囲まれた顎下三角に存在する．辺縁は整で内部は均質であり，内部エコーは均質で耳下腺よりやや低エコーに描出される（図 2）．唾液は Wharton 管を通じて口腔底から舌下小丘より放出される．浅層には顔面神経下顎縁枝が，深部には舌神経が走行するが，通常エコーで確認することはむずかしい．近傍には顔面動静脈が走行する．

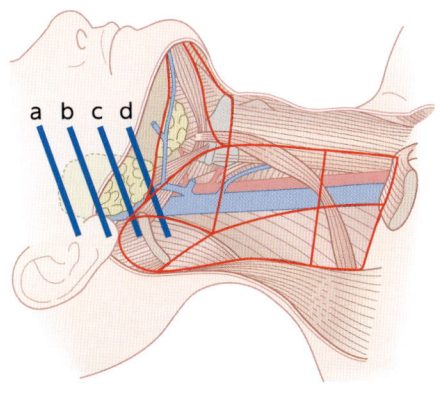

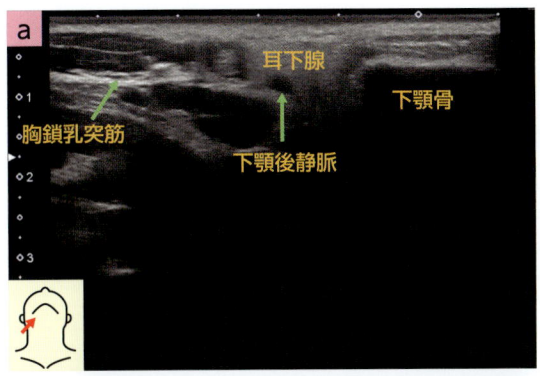

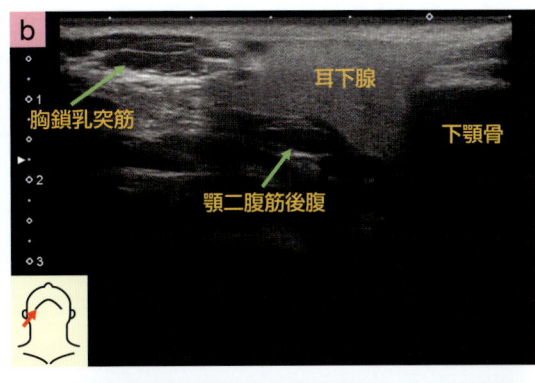

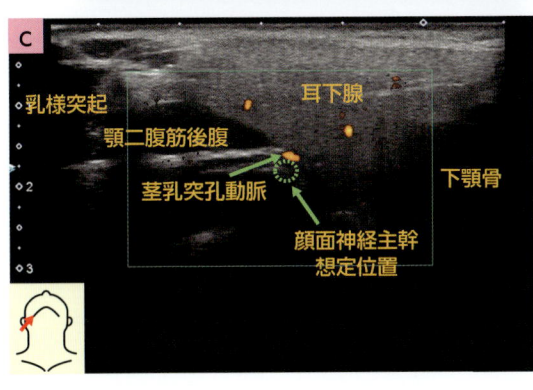

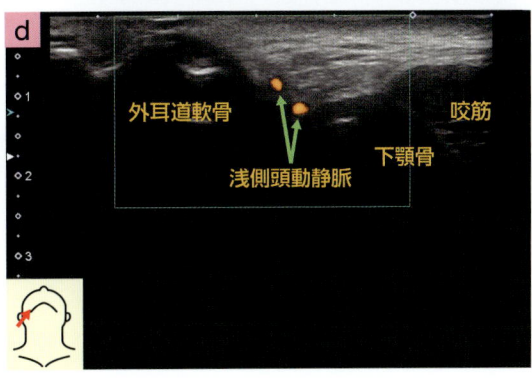

図1 **正常耳下腺のエコー像（右耳下腺を4等分して提示）**

a：下端．外頸静脈は耳下腺内で下顎後静脈となり，顔面神経下顎縁枝近傍を走行する
b：耳下腺の深部には顎二腹筋後腹が走行する
c：耳垂付着部．顎二腹筋後腹の深さの茎乳突孔動脈の深部に顔面神経主幹が想定される
d：耳前部．上方は浅側頭動静脈が走行する

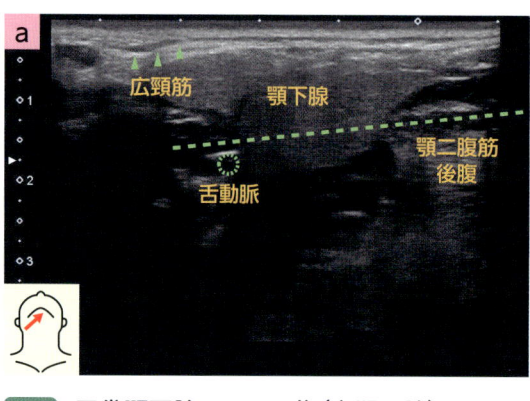 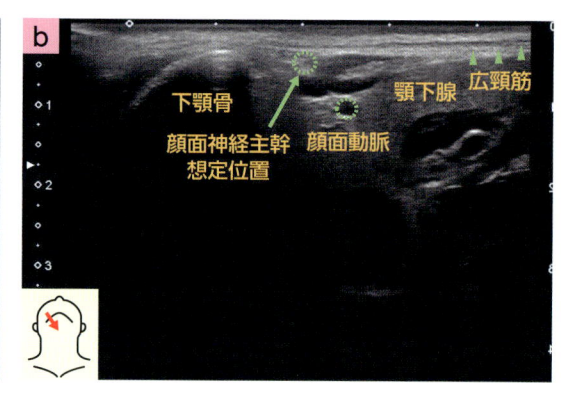

図2 正常顎下腺のエコー像（右顎下腺）

a：横断像．下顎下縁と平行に下顎下縁のやや下方に広頸筋下に存在する．深部には顎二腹筋後腹が走行する

b：縦断像．顔面神経下顎縁枝は広頸筋の深部，顎下腺の浅層やや頭側を走行する

◆文献

1）Jinnin T, et al.：Facial nerve dissection in parotid surgery: A microscopic investigation study. Anat Sci Int 2024；99：90-97.

B▶頭頸部エコーの基礎知識

1 頭頸部の部位ごとの解剖とエコー像 ―⑤リンパ節

さいとう耳鼻咽喉科医院／齋藤大輔

1 リンパ節

　リンパ節は生体防御機構の重要な役割を担っている．全身からリンパ液を回収して静脈に戻すリンパ管の経路に沿って全身に分布し，異物が血管系に入り込む前に食い止める機能をもつ臓器である．正常のリンパ節は非常に小さいが，頸部リンパ節は口腔や咽頭の炎症の影響を繰り返し受け

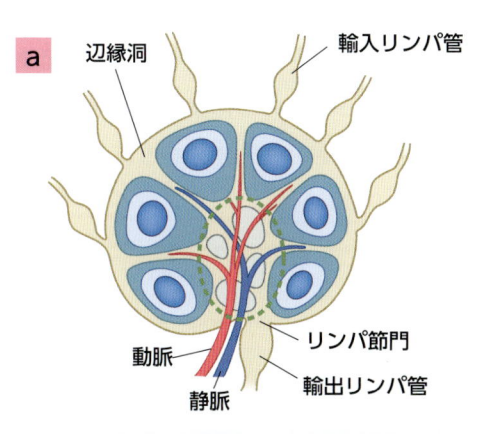

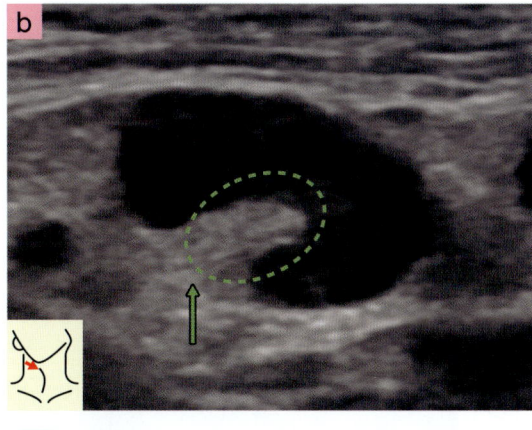

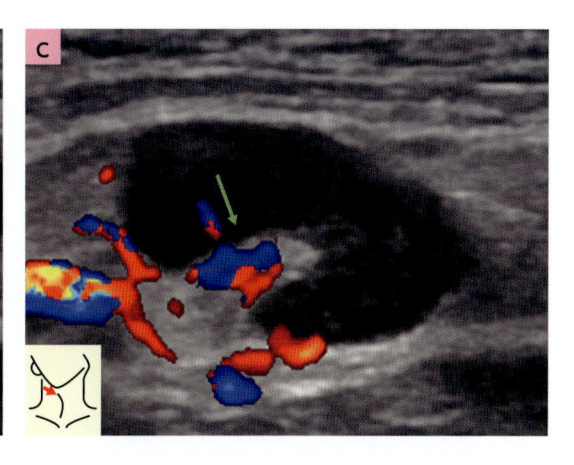

図1　正常リンパ節

a：リンパ節断面のシェーマ．fatty hilum（⋯）

b：Bモード．リンパ節の中央部認める偏位のない fatty hilum（⋯），リンパ節門（➡）

c：カラードプラ．fatty hilum に沿った血流（➡）

て反応性に腫大することが多い．炎症が治まったあともある程度の大きさが残存し続けることが多いため，エコーでの検出は容易である．

2 正常リンパ節の構造とエコー像

リンパ節はリンパ球がいくつもの集団を形成しているもので，その間をリンパ洞が網のように走行している．リンパ節の割面をみると，外側に皮質，内側に髄質が存在する．皮質には多数のリンパ濾胞が存在し，髄質部は脂肪を多く含む組織からなる．皮質周囲の辺縁洞には周囲から多くの輸入リンパ管が被膜を貫通して入り，髄質から太い輸出リンパ管が出る．動静脈が流入流出し，輸出リンパ管が出る部位をリンパ節門とよぶ（図 1a）．

エコーでは，リンパ節門付近の髄質部分は高エコーを呈し fatty hilum とよばれる．リンパ節内部の構造物として容易に確認できる．正常リンパ節のエコー像では fatty hilum が偏りなく確認でき，カラードプラではリンパ節門から fatty hilum に沿って流入する血流が観察される（図 1a, b）．

3 リンパ節の測定法

エコーでリンパ節を計測する際は，長径・短径・厚みの 3 方向で測定する．体表から探触子をあてた際，最大割面における最大径を長径とし，それに直行する最大径を厚みとする．最大割面像から探触子を 90°回転させ，長径と直行する方向の長さを短径とする．厚みは体表皮膚から体軸に向かう方向であり，厚みの長さが，頭頸部がんのリンパ節転移診断において重要である（図 2）．

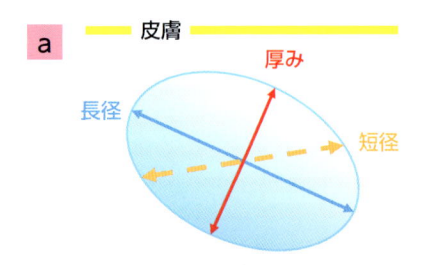

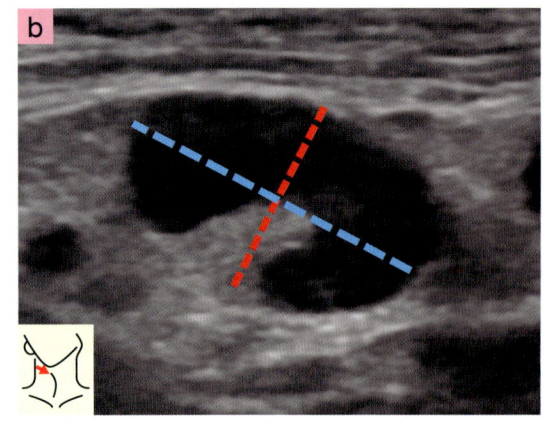
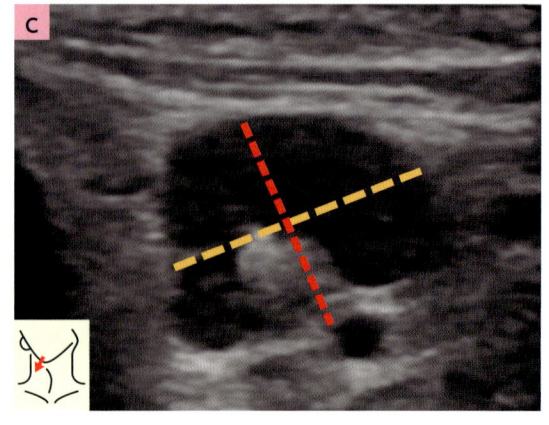

図2 リンパ節の計測方法

a：3 方向でのリンパ節測定．b：長径（－－－），厚み（－－－）．c：短径（－－－），厚み（－－－）

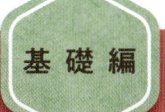
2 頭頸部の部位ごとの主要な疾患 ―①頸部，咽頭，喉頭

国立がん研究センター東病院頭頸部外科／松浦一登，富岡利文

　この項では，頸部，咽頭・喉頭において頸部エコーを用いて観察しうる部位に発生する悪性腫瘍を中心に提示する．

1 頸　部

　頸部における悪性腫瘍としてはリンパ節に発生するものが最多であり，転移リンパ節や悪性リンパ腫が代表的疾患である．リンパ節以外の構造物として，神経，血管，脂肪，筋肉，骨，軟骨などがある．まれではあるが，これら間葉系細胞を由来とした多彩な組織型の腫瘍も発生する．そのほかに，先天的な囊胞や動静脈奇形（arteriovenous malformation：AVM）といった非腫瘍性の変化を認めることもある．また，非腫瘍性のなかには，炎症などによる間質の浮腫による腫脹を示す頸部の変化を認めることがある．

2 咽頭がん

　発生する組織型は扁平上皮粘膜から発生する扁平上皮がんが主である．

　中咽頭がんの発生部位は，側壁（口蓋扁桃，図1）と前壁（舌根，図2）でおよそ80％，ほかに後壁と上壁（軟口蓋）が20％程度である．咽頭違和感（疼痛など）や頸部腫脹がおもな症状である．近年はヒトパピローマウィルスが関与する扁平上皮がんが顕著になりつつある．

　下咽頭がんの内訳は，梨状陥凹（図3）が70％，後壁が25％，輪状後部が5％である．咽頭違和感（疼痛など）や嗄声，頸部腫脹がおもな症状である．

3 喉頭がん

　発生部位は，声帯（声門，図4）が70％，声門上が25％，声門下が5％である．声門がんの主訴は嗄声が多い．組織型は扁平上皮がんが主で，喉頭内腔の粘膜から発生して，進行するに従い粘膜下の周囲組織や甲状軟骨などの軟骨へ浸潤をきたす．

　エコー検査は体表に近い部位の観察に適しており，他の画像検査では得られないリアルタイムでの観察部位の動きや内部性状を評価することが可能である．こうした検査の特性を生かして，診断

精度を高める工夫を進めていただきたい.

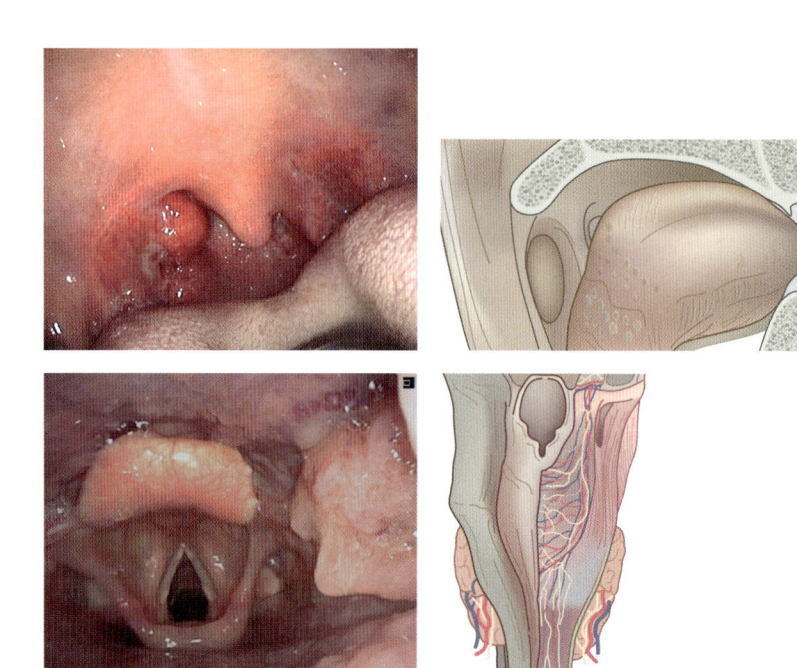

図1 中咽頭がん 右側壁 口蓋扁桃(上：口腔内観察, 下：咽喉頭鏡観察)

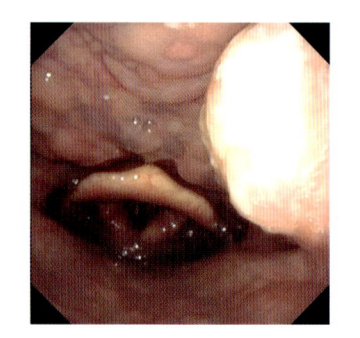

図2 中咽頭がん 右前壁 舌根

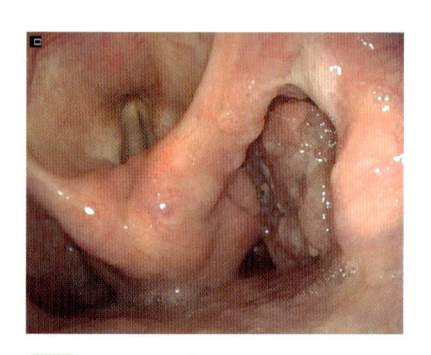

図3 下咽頭がん 右梨状陥凹

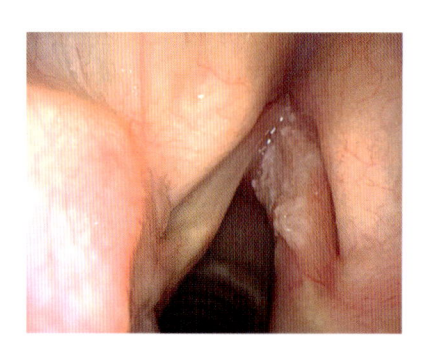

図4 喉頭がん 右声帯

2 頭頸部の部位ごとの主要な疾患 —②口腔

新潟大学大学院医歯学総合研究科顎顔面放射線学分野／林　孝文

1 炎症

　顎骨とその周囲の炎症は，う蝕や根尖病変，辺縁性歯周炎や智歯周囲炎などに起因することが多い．また抜歯などの外科的処置が契機となることもある．画像診断では，炎症が骨髄に波及した顎骨骨髄炎と周囲組織に進展した顎骨周囲炎とを評価することとなるが，エコー診断では基本的には顎骨周囲炎の評価が主体となる．

　炎症に伴う骨吸収が皮質骨に及んだ場合，エコー診断ではこれを皮質骨表面エコーの断裂として検出可能であり，骨断裂部を介した顎骨周囲軟組織への炎症の波及が評価可能である．骨から広がった炎症性軟組織増生は，皮質骨外側面に沿った平坦な形態の，境界やや不明瞭な周囲軟組織よりも低エコーの領域として認められ，ドプラでは内部に血流が認められる．蜂巣炎は化膿性炎症が組織隙を急速に広がりびまん性に腫脹した状態であり，エコー像上では筋の腫大や脂肪組織の構造の不明瞭化（混濁像）として認められ，敷石状の所見を呈することもある．一方，膿瘍は限局的に膿が貯留した状態であり，内部不均質なアメーバ状の形態の低〜高エコー域として認められ，ドプラでは膿瘍内部は血流が乏しく周囲に血流がみられる．排膿路が皮下組織を経て顔面皮膚に達したものを外歯瘻といい，下顎大臼歯部が原因となることが多い．

2 嚢胞

　顎骨に生じる嚢胞は上皮性嚢胞と非上皮性嚢胞（偽嚢胞）に大別され，上皮性嚢胞は炎症性嚢胞と発育性嚢胞に大別される．炎症性嚢胞の代表的なものは歯根嚢胞であり，歯髄死に続いて生じた炎症の結果として発生したもので，顎骨内の嚢胞では最も多い．顎骨内の歯根尖部で生じるため，エコー診断では皮質骨の菲薄化を伴わない限り検出は困難である．発育性嚢胞には含歯性嚢胞と**歯原性角化嚢胞**の頻度が高く，前者は埋伏歯の歯冠を包含した嚢胞であり，後者は錯角化した重層扁平上皮に裏装された嚢胞である．歯原性角化嚢胞は単胞性あるいは多胞性で皮質骨の菲薄化を伴う骨膨隆を伴うことが多く，内容液には剥離した角化物が含まれる場合があり，エコー像上では内部不均質な所見となることがある（p.62 の図 1）．

3 良性腫瘍

　顎骨に発生する代表的な歯原性良性腫瘍として**エナメル上皮腫**があげられ，下顎に多く発生し大臼歯部から下顎枝部が多い．単房性あるいは多房性で，皮質骨の菲薄化を伴う骨膨隆を伴うことが多く，内部は嚢胞状領域と実質状領域が混在して認められる場合がある[1]．内部に実質状領域が認められる場合には，類似した形態を示すことが多い歯原性角化嚢胞との鑑別点となる（p.63 の図2）．その他，石灰化上皮性歯原性腫瘍や腺腫様歯原性腫瘍，歯牙腫，歯原性粘液腫，セメント芽細胞腫，セメント質骨形成線維腫などがあげられるが，エコー診断が鑑別に役立つ場面は少ない．

　一方，口腔領域の軟組織には，多形腺腫などの小唾液腺原発の唾液腺腫瘍や血管腫，リンパ管腫，脂肪腫，神経鞘腫などが発生し，エコー診断がその検出や鑑別に有効な場合がある．

4 悪性腫瘍

　口腔領域に発生する悪性腫瘍の大多数は口腔粘膜に発生する**扁平上皮がん**である．そのほか，小唾液腺に由来する粘表皮がんや腺様嚢胞がんなどの腺系のがんや肉腫，悪性リンパ腫などがある．口腔扁平上皮がんは発生部位により，舌，上・下顎歯肉，口底，頬粘膜，硬口蓋の 6 部位にわけられるが，最も多くみられるのが舌がんであり，下顎歯肉（下歯肉）や口底（口腔底），頬粘膜が続き，さらに上顎歯肉（上歯肉），硬口蓋の順となる．扁平上皮がんはエコー像上では，周囲の正常粘膜上皮層と連続性のある内部不均質な低〜中等度エコー域として認められることが多い（p.56〜60 の図 1〜4）．周囲組織との境界は明瞭〜不明瞭，辺縁も整〜不整と多彩である．ドプラでは深部辺縁から内部にかけて血流が認められる場合が多い．2017 年に Union for International Cancer Control（UICC）第 8 版および American Joint Committee on Cancer（AJCC）第 8 版の TNM 分類において，T 分類に深達度（depth of invasion：DOI）が導入された．病理組織学的には DOI は腫瘍に隣接する正常粘膜部基底膜を結んだ仮想平面から腫瘍の最深部までの垂直距離と定義されており，エコー像上での計測もこれに準じて評価が行われるのが望ましい[2]．

◆文献

1）林　孝文：口腔外科治療における画像診断　歯科口腔外科領域における超音波診断 最新情報．日本口腔外科学会（編），一般臨床家，口腔外科医のための口腔外科ハンドマニュアル '23，クインテッセンス出版，2023：200-208．

2）林　孝文：歯科医院のための実践！超音波診断 歯科臨床で超音波診断装置を有効活用するために　第 4 回　舌・口底・頬粘膜の超音波診断．補綴臨 2022；55：163-180．

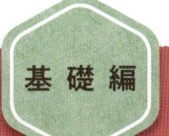
2 頭頸部の部位ごとの主要な疾患 ──③甲状腺・副甲状腺

金沢医科大学頭頸部外科学講座／北村守正

1 甲状腺病変の質的診断

甲状腺疾患におけるエコー検査は，他の画像診断法と比較して低侵襲で簡便であり，画像診断の第一選択となっている．初診時，甲状腺疾患の診断として病歴聴取や身体所見，血液検査（甲状腺機能）とともにエコー検査を施行する．

甲状腺のエコー検査では，まずBモードでびまん性病変か結節性病変かを判断する．結節性病変の場合は，嚢胞性病変，充実性病変，甲状腺外腫瘤や頸部リンパ節腫大の場合によってそれぞれの方針に従う（図1）[1]．

2 びまん性病変

びまん性病変の場合，結節性病変の有無の確認，甲状腺内部の性状やドプラ所見により病態を推

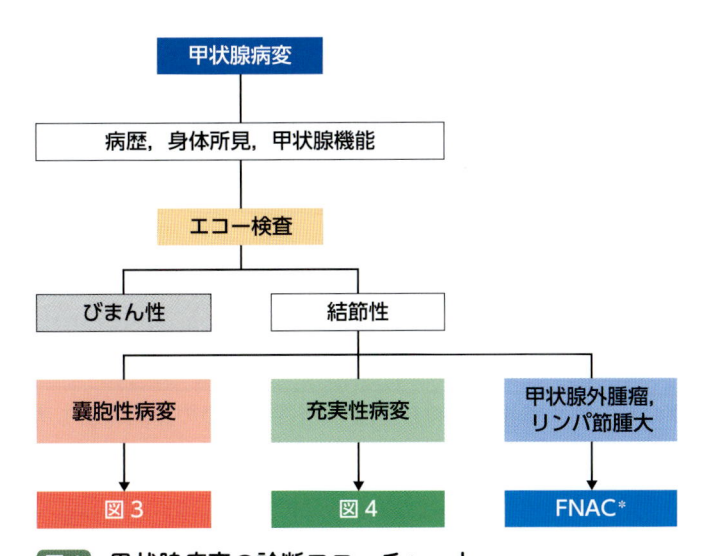

図1 甲状腺病変の診断フローチャート

＊：副甲状腺の腫大が疑われるときは穿刺しない
〔日本乳腺甲状腺超音波医学会 甲状腺用語診断基準委員会（編）：甲状腺超音波診断ガイドブック．改訂第3版，南江堂，2016：45-53を一部改変〕

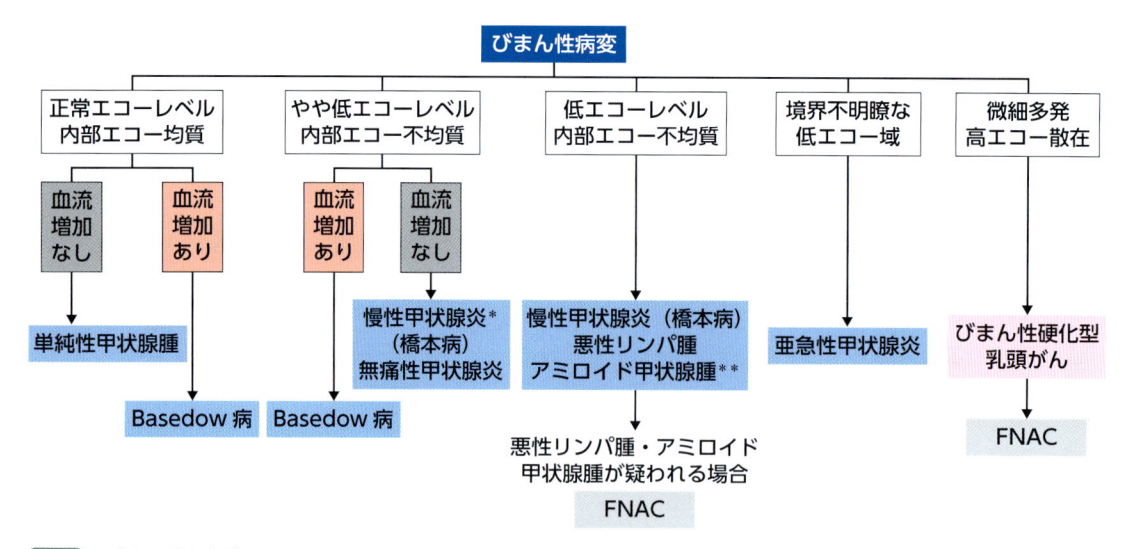

図2 びまん性病変のエコー診断フローチャート

＊：機能低下の例では血流が増加することがある
＊＊：脂肪沈着があれば高エコーレベルを示すことがある
〔日本乳腺甲状腺超音波医学会 甲状腺用語診断基準委員会（編）：甲状腺超音波診断ガイドブック. 改訂第3版，南江堂，2016：45-53 を一部改変〕

定する．内部の均質性とエコーレベル，血流多寡に基づく診断フローチャートを図2[1)] に示す．び
まん性病変をきたす疾患には，単純性甲状腺腫，慢性甲状腺炎（橋本病），Basedow病，無痛性甲
状腺炎，亜急性甲状腺炎，アミロイド甲状腺腫，悪性リンパ腫，びまん性硬化型乳頭がんなどがあ
げられる．

3 結節性病変

　結節性病変の場合，囊胞性病変，充実性病変，甲状腺外腫瘤およびリンパ節腫大に分類される
（図1）[1)]．悪性を疑う身体所見として，触診を行った際の結節周囲組織への固着，リンパ節腫脹，
嗄声，呼吸困難感，嚥下困難感，腫瘍の急速増大があげられ，これらの有無を確認しておく必要が
ある．

a 囊胞性病変

　囊胞性病変の大きさや囊胞内充実部の状態に基づくエコー診断フローチャートを図3[1)]に示す．

i) 囊胞内に充実部がない場合

　経過観察する．20 mm を超える場合には圧迫症状軽減のための穿刺吸引も考慮する．

ii) 囊胞内に充実部がある場合,

・最大断面で充実部が50％を超える場合

　図4[1)]の充実性病変のフローチャートに従う．

・充実部が50％未満の場合

　囊胞最大径が5 mm 以下では全例経過観察とする．囊胞最大径が5 mm を超え20 mm 以下で

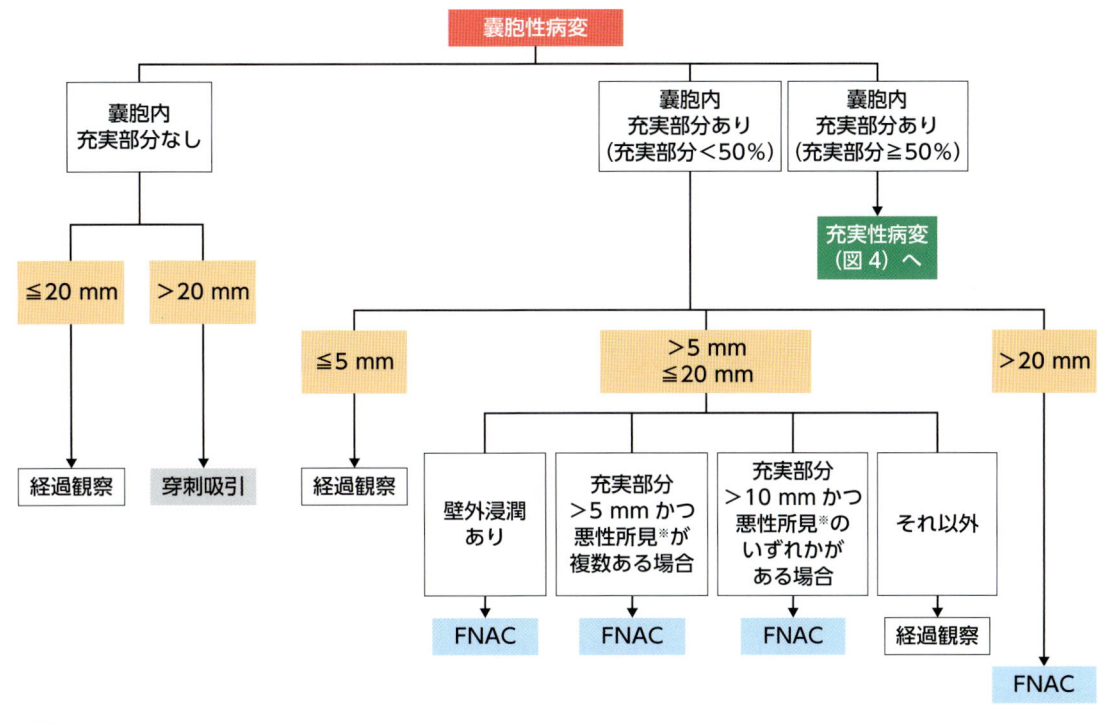

図3 囊胞性病変のエコー診断フローチャート

※充実部分の形状不整，微細多発高エコー，血流増加
〔日本乳腺甲状腺超音波医学会 甲状腺用語診断基準委員会（編）：甲状腺超音波診断ガイドブック．改訂第 3 版，南江堂，2016：45-53 を一部改変〕

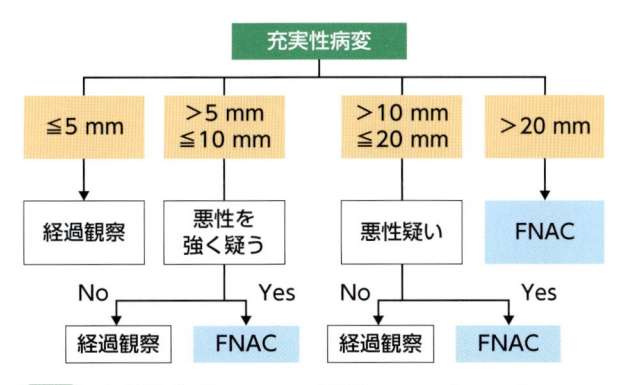

図4 充実性病変のエコー診断フローチャート

〔日本乳腺甲状腺超音波医学会 甲状腺用語診断基準委員会（編）：甲状腺超音波診断ガイドブック．改訂第 3 版，南江堂，2016：45-53 を一部改変〕

は，壁外浸潤を認める場合には穿刺吸引細胞診（fine needle aspiration cytology：FNAC）を行う．充実部分が 5 mm を超える場合，充実部分の形状不整，微細多発高エコー，血流増加のうち複数の所見を認める場合は FNAC を行う．充実部分が 10 mm を超え充実部分の形状不整，微細多発高エコー，血流増加のいずれかの所見があれば FNAC を行う．それ以外は経過観察とする．

b 充実性病変

　大きさが 5 mm 以下の場合は原則経過観察とするが，頸部リンパ節転移や遠隔転移が疑われる場合，カルシトニンやがん胎児性抗原（carcinoembryonic antigen：CEA）が高値で髄様がんが疑われる場合には FNAC を行う．

　5 mm を超え 10 mm 以下では，悪性を強く疑わせる所見（形状不整，境界不明瞭粗雑，内部エコーが低い，内部不均質，内部微細高エコー多発，境界部低エコー帯）を認める場合には FNAC を行う．

　10 mm を超え 20 mm 以下の場合，形状不整，境界不明瞭粗雑，内部エコーが低い，内部不均質，内部微細高エコー多発，境界部低エコー帯を 1 項目でも認めた場合や，カラードプラで結節内への血流を認めた場合には FNAC を行う．

　20 mm 以上ではすべての症例に FNAC を行う．

　多発結節に関しては，個々の結節に対して嚢胞・充実性結節のフローチャートに従う．

c 甲状腺外腫瘤，リンパ節腫大がある場合

　直ちに FNAC を行う．しかし，明らかに機能性副甲状腺腫とわかる場合には播種を考慮して FNAC は行わない．

◆文献

1）日本乳腺甲状腺超音波医学会 甲状腺用語診断基準委員会（編）：甲状腺超音波診断ガイドブック．改訂第 3 版，南江堂，2016：45-53.

基礎編

B▶頭頸部エコーの基礎知識

2 頭頸部の部位ごとの主要な疾患 —④唾液腺

日本歯科大学新潟生命歯学部耳鼻咽喉科学／佐藤雄一郎

　唾液腺疾患の多くは耳下腺と顎下腺から発症する．よって代表的な疾患のフローチャートを示し（図1，図2)[1,2]，下記に各疾患の詳細について述べる．

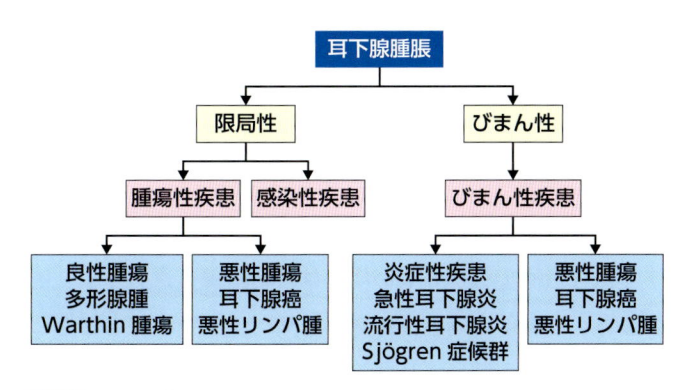

図1 耳下腺腫脹のフローチャート

〔佐藤雄一郎：唾液腺．JOHNS 2016；32：1445-1447/佐藤雄一郎：唾液腺の超音波診断．JOHNS 2018；34：423-426〕

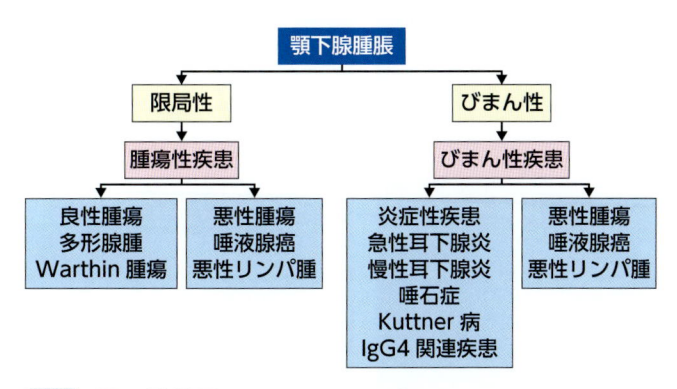

図2 顎下腺腫脹のフローチャート

〔佐藤雄一郎：唾液腺．JOHNS 2016；32：1445-1447/佐藤雄一郎：唾液腺の超音波診断．JOHNS 2018；34：423-426〕

1 炎症性疾患

a 流行性耳下腺炎

俗称おたふくかぜ，ムンプスウイルスの飛沫感染，接触感染が主体，学校などを媒介として流行性に発症，学童期に好発する．

症状：2〜3週の潜伏期，発熱や疼痛を随伴する片側もしくは両側性の耳下腺腫脹で発症する．無菌性髄膜炎，睾丸炎，卵巣炎，難聴を合併することがある．

診断：経過と流行状況から判断が可能である．血清学的に急性期免疫グロブリンM（immunoglobulin M：IgM）抗体上昇か回復期の免疫グロブリンG（immunoglobulin G：IgG）抗体価上昇にて感染陽性となる．

治療：有効な抗ウイルス薬はなく，基本的に発熱，疼痛の対症療法，予防はムンプスワクチンである．

b 唾石症

唾液内の小異物や細菌を核に，炭酸カルシウム，リン酸カルシウムが沈着し唾石が形成される．唾液腺内や導管内に発生した唾石により唾液流出が停滞することで発症する．摂食痛や腫脹が特徴的，時に二次感染を起こす．

診断：双指診で硬結を触知することを試みる．唾石が小さい場合は触知困難で，単純X線，エコー検査，CT検査を追加する．

治療：二次感染を伴う場合は抗菌薬で消炎する．自然排泄を期待し局所マッサージ，酸味のある食事で唾液分泌を促す．保存治療で軽快しない場合は外科治療を選択する．唾石が前方（図3a）の場合は口腔内から，後方（図3b）の場合は頸部外切開により顎下腺とともに除去する．最近は，唾石腺管内視鏡を用いた摘出法も開発されている．

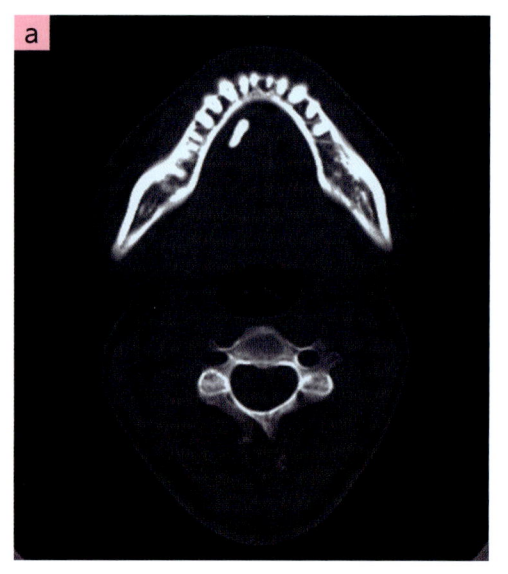
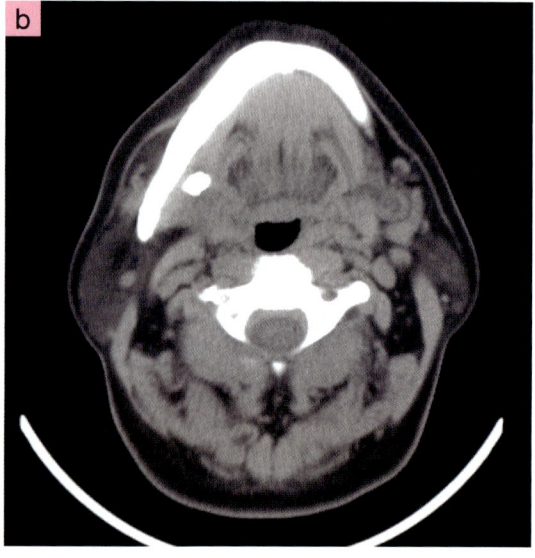

図3 唾石の局在

c ガマ腫

　舌下腺由体の囊胞はガマ腫とよばれる．唾液が周囲間隙に漏出して生じる貯留囊胞で，病理学的には上皮を有しない偽囊胞である．顎舌骨筋の上下で舌下型と顎下型に分けられる．

診断：舌下型は口腔底の青みがかった腫脹，顎下型は口腔底腫脹なく顎下部腫脹が特徴である．
　　MRI で T1 強調画像低信号，T2 強調画像均質な高信号，境界明瞭で間隙に進展することから分葉状の形態を呈する．

治療：舌下型には開窓術，再発症例には舌下腺摘出術を選択する．顎下型では舌下腺摘出を施行する．手術以外では溶血性レンサ球菌をペニシリン処理した製剤 OK-432 を局所注射する硬化療法もある．

d Sjögren 症候群

　唾液腺や涙腺に発症する，抗 SS-A 抗体，抗 SS-B 抗体などによる自己免疫性疾患で女性に多い．

診断：唾液腺造影で腺管外の点状漏出所見（アップルツリーアピアランス）が特徴的である（図 4）．
　　自覚症状には，眼乾燥のような涙腺症状，口腔乾燥症状，耳下腺・顎下腺の反復性腫脹を認める．随伴して口腔乾燥症による嚥下や味覚障害，う歯や口内炎もある．

治療：涙腺，口腔内乾燥への対症療法，ムスカリン作動薬による唾液分泌促進がある．

e IgG4 関連疾患

　血清 IgG4 高値，IgG4 陽性形質細胞の臓器浸潤を認める．膵，肝胆管，縦郭，肺，乳腺，人などに発症する全身疾患であり，頭頸部では涙腺や唾液腺に好発する．

診断：症状により下記疾患に分類される．Mikulicz（ミクリッツ）病は涙腺，耳下腺，顎下腺が対称的持続的に腫脹する．Kuttenr（キュットネル）病は顎下腺のみ硬く腫脹することから，悪性疾患の鑑別が重要である．

治療：ステロイド療法

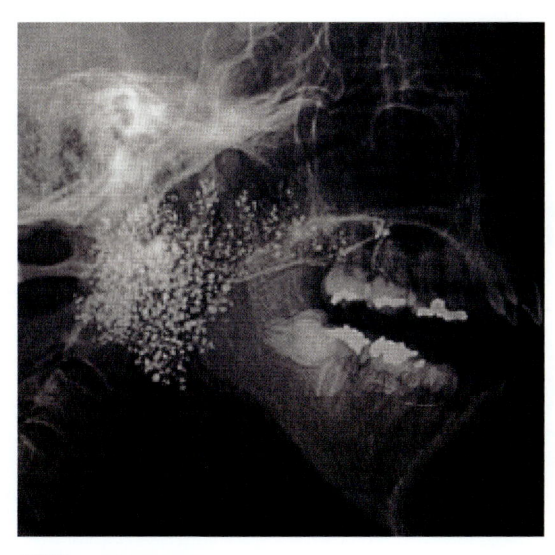

図4　唾液腺造影

f 軟部好酸球性肉芽腫（木村病）

原因：全身の皮下，耳下腺や顎下腺に好酸球とリンパ球を伴う肉芽腫病変として発症する．

症状：無痛性皮下腫瘤，掻痒感の自覚やリンパ節腫脹が確認されることもある．

治療：外科切除，放射線治療，ステロイド療法などがある．

2 良性腫瘍

　多形腺腫と Warthin（ワルチン）腫瘍が9割以上を占める．多形腺腫はやや女性に多く，幅広い年齢のなかでも30〜40歳代に好発する．発生部位は耳下腺，顎下腺が多く，組織学的に上皮細胞の増殖，粘液腫様，軟骨腫様成分など多様であることからエコー検査で得られる画像は特徴的である．長い経過でがん化の可能性がある．Warthin 腫瘍は中年以上の男性，喫煙者，発症臓器は耳下腺が大部分，両側性で耳下腺下極に多い．耳下部，顎下部の腫瘤，耳下腺深葉腫瘍は触診することが少なく，他疾患で施行された画像で偶然発見されることもある．

治療：外科治療が原則となる．多形腺腫は核出術や被膜損傷などによる局所再発が多いため，顔面神経の温存とともに正常唾液腺組織を付着した手術態度が必要である（図5）．Warthin 腫瘍は多型腺腫と異なり核出術も許容されるが，その場合は正確な術前診断が求められる．

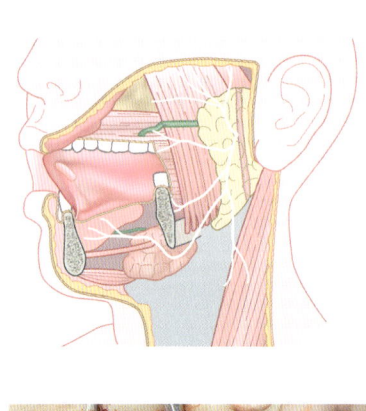
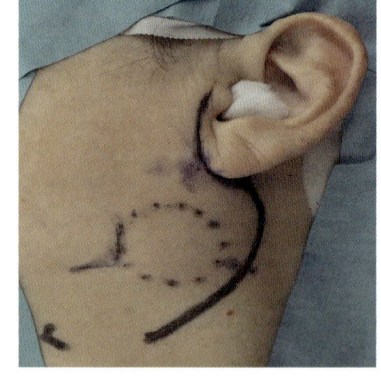
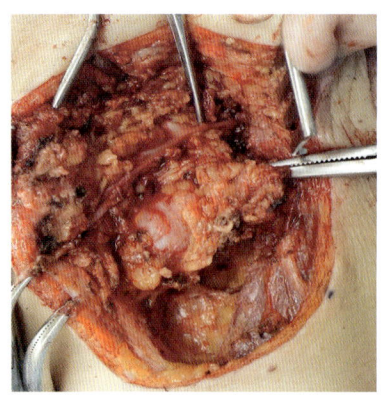
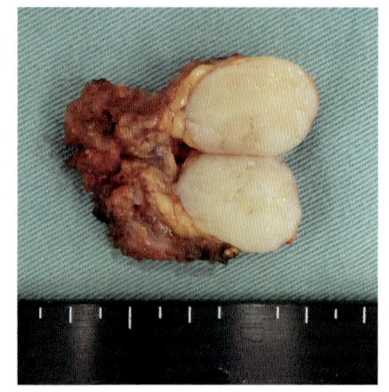

図5 耳下腺腫瘍摘出

3 悪性腫瘍

　臨床的に唾液腺悪性腫瘍は耳下腺に多いが，臓器別に悪性が多いのは舌下腺90％，顎下腺50％，耳下腺20〜30％である．唾液腺の病理は他臓器と比して独特である．WHO組織型分類で23種類，低悪性度，中悪性度，高悪性度に分類され，それぞれ臨床的な特徴が異なるため治療方針は慎重な検討が必要である．腺様嚢胞がんは緩徐に進行するが，神経浸潤が特徴的であり術後局所再発もある．多形腺腫由来がんは多型腺腫の一部ががん化したものである．唾液腺導管がんは極めて悪性度が高く局所浸潤，リンパ節転移，遠隔転移が多い．

症状：局所の疼痛や顔面神経麻痺は悪性腫瘍を疑うが，上記の症状がなくとも悪性を否定するものではない．初期例では症状に乏しいため鑑別はむずかしいが，エコー検査の特徴を用いて，所見を繰り返し細かく分析することや，時間経過による変化を追跡することも重要である．

治療：外科治療が主体である．高悪性度例では，常に根治的切除と顔面神経などの隣接臓器の温存が検討課題になる．エコー検査を用いた他臓器への腫瘍浸潤の評価は術前検査として有効である．術後放射線治療は病理型を考慮して決定される．抗悪性腫瘍薬による化学療法も選択肢となることもあり，唾液腺導管がん症例における分子標的薬の効果が確かめられている．

◆文献

1）佐藤雄一郎：唾液腺．JOHNS 2016；32：1445-1447.
2）佐藤雄一郎：唾液腺の超音波診断．JOHNS 2018；34：423-426.

B▶頭頸部エコーの基礎知識

2 頭頸部の部位ごとの主要な疾患 —⑤リンパ節

さいとう耳鼻咽喉科医院／齋藤大輔

1 リンパ節腫大を呈する疾患

リンパ節腫大には，リンパ節そのものが増大する病態と，リンパ節内に外から細胞が入り込み，正常構造を壊しながら増殖することで増大する病態の2つがある．前者では反応性リンパ節腫大やリンパ節炎，悪性リンパ腫などがある．後者では，がんのリンパ節転移が代表的である．これらを判断するためにも，エコーでリンパ節の被膜や内部構造を観察することは重要である．

a 反応性リンパ節

扁桃周囲炎にて反応性に腫大したリンパ節．厚みが11mmと腫大しているが，境界は明瞭で，fatty hilumはリンパ節の中央に位置している．リンパ節門から流入する血流の偏移はなく，被膜を貫通する異常血流は認めない（図1）.

b 抗酸菌感染によるリンパ節炎

炎症が強いため，リンパ節周囲の結合組織が高エコーを呈している．内部は膿瘍形成を示す低エコーと壊死組織を示す高エコーが混在している．Fatty hilumは認めない．厚いリンパ節被膜にわずかに血流があるが，内部血流は認めない（図2）.

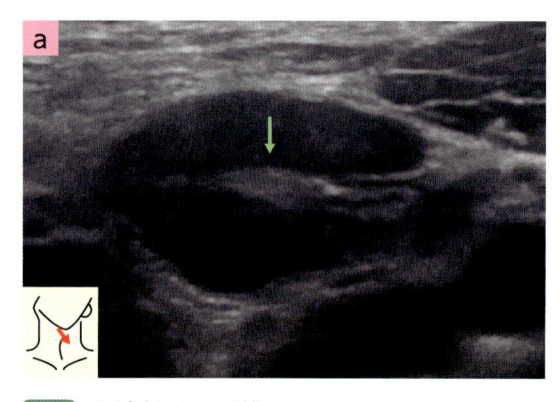
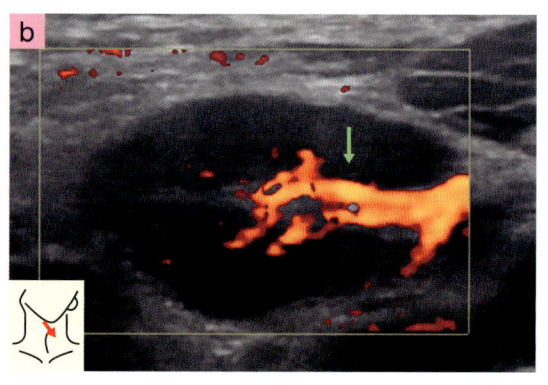

図1 反応性リンパ節
a：Bモード．リンパ節の中央に位置するfatty hilum（➡）
b：カラードプラ．リンパ門からfatty hilumに沿って，リンパ節内部に均等に広がる血流（➡）

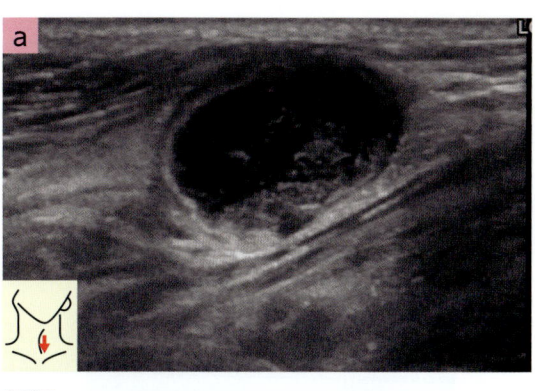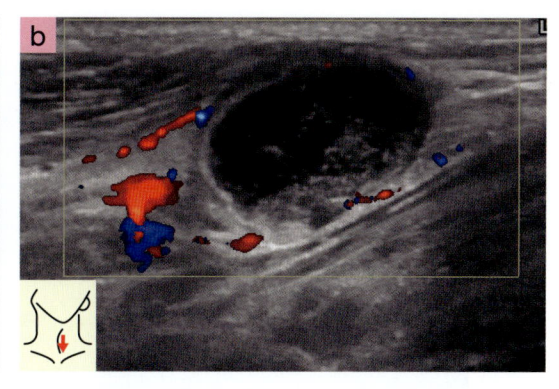

図2 抗酸菌感染によるリンパ節炎

a：Bモード．内部は低エコーと高エコーの混在，fatty hilumを認めない
b：カラードプラ．リンパ節内部の血流は認めない

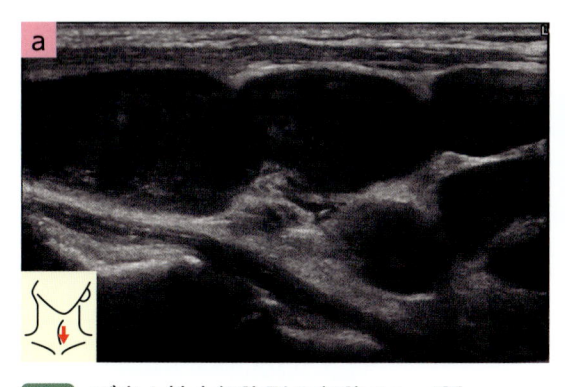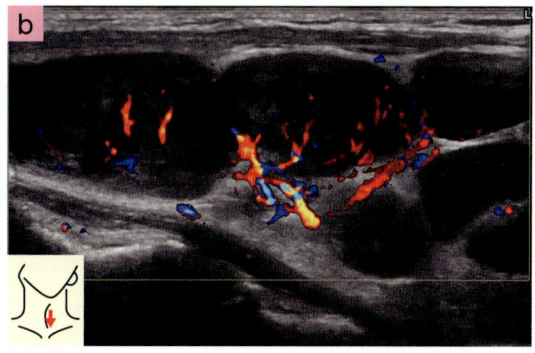

図3 びまん性大細胞型B細胞リンパ腫

a：Bモード．腫脹したリンパ節の重なり
b：カラードプラ．豊富な内部血流

c びまん性大細胞型B細胞リンパ腫（diffuse large B-cell lymphoma：DLBCL）

10〜15 mmに腫大したリンパ節が，多発性に重なり合って存在している．辺縁は明瞭で内部は均質低エコーである．カラードプラ像ではリンパ節の内部血流が亢進している（図3）．

d 頭頸部扁平上皮がんの頸部リンパ節転移

舌縁がんにて14 × 12 × 9 mmに腫脹した頸部の転移リンパ節．辺縁は明瞭で被膜の破綻はないが，内部は不均質でfatty hilumやリンパ節門からの血流は認めない．典型的な転移リンパ節のエコー像である（図4）．

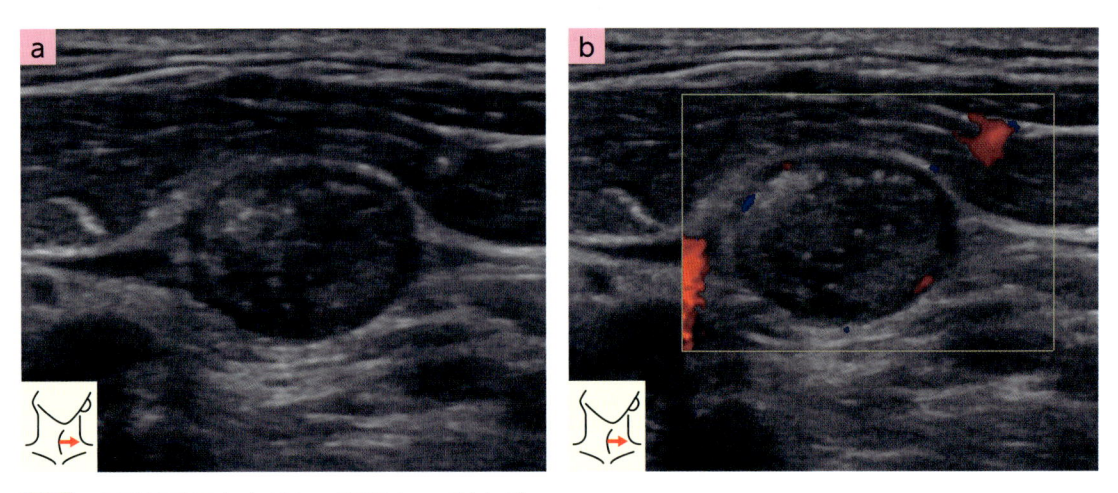

図4 頭頸部扁平上皮がんの頸部リンパ節転移

a：Bモード．内部エコーは不均質で，fatty hilum を認めない
b：カラードプラ．内部血流は認めない

3 頭頸部の部位ごとの エコーでの正しい描出法

愛知医科大学耳鼻咽喉科・頭頸部外科／藤本保志

1 姿勢の作り方，部屋のセッティング

被検者を仰臥位とし頭部を低い枕にのせて頸部の緊張を解除させる．膝も曲げさせる．甲状腺や鎖骨下，気管傍の観察では肩の下に枕をいれるとよい視野が得られる．エコー装置を頭部あるいは頭上にすると探触子を持つ手と患者の頸部，モニターがほぼ同一方向となり，術者は自然な姿勢で検査を行うことができる．特に穿刺を伴う検査を行う場合などには安全性向上にも寄与する（図1）．

2 探触子の当て方

a 走査とスイーブ

横断像や縦断像を得るときに，探触子をずらしながら連続的に走査していく（sweep scan technique）ので，常に皮膚に垂直に接着させることを意識する．一方，顎下部，鎖骨上部など骨が走査範囲に入ってくる場合やカラードプラで内部血管を追跡する場合などでは，swing scan technique を用いる（図2）．

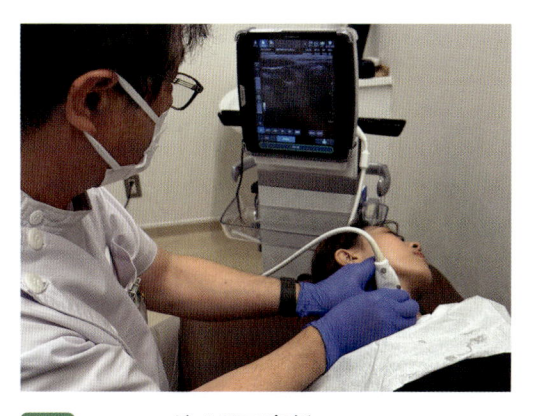

図1 エコーガイド下穿刺

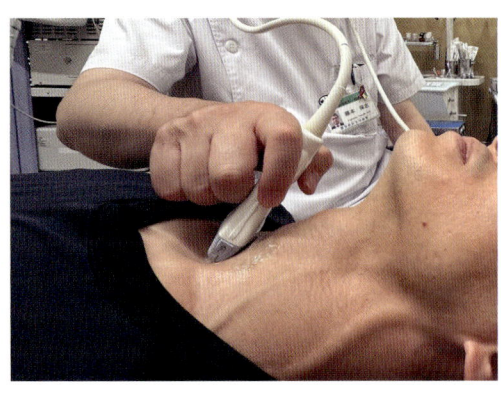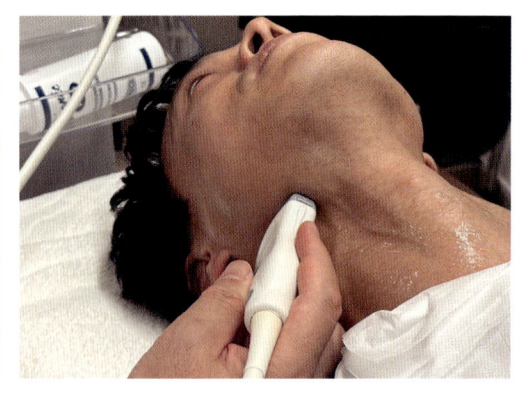

図2 swing scan technique

通常は頸部に垂直に探触子を当てるが，下顎骨裏面の観察（耳下腺深葉や副咽頭間隙）や鎖骨下，気管傍などの観察では接触子を寝かせることで視野が得られる

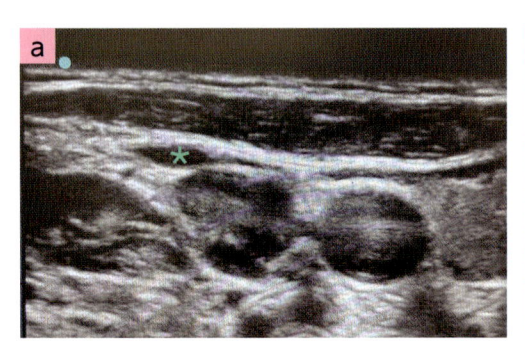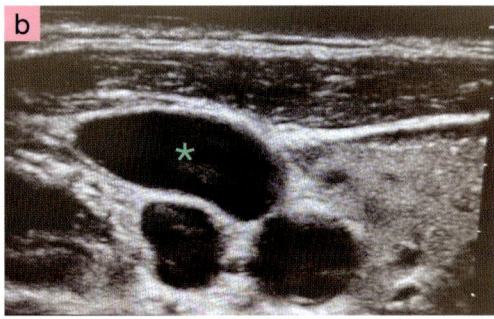

図3 探触子を当てる圧

右下頸部，甲状腺右葉の外側を描出している．下内深頸領域のリンパ節が腫大（悪性リンパ腫）している．a では内頸静脈（★）が潰れているが b では適正に観察できる

b 探触子の圧

　探触子を頸に強く押し当ててしまうとやわらかい構造はつぶれてしまう．目安としては内頸静脈が評価できる力加減が丁度よい（図3）.

c 甲状腺診断

　横断像は患者の尾側から見た形，縦断像は患者の右側からみた形である（図4）.

d 舌

　UICC 第 7 版において舌がんの DOI（depth of invasion）が T 分類に取り入れられた．MRI や CT では義歯のアーチファクトが妨げとなるがエコーでは舌を突出させれば可動部舌病変は測定可能である（図5）.頬粘膜病変や舌根にかかるような病変では腔内観察用探触子の使用が有用である．

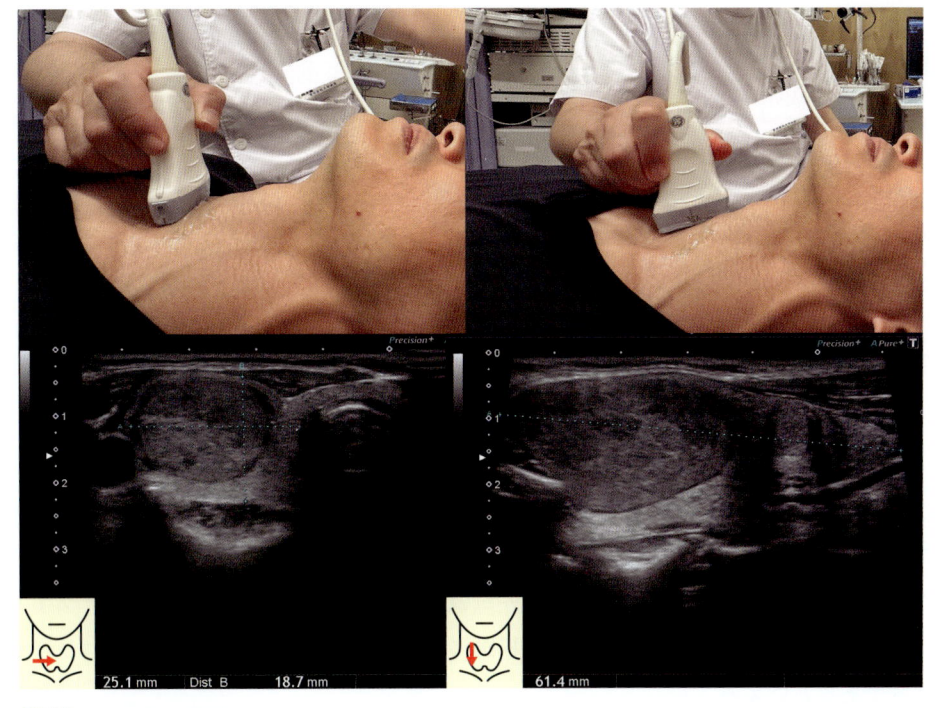

図4 甲状腺の観察

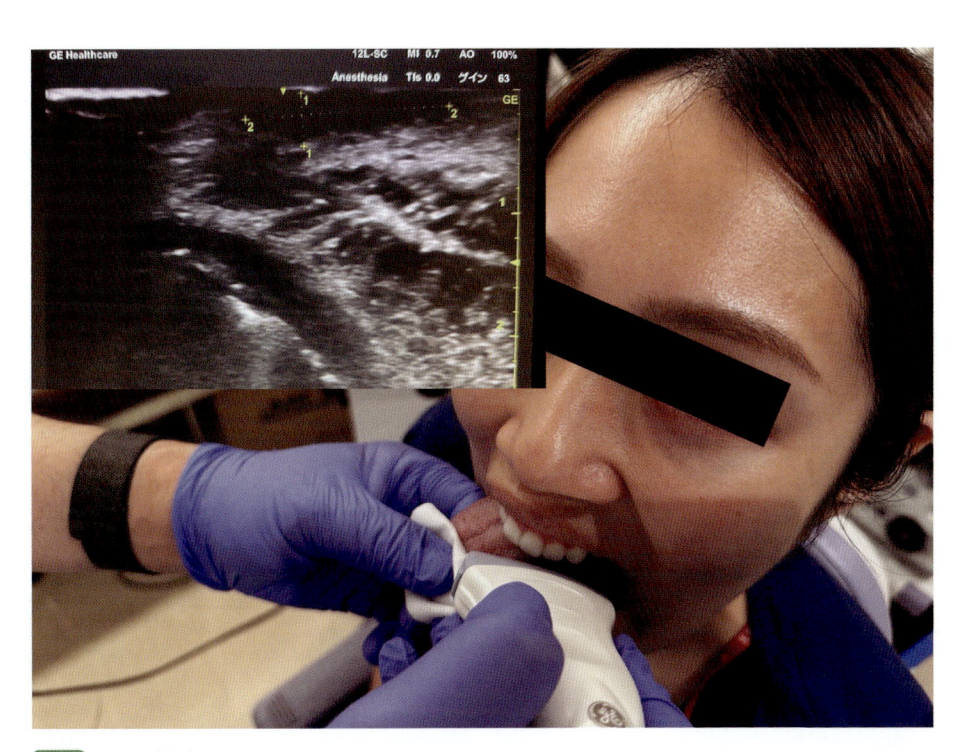

図5 舌の観察

左舌縁の舌がん，cT1 症例で，DOI（depth of invasion）は 4.8 mm であった

4 頭頸部診療で用いられるエコー機器の実際

国立病院機構四国がんセンター頭頸科・甲状腺腫瘍科／門田伸也

1 はじめに

　エコー検査には軟部組織に対する空間分解能が高く，リアルタイムに多断面からの詳細な画像を得ることができるという特徴がある．簡便で非侵襲的であることから，外来やベッドサイドにおいても施行可能であり，耳鼻咽喉科・頭頸部外科医にとっては手元において聴診器代わりにもなりうる診断機器であるといえる．

　本項ではエコー機器の具体的な種類や特徴について概説する．

2 エコー機器の種類

　エコー機器には主として据え置き型とポータブル型に分かれるが，据え置き型（図1a）においてもハイスペックなものからコンパクトなタイプ（図1b）まで各社から様々な特徴をもった機種がそろえられている．ポータブル型についても中心静脈穿刺用の機種（図1c）から救急用のポケットエコーまで用途にあわせて様々である．

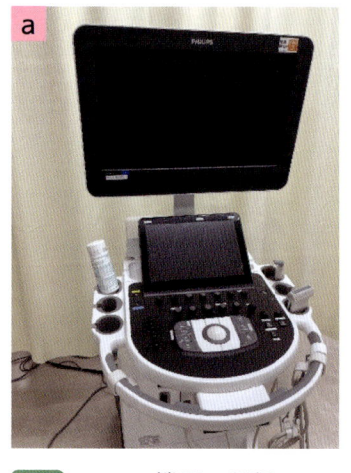 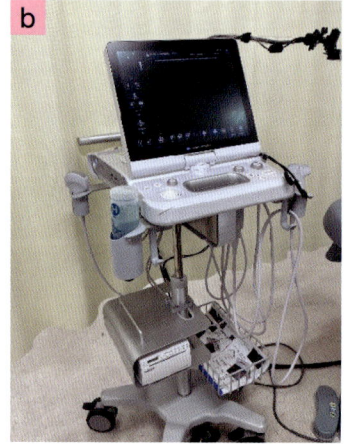 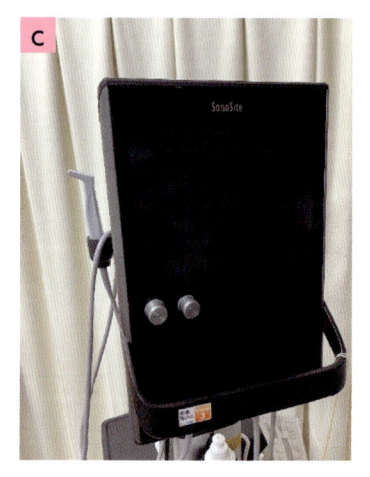

図1　エコー機器の種類
a：据え置き型
b：据え置き型　コンパクトタイプ
c：ポータブル型　血管穿刺用

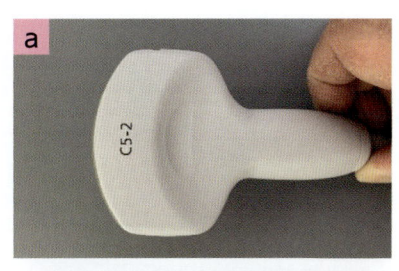
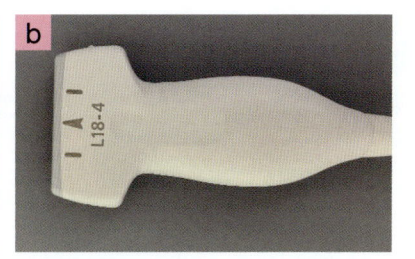
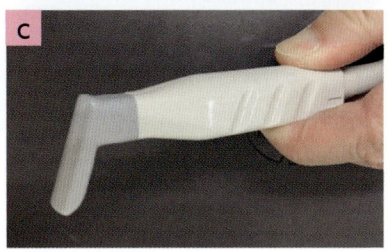

図2　各種探触子
a：コンベックス型
b：リニア型
c：ホッケースティック型

③　探触子の種類

　近年のエコー機器の画像品質向上の大きな要因は探触子の進化にあるといってもよい．一般的にはコンベックス型（図 2a：腹部領域でおもに使用），リニア型（図 2b：表在臓器におもに使用），セクター型（心臓領域でおもに使用）に分けられるが，本項では頭頸部領域でおもに使用されるリニア型について言及する．リニア型は皮下などのごく浅い領域から，3 cm 前後までの領域の観察に適している．高周波数では分解能にすぐれる反面，組織内での減衰率が高く，深部の描出はむずかしくなる．中心周波数は 7.5 MHz 以上のものがおもに選択されるが，最近の機種では周波数帯域を自動的に可変できるタイプが多い．凹凸のある頸部を走査する際には視野幅 4 cm 前後で厚みの薄いタイプが使用しやすい．口腔内走査を行う際にはコンパクトなホッケースティック型が有用である（図 2c）．

④　各種走査モード

a　B モード法

　B モード法（図 3）は基本となるモノクロ 2 次元画像走査モードである．空間解像度にすぐれ，リアルタイムな画像を得ることが可能である．形態的診断に用いられるモードであるので後述するドプラモードやエラストグラフィと併用することで得られる情報が増える．

b　ドプラ法

　ドプラ法はドプラ効果を利用して血流に関する情報を得る診断法である．カラードプラとパワードプラに大きく分類される．カラードプラは血流の方向性を赤色・青色で表現し，頸動脈エコーなどにおいて血流量を測定する際に有用である．一方，頸部エコー検査では腫瘍病変やリンパ節，唾液腺や甲状腺などの実質臓器における血流の分布状況を評価する必要がある．その際には血流の方向性は示されないが，低流速の感度にすぐれたパワードプラが有用である（図 4）．近年では

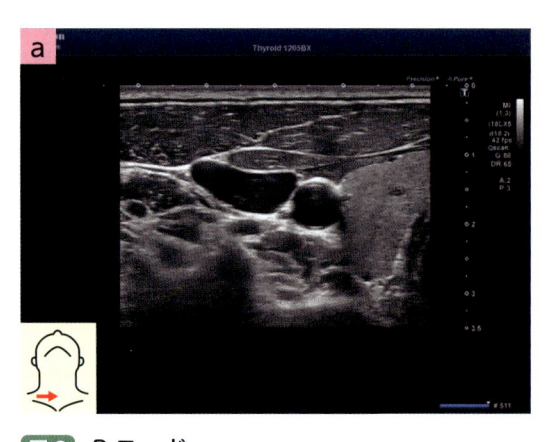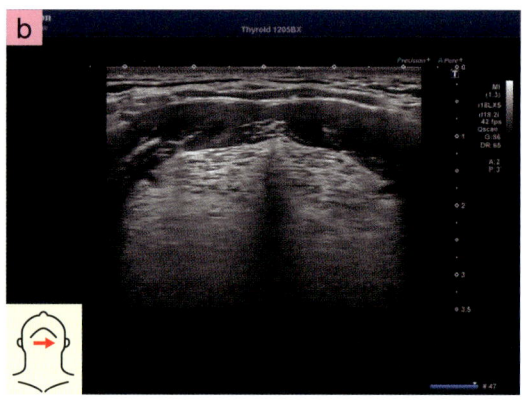

図3 Bモード

a：下顎部．b：内舌筋

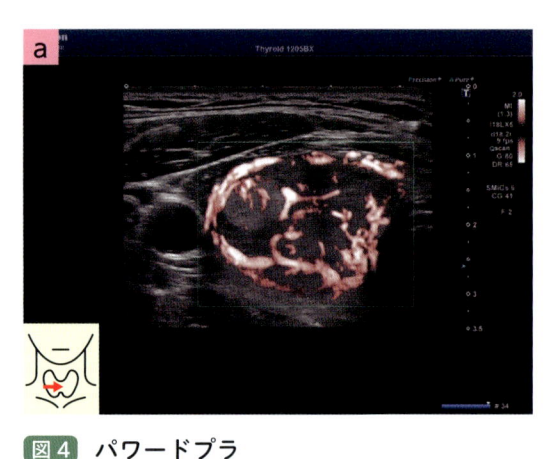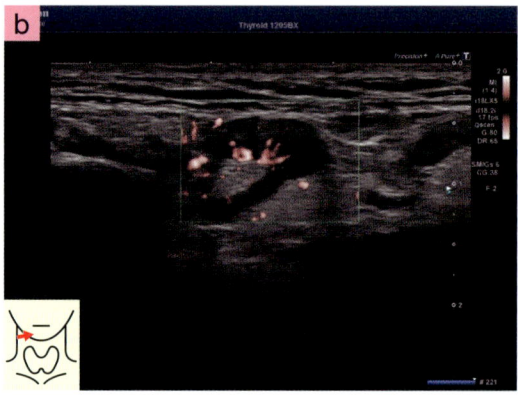

図4 パワードプラ

a：甲状腺濾胞腺腫．b：リンパ節（反応性腫大）

モーションアーチファクトを効率的に軽減することでより低流速の血流評価を可能とした superb micro-vascular imaging（SMI）法を搭載した機種も発売されている．

c　エラストグラフィ

エラストグラフィはエコーを用いて組織の硬さを評価する診断法である（図5）．外力に対する組織変形の程度を計測してカラー画像で表現するストレイン・エラストグラフィと探触子からのプッシュパルスによる音響放射圧に対して組織が復元しようとする際に発生した剪断波（shear wave）を測定するシアウェーブ・エラストグラフィに分類される．前者は用いる外力の種類により，探触子の圧迫を用いる従来のストレイン・エラストグラフィのほか，音響放射パルスを用いる acoustic radiation force impulse（ARFI）法もあるが，いずれにしても比較的簡便でリアルタイムな画像が得られる点が特徴である．一方，シアウェーブ・エラストグラフィは圧迫操作が不要で，定量的評価が得られる点を特徴としている[1,2]．

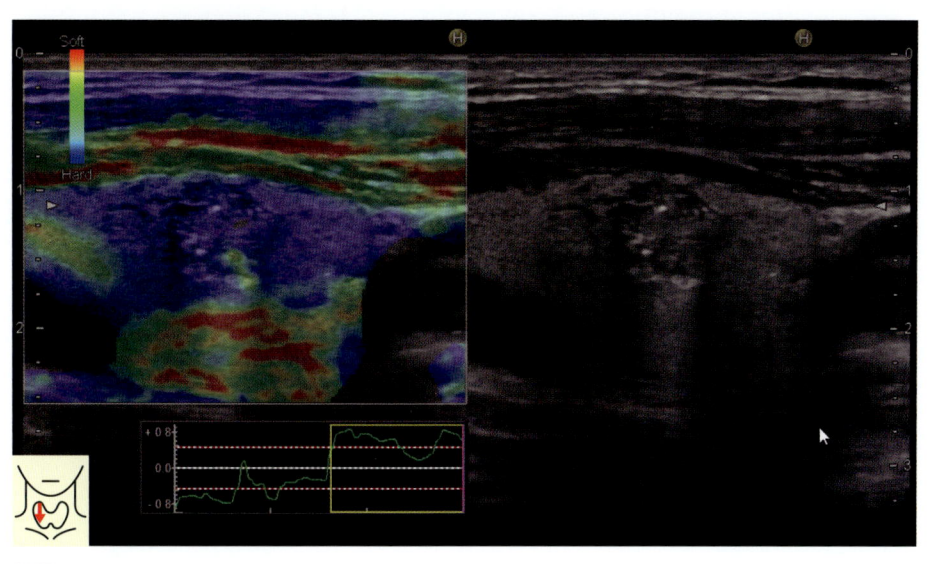

図5 エラストグラフィ

とことん活用術

　探触子は実際に患者にあててエコー情報を受け渡しする肝となる装置である．エコー機器の画像劣化の大きな原因の一つは本体よりも探触子に起因するので，落下などの強い衝撃を避けるなど大切に扱う．また，探触子自体は患者さんの体表や口腔内に直接あてて使用する器具なので衛生面での注意を払う必要もある．しかし，内視鏡のように洗浄・滅菌処理ができるわけではないので，検査・処置中に体液が付着することが予想される場合（穿刺吸引細胞診や囊胞内容吸引処置，口腔内走査など）にはラップやゴム手袋を探触子にかぶせて使用するなどの工夫が必要である．探触子が体液汚染された場合や耐性菌保有の被検者の場合には検査後にアルコール綿などで清拭する．一方で頻回なアルコール清拭は探触子の劣化を早めるとされるため[3]，通常検査時には探触子表面をティッシュペーパーなどでふき取り，ゼリーが付着したままで放置しないように心がける．

◆文献

1) 椎名　毅：硬さ診断の臨床─エラストグラフィ─．JOHNS 2016；32：1436-1440.

2) Shiina T et al.：WFUMB guidelines and recommendations for clinical use of ultrasound elastography: part 1: Basic principles and terminology. Ultrasound Med Biol 2015；41：1126-1147.

3) Koibuchi H. et al.：Degradation of ultrasound probes caused by disinfection with alcohol. J Med Ultrasonics（2001）2011；38：97-100.

実践編

1 舌がん

愛知県がんセンター頭頸部外科／寺田星乃

舌がんケース紹介

70 歳代男性

主訴：左舌の白色病変

病歴：左舌白板症に対して前医で生検を行い，扁平上皮がんの診断となった．当院での手術を希望され紹介となった．

症状：特になし

飲酒：毎日（詳細不明）

喫煙：50 本× 15 年

現病・既往歴：前立腺がん，大腸ポリープ，高尿酸血症

エコー画像と所見

エコー画像と所見を図 1 に示す．

検査（図 2）

MRI では腫瘍は舌深層に浸潤している所見を認めた．深達度は 11 mm と計測された．

エコー所見と MRI 所見で深達度の値が異なる結果となった．

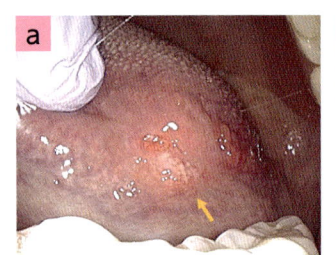
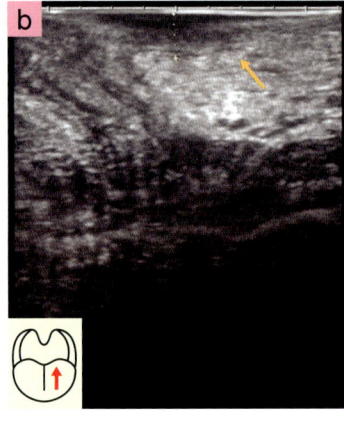

図1 左舌がん

a：口腔内所見
b：舌エコー，B モード
左舌縁に浅い潰瘍性病変を認めた．口腔内エコー検査では腫瘍は低エコーとして抽出された．深達度 3.5 mm と計測された

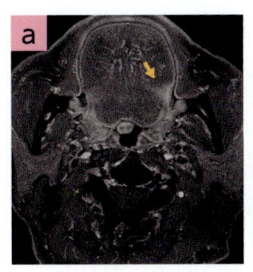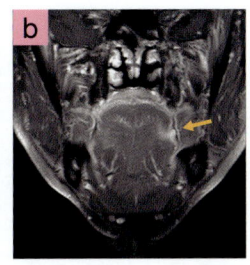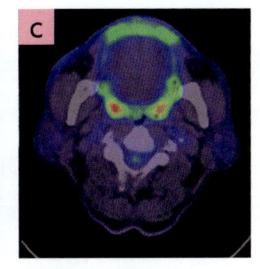

図2 舌がんの MRI，PET/CT

a：MRI 軸位断
b：MRI 冠状断
c：PET/CT 軸位断
MRI では腫瘍の深達度が 11 mm と計測された．PET/CT では左舌縁に淡い集積を認めた

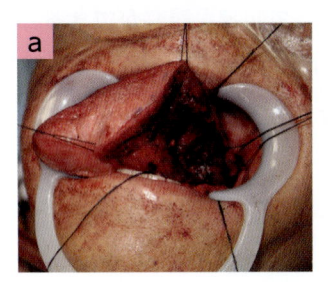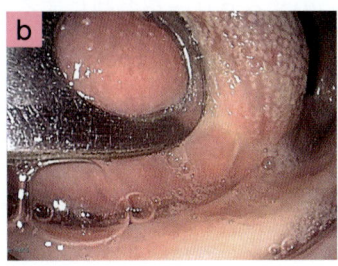

図3 左舌がん

a：術中所見
b：術後 2 か月経過後の創部
手術は舌部分切除術を施行．創部は一期縫縮とした．術後 2 か月経過し，創部は上皮化している

多職種カンファレンスで検討し，MRI の所見を参考に，舌がん cT3N0M0 ステージ III と診断した．

治療

手術の方針となり，左舌部分切除術＋左予防的頸部郭清術を施行した．切除床は一期縫縮で閉鎖した（図3）．術後経過は問題なく，術後 4 日目に経口摂取開始．ミキサー食から開始し，超軟菜食まで摂取可能となった．術後 8 日目に退院となった．

治療経過

術後の永久病理検査では pT1N0M0 ステージ I，深達度は 1 mm の診断であった．MRI で観察された，舌深層に差し込むような浸潤は切除検体では観察されなかった．術後創部は問題なく，外来経過観察中である．

とことん活用術

2017 年に Union for International Cancer Control（UICC）第 8 版の TNM 分類より口腔がんの深達度（depth of invasion）の概念が導入され[1]，口腔がん病期分類に腫瘍の深達度の判定が必須となった．最大径 2 cm 以下かつ深達度 5 mm 以下の腫瘍が T1，最大径 2 cm 以下かつ深達度が 5 mm を超える腫瘍，または最大径が 2 cm を超えるが 4 cm 以下でかつ深達度が 10 mm 以下の腫瘍を T2 と分類している[2]．

口腔内の複雑な立体構造や金属アーチファクト，閉所恐怖症，体動アーチファクトなどにより，CT や MRI などの画像検査では深達度の測定が困難なことをしばしば経験する．そのような場合にエコー検査では口腔内操作が可能な小型の探触子を用いることで観察が可能となる．特に T1/T2 の病変ではエコー検査による深達度の観察が有用である．当科では口腔内の観察にホッケースティック型の小型の探触子を用いている．観察時には患者は座位となり，検者ま

たは患者自身が舌を引き出して保持する．探触子にゼリーを多めにのせ，ディスポーザブルの手袋でカバーして検査を行う．腫瘍に対して探触子を垂直に当てるように心がける．舌がんは低エコー領域として抽出される[3,4]．舌粘膜表面から，腫瘍の最深部までを測定した距離を深達度とする．このとき注意が必要なのは隆起性の病変である．隆起性病変の場合，正常粘膜に探触子が接地せず，腫瘍と探触子接地部分から腫瘍の最深部までを測定して得られる値は隆起部分も含めた厚み（thickness）であるため，隆起の高さを減じて深達度を求める必要がある[5]．隆起性病変や潰瘍性病変では探触子にのせるゼリーを多めにすることで明瞭な観察ができることが多い．図4は左舌がんの症例である．病変は深達度が浅く，MRIでは測定不能であった．口腔内エコーでみると腫瘍の深達度は2.2mmであった．このような深達度の浅い病変はMRIよりもエコー検査のほうが鮮明に病変を観察できる．

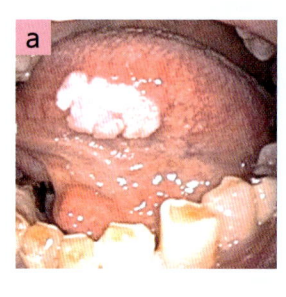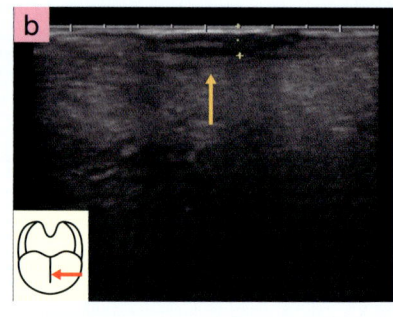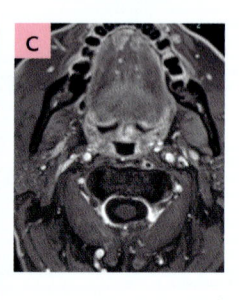

図4　左舌がん

a：口腔内所見
b：舌エコー，Bモード
c：MRI画像
左舌縁に白色病変を認める．エコーでは深達度2.2mmと計測された．MRIでは深達度の計測は不能であった

◆文献

1） Brierley JD, et al.（eds）：TNM Classification of Malignant Tumours. 8th ed, Wiley-Blackwell, 2017.

2） 日本頭頸部癌学会（編）：頭頸部癌取扱い規約．第6版補訂版，金原出版，2019.

3） 湯浅賢治，他：口腔癌画像診断に役立つ知識　超音波，臨床画像 2018；34：1278-1288.

4） Caprioli S, et al.：High-Frequency Intraoral Ultrasound for Preoperative Assessment of Depth of Invasion for Early Tongue Squamous Cell Carcinoma: Radiological–Pathological Correlations. Int J Environ Res Public Health 2022；19：14900.

5） 日本頭頸部癌学会（編）：頭頸部癌診療ガイドライン 2022年版．第4版，金原出版，2022.

実 践 編

A ▶ 口腔の診療

2 口腔底がん

愛知県がんセンター頭頸部外科／寺田星乃

口腔底がんケース紹介

40 歳代女性

主訴：口腔内の疼痛

病歴：口腔底の疼痛あり，前医を受診．生検を施行され，扁平上皮がんの診断となった．今後の精査，加療目的に当院紹介となった．

飲酒：毎日ビール１L

喫煙：10 本×28 年

既往歴：帝王切開

エコー画像と所見

エコー画像と所見を図 1 に示す．

検査（図 2）

多職種カンファレンスで検討し口腔底がん cT3N1M0 ステージ III と診断した．

治療

　手術の方針となり，口腔底切除術＋舌部分切除術＋両側頸部郭清術＋前外側大腿皮弁再建術＋気管切開術を施行した．

とことん活用術

　口腔底がんは口腔がんの亜部位であり，病期分類には舌がん同様に深達度の測定が必要となる．口腔底がんは口腔底方向，歯肉方向または内舌筋方向へと浸潤しうる．口腔内の複雑な立体構造に加え，浸潤の仕方によっては MRI での深達度の測定が煩雑となる．口腔内エコー検査は直接粘膜に接地することで，深達度の測定が可能となる．また，外舌筋や舌骨上筋群への浸潤も観察でき，手術の際の切除範囲の推定に役立つ．

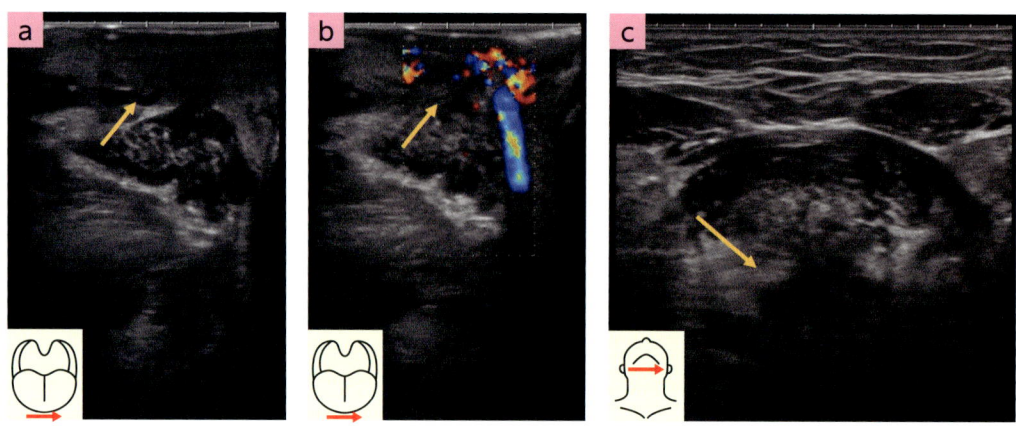

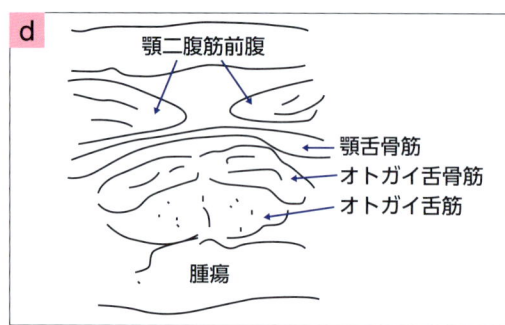

図1 口腔底がん

a：口腔内エコー　Bモード
b：口腔内エコー　カラードプラ
c：頸部エコー　Bモード
d：cの模式図
口腔内エコー検査，頸部エコー検査では腫瘍（→）は低エコーとして観察され，オトガイ舌筋への浸潤が疑われた．深達度は17 mmであった．頸部エコー検査ではWharton管は軽度拡張していた

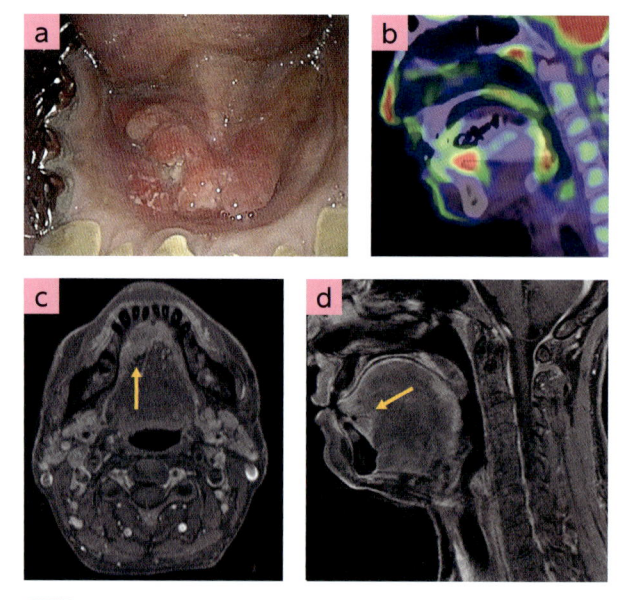

図2 口腔底がんの口腔内所見，PET/CT，MRI

a：口腔内所見
b：PET/CT 矢状断
c：MRI 軸位断
d：MRI 矢状断
口腔内所見では口腔底に左右にまたがる腫瘍を認めた．長径は38 mmであった．PET/CTでは口腔底に集積を認めた．MRIでは口腔底に腫瘍を認め，舌下腺への進展が疑われた

実践編

A ▶ 口腔の診療

3 頬粘膜がん

愛知県がんセンター頭頸部外科／寺田星乃

頬粘膜がんケース紹介

60 歳代男性

主訴：難治性口内炎

病歴：口内炎が改善せず，前医を受診．生検を行い，扁平上皮がんの診断となった．手術目的に当院へ紹介となった．

症状：疼痛

飲酒：なし

喫煙：なし

現病歴：高血圧症

エコー画像と所見

エコー画像と所見を図 1 に示す．

検査（図 2）

頬粘膜がん cT3N1M0 ステージ III と診断した．

治療

手術の方針となり頬粘膜切除術＋右頸部郭清術＋分層植皮術＋気管切開術を施行した．

病理診断は pT3N1M0 ステージ III の診断であり，追加治療なく，経過観察中である．

とことん活用術

頬粘膜がんは口腔がんの亜部位であり，病期分類には舌がん同様に深達度の測定が必要となる．頬粘膜はその立体的な構造のため MRI では深達度の測定が煩雑となる．エコー検査は経皮または経口腔のどちらからでも測定が可能である．図 1 に示すように経皮的にエコー検査を行った場合，頬粘膜は高エコーとして観察される．開口して観察すると，粘膜の連続性の有無がわかる．深達度は粘膜から腫瘍の最深部までを測定する．腫瘍が頬筋を超えているか，皮

下脂肪にどの程度進展しているか，手術に有益な情報が得られる．

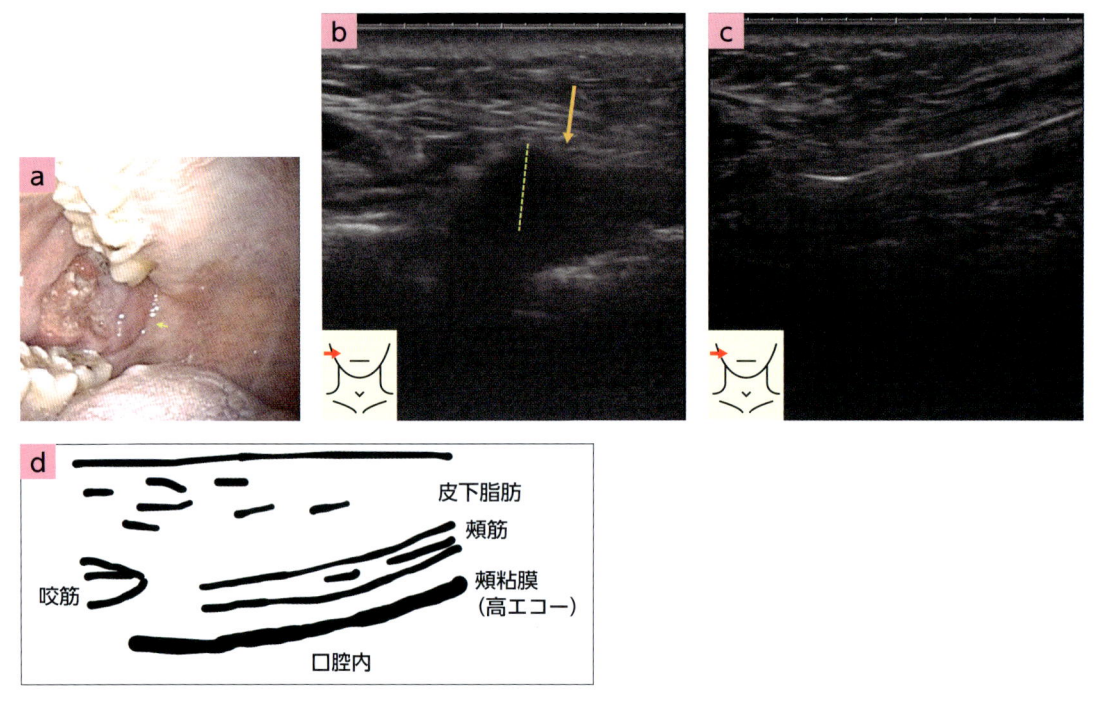

図1 **右頰粘膜がん**

a：口腔内所見
b：エコー検査　Bモード
c・d：エコー検査正常像と模式図
右頰粘膜に潰瘍性病変を認める．頰部皮膚からのエコー検査では腫瘍（→）は頰筋へ浸潤していた．正常粘膜は高エコーで示される．隣接する正常粘膜をつなげた線から腫瘍の最深部までの深達度は 8 mm と測定された（……）

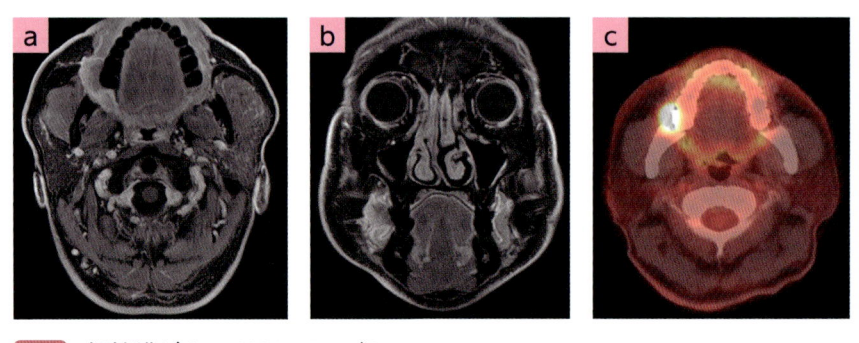

図2 **頰粘膜がんの MRI，PET/CT**

a：MRI 軸位断
b：MRI 冠状断
c：PET/CT 軸位断
MRI では上顎骨と下顎筋突起の間にはまり込むような腫瘍を認めた．PET/CT でも同部位に集積を認めた

実 践 編 **A ▶ 口腔の診療**

4 歯肉がん

新潟大学大学院医歯学総合研究科顎顔面放射線学分野／林　孝文

1 歯肉と歯槽粘膜の解剖学的特性

　歯肉とは，歯の歯頸部や歯槽骨を覆う歯周組織であり，ピンク色を呈し固く動きにくく，歯肉溝をもつ遊離歯肉と歯槽骨に密着する付着歯肉に分けられる．組織学的には上皮層は厚く一般に錯角化を示し，粘膜下組織は不明瞭で骨膜と強固に結合している．一方，歯槽粘膜は柔らかく可動性であり，暗赤色で表面は滑らかで細かい血管が透過して見える．歯肉がんは歯肉および歯槽粘膜に発生したがんであり，口腔がんでは舌がんに次いで多く，病理組織学的には大部分が扁平上皮がんである．比較的早期から上下顎骨に浸潤する傾向にあるとされ，骨浸潤の有無や程度の評価は治療方針を決定するうえで重要とされる．

2 歯肉がんのエコー所見

　2017 年の Union for International Cancer Control（UICC）第 8 版には，T4a の判定基準の 1 つとして下顎皮質骨の貫通があげられており，その一方で，歯肉を原発巣とし，骨および歯槽のみに表在性びらんが認められる症例は T4a としないとされている[1]．歯肉がんの画像診断においては，表面的な広がりに加えて深達度（depth of invasion：DOI）が重要な評価事項となるが，加えて，骨に近接して発生する歯肉がんでは，皮質骨の貫通の有無が T4a の判定に必要である．

　頬部皮膚からの口腔外走査では，歯肉がんが歯肉・歯槽粘膜部から唇頬側に進展した場合，低〜中等度エコーの結節状構造として描出され，その境界や辺縁は明瞭〜不明瞭，整〜不整と多様である．カラードプラでは多くの場合，病変の辺縁部から内部にかけて線状ないし樹枝状の血流が認められる．骨髄浸潤の正確な評価はエコーでは困難であるが，皮質骨の表面エコーの連続性の有無で皮質骨の断裂を検出でき，歯根周囲の骨吸収の程度を評価することで歯根膜に沿った骨内進展を検出することも可能である（ケース①，②；図 1，2）．

　一方，口腔内走査は，歯肉がんにおいては一般的ではなく，舌がんや頬粘膜がんほどには利用されていないが，早期の歯肉がんには適用可能である．口腔内走査では，歯肉がんは他の口腔がんと同様に周囲の正常粘膜上皮層と連続性のある低〜中等度エコーの領域として認められることが多いが，特に有歯顎の場合には歯による凹凸があり，歯肉が粘膜下（結合組織）層に乏しいため，DOI

計測は舌や頬粘膜ほど容易ではない．その一方で，骨への進展の有無を評価するのに有用な場合がある（ケース③，④；図 3，4）．

a　**歯肉がんケース紹介①**（図 1）

> 80 歳代女性
>
> 臨床診断：下顎歯肉がん（左側大臼歯部）
>
> 主訴：かかりつけ歯科にて腫瘤を指摘された
>
> 生検：扁平上皮がん

　口腔外走査にて，下顎左側大臼歯部頬側歯肉部には，境界比較的明瞭で辺縁比較的整の，中等度エコーを示す膨隆性の腫瘤性病変が認められる．病変の厚さは 9 mm 程度であり，内部は不均質で密な内部エコーが認められ，カラードプラでは前方辺縁部から内部にかけて血流が認められる．下顎左側第 1 大臼歯歯根と思われる音響陰影を伴った構造の周囲を取り巻くような形態を示しており，骨への進展が示唆される（▶）．

　造影 CT では，下顎左側第 1 大臼歯部頬側歯肉部に，境界やや不明瞭で辺縁の比較的整な外側に膨隆した腫瘤性病変が認められる（➡）．病変は比較的均質で辺縁部がより強く造影される．骨表示

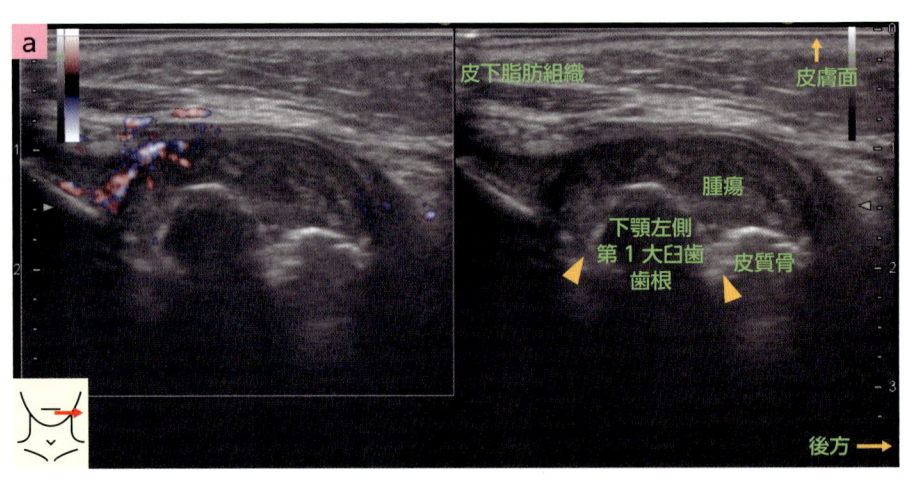

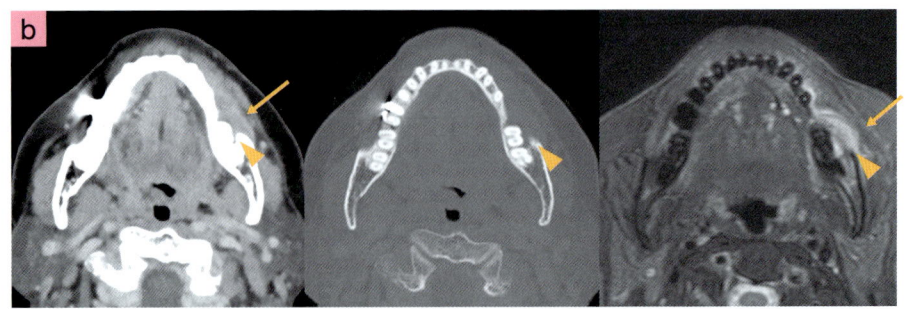

図 1　歯肉がんケース紹介①
a：下顎左側大臼歯部の歯肉扁平上皮がんのエコー横断像（左：カラードプラ・右：B モード）
b：造影 CT 軸位断（左）・骨表示軸位断（中）・脂肪抑制 T2 強調 MRI 軸位断（右）

では，下顎左側第 1 大臼歯部の頬側皮質骨は断裂し歯根の近遠心に沿って歯槽骨吸収が認められる．脂肪抑制 T2 強調 MRI では，境界比較的明瞭で辺縁の整な内部不均質な比較的高信号の腫瘤性病変として認められる（→）．いずれの画像でも歯根に沿って海綿骨に連続する歯根膜経由と思われる骨髄浸潤が示唆される（▶）．

治療ならびに経過

下顎区域切除術が施行され，病理組織学的に骨髄浸潤が認められた．また頬側断端に腫瘍露出あり，術後 3 か月の時点で原発巣再発が出現し，放射線外照射 70 Gy が行われた．

b 歯肉がんケース紹介②（図 2）

> 50 歳代男性
> **臨床診断**：下顎歯肉がん（左側大臼歯部）
> **主訴**：下顎歯肉の腫脹が気になる
> **生検**：扁平上皮がん

口腔外走査にて，下顎左側大臼歯部頬側歯肉部には，境界やや不明瞭で辺縁比較的整な膨隆性の腫瘍性病変が認められる．内部はやや不均質な低エコーであり，カラードプラでは辺縁部から内部

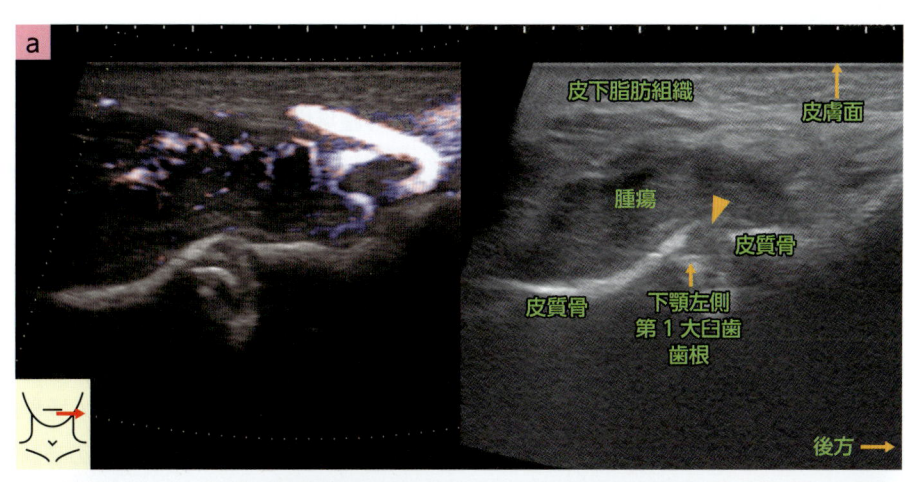

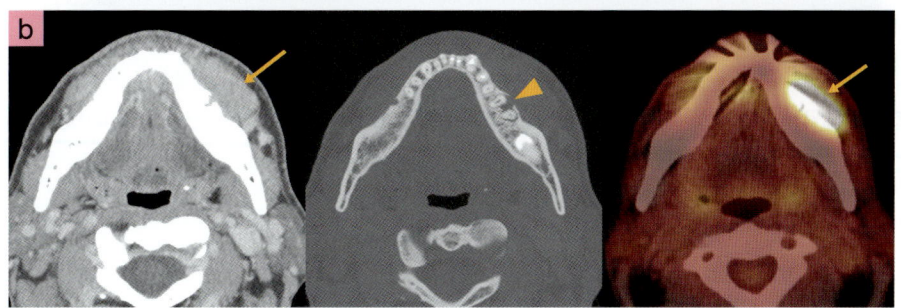

図2 歯肉がんケース紹介②

a：下顎左側大臼歯部の歯肉扁平上皮がんのエコー横断像（左：カラードプラ・右：B モード）
b：造影 CT 軸位断（左）・骨表示軸位断（中）・FDG-PET/CT 軸位断（右）

にかけて樹枝状の血流が認められる．下顎左側第 1 大臼歯歯根と思われる構造の頬側皮質骨には断裂が認められ（▶），病変は同部から骨内に連続し歯根周囲を取り巻いており，骨への進展が示唆される．

　造影 CT では，下顎左側第 1 大臼歯部頬側歯肉部に，境界やや不明瞭で辺縁の比較的整な外側に膨隆した腫瘤性病変が認められる（→）．病変は比較的均質で辺縁部がより強く造影される．骨表示では，下顎左側第 1 大臼歯歯根部の頬側皮質骨は断裂しており（▶），歯根周囲には骨吸収が認められ，歯根に沿った病変の骨髄浸潤が示唆される．PET/CT では，病変に一致して FDG の集積が認められ（→），下顎骨骨髄相当部への集積もみられる．

治療ならびに経過

　下顎区域切除術ならびに頸部郭清術が施行され，病理組織学的に骨髄浸潤が認められた．その後は経過良好である．

c 　歯肉がんケース紹介③（図 3）

90 歳代女性

臨床診断：下顎歯肉がん（大臼歯部）

主訴：下顎の義歯があたって痛い

生検：扁平上皮がん

　口腔内走査にて，下顎左側大臼歯相当部の顎堤歯槽粘膜部に，境界比較的明瞭で辺縁やや不整の，隣接する正常粘膜上皮層と連続性を有する低エコーの腫瘍性病変が認められる．病変の厚さは 8 mm 程度（DOI は 7 mm 程度）であり（無歯顎のため計測が容易），内部はやや不均質な低エコーで，カラードプラでは深部辺縁から内部にかけて樹枝状ないし点状の血流が認められる．この撮像断面では骨は描出されていないが，明らかな骨への進展を示唆する所見は認められなかった．

　造影 CT では，下顎左側大臼歯相当部の顎堤歯槽粘膜部に，境界比較的明瞭で辺縁やや不整な腫瘤性病変が認められる（→）．病変は比較的均質に筋より強く造影される．骨表示では，病変が接する下顎骨歯槽部に明らかな骨破壊像は認められない．脂肪抑制 T2 強調 MRI では，境界比較的明瞭で辺縁整な比較的高信号の腫瘤性病変として認められる（→）が，明らかな下顎骨の骨髄浸潤の所見はない．

治療ならびに経過

　下顎辺縁切除術が施行され，病理組織学的に骨髄浸潤は認められなかった．その後は経過良好である．

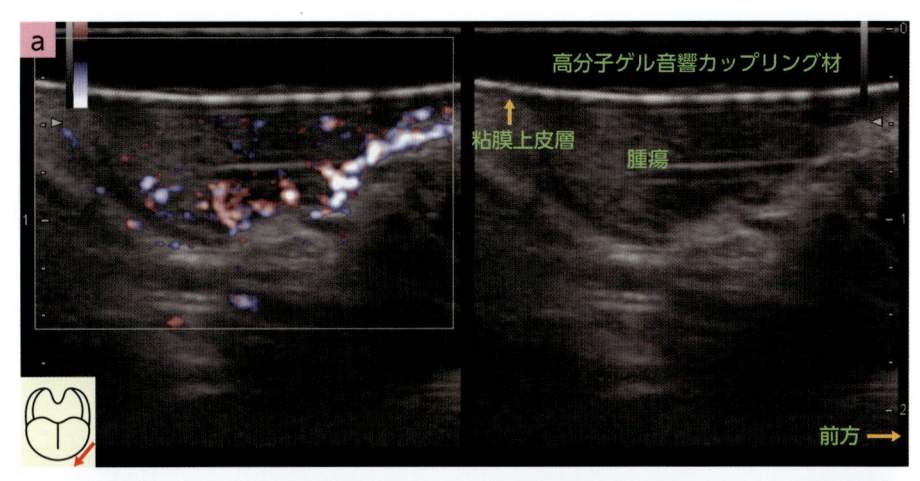

高分子ゲル音響カップリング材

粘膜上皮層

腫瘍

前方→

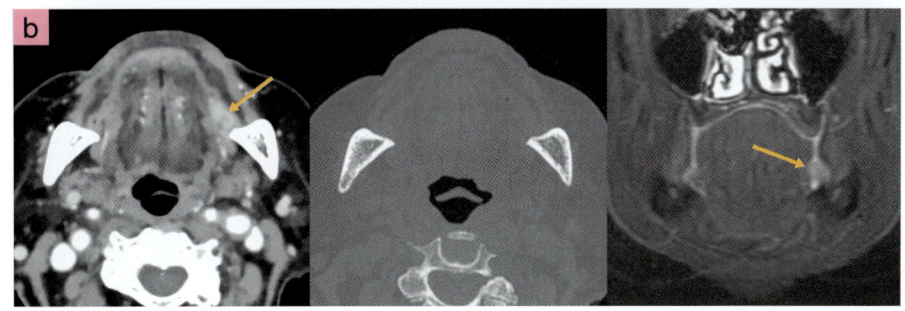

図3 歯肉がんケース紹介③

a：下顎左側大臼歯部の歯肉扁平上皮がんの口腔内エコー横断像（左：カラードプラ・右：B
　モード）

b：造影 CT 軸位断（左）・骨表示軸位断（中）・脂肪抑制 T2 強調 MRI 冠状断（右）

d　歯肉がんケース紹介④（図4）

80 歳代女性

臨床診断：下顎歯肉がん（前歯部）

主訴：下顎歯肉の腫瘤が気になる

生検：扁平上皮がん

　口腔内走査にて，下顎前歯部の顎堤歯槽粘膜部に，境界やや不明瞭で辺縁やや不整の，隣接する正常粘膜上皮層と連続性を有する低エコーの腫瘍性病変が認められる．病変の厚さは 5 mm 程度であり，内部は比較的均質な低エコーで，カラードプラでは深部辺縁から内部にかけて樹枝状の血流が認められる．病変が接する下顎骨表面エコーには断裂は認められず，明らかな骨への進展の所見はない．

　造影 CT では，下顎前歯部の顎堤歯槽粘膜部に，境界やや不明瞭で辺縁のやや不整な腫瘍性病変が認められる（➡）．病変はやや不均質に辺縁部がより強く造影される．骨表示では，病変が接する下顎骨歯槽部に明らかな骨破壊像は認められない．PET/CT では，病変に一致して FDG の集積が認められる（➡）が，下顎骨内に集積は認められない．

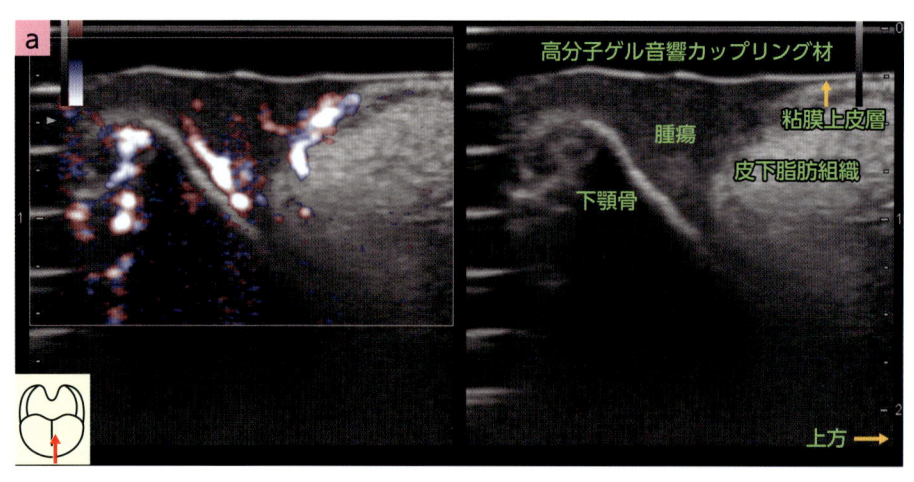

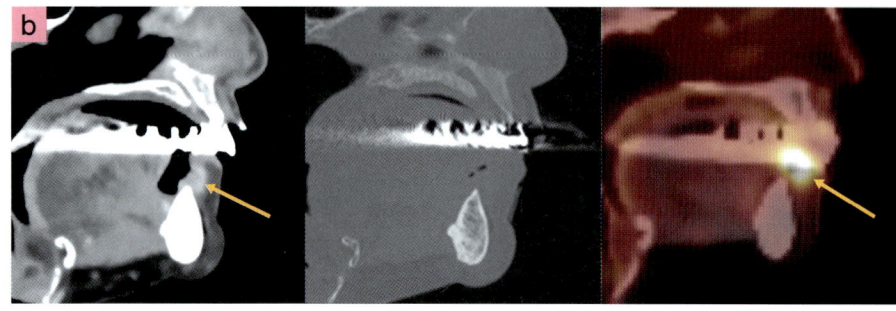

図4 歯肉がんケース紹介④

a：下顎前歯部の歯肉扁平上皮がんの口腔内エコー縦断像（左：カラードプラ・右：Bモード）
b：造影CT矢状断（左）・骨表示矢状断（中）・FDG-PET/CT矢状断（右）

治療ならびに経過

　下顎辺縁切除術が施行され，病理組織学的に骨髄浸潤は認められなかった．術後7か月の時点でオトガイ下リンパ節2個・右側の顎下リンパ節1個に後発転移が出現し，頸部郭清術が施行された．その後は経過良好である．

とことん活用術

　いずれも局所所見としては臨床的に歯肉がんと判断できる症例であった．口腔外走査・口腔内走査いずれも歯肉がんとして矛盾しない内部エコーやドプラでの血流所見を呈していたが，他の良性病変との鑑別はエコー像のみでは必ずしも容易ではない．しかし，骨への進展（骨髄浸潤）についてCTやMRIに近い情報が得られる場合があることが示唆された．特に歯根に沿った進展の評価に有用性があるものと思われた．

◆文献

1）　日本口腔腫瘍学会（編）：口腔癌取扱い規約．第2版，金原出版，2019：34-35.

A▶口腔の診療

5 歯原性良性疾患

新潟大学大学院医歯学総合研究科顎顔面放射線学分野／林　孝文

1 歯原性角化嚢胞

a ケース紹介（図1）

80歳代女性

臨床診断：上顎腫瘍（上顎右側前歯部）

主訴：上顎の腫脹が気になる

生検（開窓時）：歯原性角化嚢胞

境界明瞭で辺縁にゆるやかな凹凸を有する低エコー病変として認められ，内部は不均質で中央付近に砂粒〜斑紋状の高エコー域がみられる（角化物と思われる）．カラードプラにて病変部に血流は認められない．

造影CTでは，境界明瞭で辺縁に凹凸を有し唇舌的に膨隆した嚢胞様病変として認められる（→）．病変は辺縁部が線状に造影され内部は造影されず筋より低濃度を呈する．骨表示では唇舌側の皮質骨は圧排され著明に菲薄化している．脂肪抑制T2強調MRIでは境界明瞭な嚢胞様病変として認められ（→），内部はやや不均質な高信号を呈する．

治療ならびに経過

嚢胞の縮小をねらって開窓術が施行され，現在経過観察中であり病変の増大傾向はみられない．

2 エナメル上皮腫

a ケース紹介（図2）

50歳代男性

臨床診断：下顎腫瘍（下顎右側犬歯部）

主訴：かかりつけ歯科にて病変を指摘された

生検：エナメル上皮腫

境界明瞭で辺縁に凹凸を有する低エコー病変として認められ，内部は不均質で中央部付近に乳頭

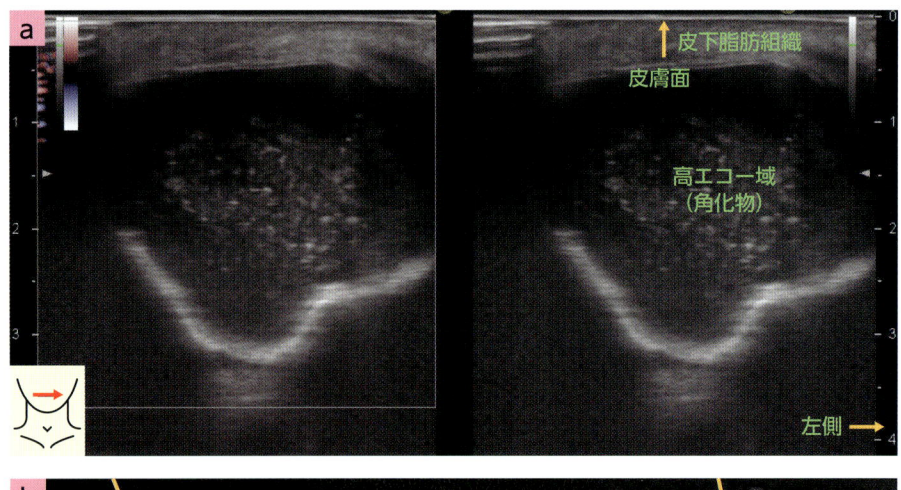

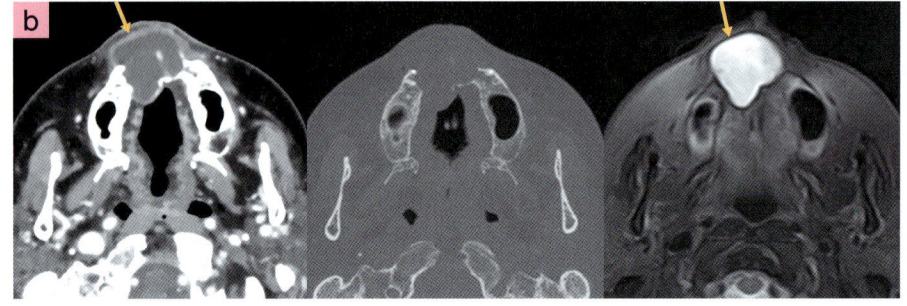

図1 歯原性角化嚢胞のケース紹介

a：上顎右側前歯部の歯原性角化嚢胞のエコー横断像(左：カラードプラ・右：B モード)
b：造影 CT 軸位断(左)・骨表示軸位断(中)・脂肪抑制 T2 強調 MRI 軸位断(右)

状の突出を伴った不定形の実質状の高エコー域がみられる．その周囲には隔壁状構造で多房様を呈する複数の無エコーの嚢胞状領域が認められ，カラードプラにて辺縁部〜隔壁様構造部に点状の血流がみられる.

　造影 CT では，境界明瞭で辺縁に凹凸を有し唇側に膨隆した骨吸収性病変として認められる（→）．病変は中心部が結節状（▶），辺縁部〜隔壁構造が線状に造影されており，筋より低濃度の嚢胞状領域を伴っている．骨表示では唇側の皮質骨は著明に菲薄化しており，海綿骨との境界は凹凸不整である．脂肪抑制 T2 強調 MRI では内部は不均質で結節状領域は低信号域（▶），嚢胞状領域は高信号域として認められる.

治療ならびに経過

　下顎辺縁切除術が施行され，その後は経過良好である.

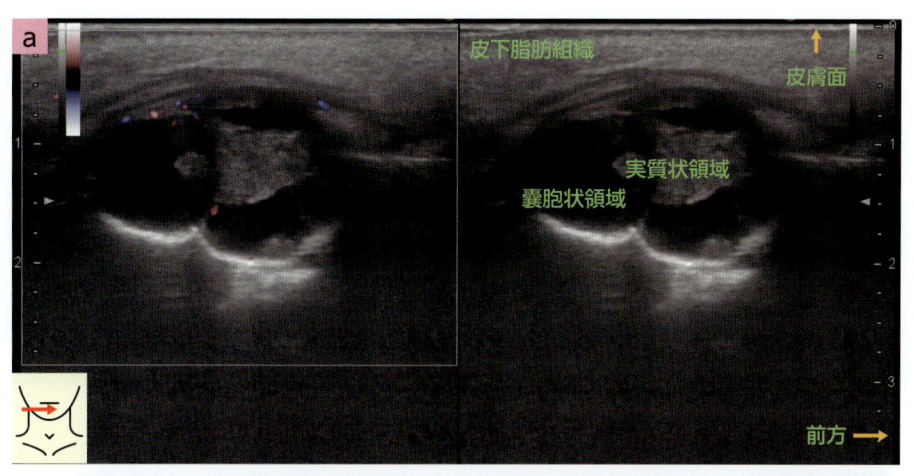

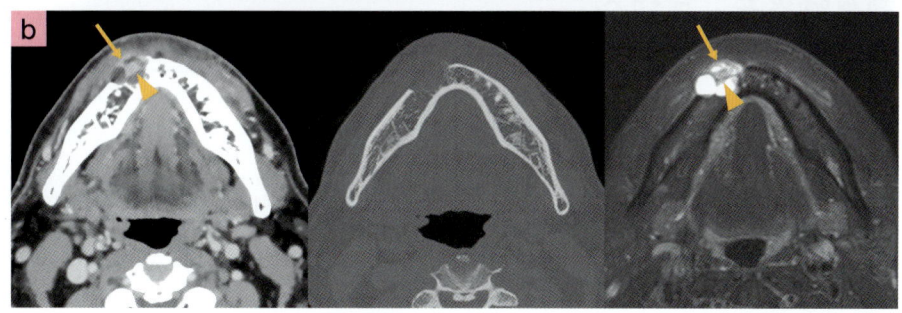

図2　エナメル上皮腫のケース紹介

a：下顎右側犬歯部のエナメル上皮腫のエコー横断像（左：カラードプラ・右：Bモード）
b：造影CT軸位断（左）・骨表示軸位断（中）・脂肪抑制T2強調MRI軸位断（右）

とことん活用術

歯原性良性疾患・ケース①〜②

　顎骨に生じた囊胞や良性腫瘍の正確な診断は治療方針の決定に必要であり，特に似た所見を呈することが多い歯原性角化囊胞とエナメル上皮腫の鑑別は重要である．いずれも境界明瞭であるものの辺縁に凹凸を有する多房様の所見を呈する場合が多く，特に年齢が比較的高い症例（小臼歯部より前方に発生する場合が多い）では鑑別がむずかしい．囊胞内部に角化物を思わせる構造が認められれば歯原性角化囊胞の可能性が高くなる．角化物はCTでは水よりも高濃度，MRIではT2強調像にて低信号・T1強調像で高信号を呈する構造として検出される場合がある．エコー診断では角化物は高エコー構造として認められ，CTやMRIよりも鋭敏な場合があり，病変内部が評価可能であれば鑑別診断に有用と思われる．

　エナメル上皮腫は単囊胞性の場合は他の囊胞性疾患との鑑別はむずかしいが，多房様構造を有する場合には実質状領域と囊胞状領域の混在像として認められる場合が多く，実質状領域は造影CT・MRIで造影され，囊胞状領域はT2強調像で高信号域として認められる．エコー診断では実質状領域は高エコー域，囊胞状領域は無エコー域として認められ，鑑別診断に役立つ可能性がある．

1 副鼻腔炎

鳥取大学医学部附属病院耳鼻咽喉・頭頸部外科／松田枝里子

副鼻腔炎ケース紹介

3歳女児

主訴：左頬部腫脹

病歴：5日前から発熱が持続していた．1日前に左頬部腫脹が生じて小児科を受診した．炎症反応が高値であり，入院加療となり紹介となった．

既往歴：特になし

身体所見：左眼窩周囲から頬部にかけての腫脹と発赤あり．左鼻腔からの膿性鼻汁あり．

エコー画像と所見

エコー画像と所見を図1に示す．

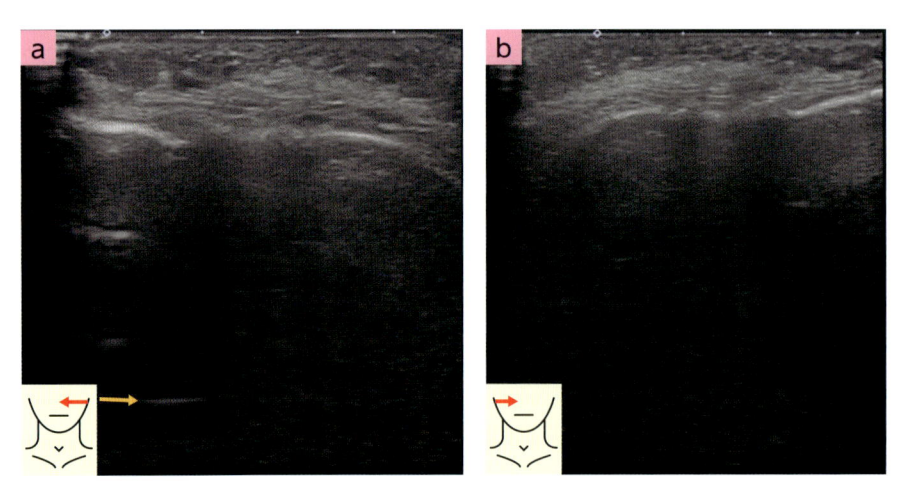

図1　上顎洞のエコー写真

a：左上顎洞のBモード像
b：右上顎洞のBモード像
左上顎洞のBモード像には，深さ約3.5 cmの位置に高輝度のライン（➡）が描出されており
（a），右上顎洞のBモード像には認められない（b）

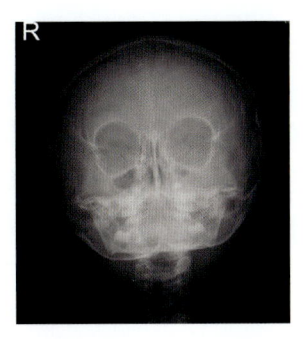

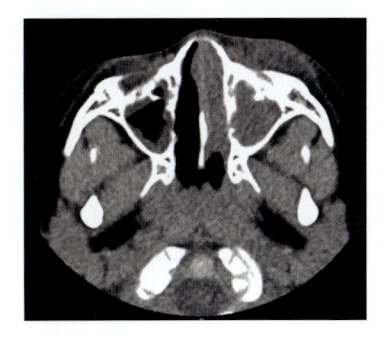

図2 X線（Waters法）　　　図3 副鼻腔 CT

他の検査

X線（Waters法）：左上顎洞の透過性が低下している（図2）.

副鼻腔 CT：左鼻腔から副鼻腔には軟部影が充満している（図3）. 左眼窩周囲から眼窩内にも炎症の波及が疑われる.

血液検査：CRP 7.71 mg/dL，白血球数 16,800/μL.

以上より，左急性副鼻腔炎の診断となった.

治療および治療経過

入院のうえ，抗菌薬の加療を開始した. 鼻汁の培養結果は *Staphylococcus pyogenes* 3＋であった. 抗菌薬の継続と，去痰薬と点鼻薬の処方，鼻汁吸引にて治療を行った. 局所所見が強く途中でステロイドを追加した. 症状が軽快し15日後に自宅退院となった.

とことん活用術

副鼻腔は鼻腔を取り囲むように存在し，上顎洞，蝶形骨洞，篩骨洞，前頭洞の4つから形成される. 正常の副鼻腔はエコー検査で描出できない. 副鼻腔内は含気があってエコーが伝わらないためである. しかし副鼻腔炎の患者においては，副鼻腔内に貯留物があることで，エコーが伝播し後壁が描出されるようになる. ただし成人では，副鼻腔の前壁の骨でエコーの大部分が反射するため，それより後方の画像は得られにくい. その点，小児は前壁の骨が薄いため成人よりもエコーが透過しやすく，副鼻腔の観察が可能となる[1].

小児副鼻腔炎は，症状の変動が大きく繰り返し罹患することも多いのが特徴であるが，被曝を伴う検査は必要最低限の頻度にとどめることが望ましい. エコー検査は被曝がなく繰り返し行うことが可能な点で有用な検査法といえる.

最も観察しやすい上顎洞について解説する. 上顎洞の観察のコツとして，体位は仰臥位よりも座位で行うほうがよい. その理由として，仰臥位では前壁側に空気が介在した場合に後壁の描出ができなくなるためである. 探触子は深部に向かって視野が広がるコンベックス型を使用するのもよい. 上顎洞を描出する際には，横断像と縦断像の両方を観察することで，検出感度

を上げることができる[2]．検査中は，眼をガーゼなどで保護することで，眼球にエコーが当たる・エコーゼリーが眼に入るといったことを避けられる．

　ただし，一般に5歳以下で上顎洞の発育が十分でない症例では，偽陰性が避けられない．よってエコー検査で副鼻腔炎を疑う所見が認められなくても，それだけで副鼻腔炎を否定することはできず，あくまでも症状や鼻内所見もあわせて総合的に判断する必要がある[2]．

◆文献

1）堂西亮平，他：小児耳鼻咽喉科領域におけるエコー．ENTONI 2023；287：39-44.
2）深見雅也：小児副鼻腔炎における超音波検査の有用性．耳鼻展望 2008；51：294-301.

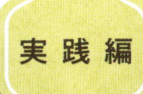
2 副鼻腔嚢胞

鳥取大学医学部附属病院耳鼻咽喉・頭頸部外科／松田枝里子

副鼻腔嚢胞ケース紹介

70 歳代男性

主訴：左頬部疼痛

病歴：20 代に副鼻腔炎に対する手術歴がある．2 か月前から左頬部疼痛が生じ前医を受診した．抗菌薬を処方されるも症状は変わらず，紹介受診となった．

既往歴：不整脈，高血圧，高脂血症，高尿酸血症，慢性腎臓病

生活歴：飲酒ビール 2 本 / 日．喫煙歴はなし．

身体所見：鼻中隔は下方が左に，上方は右に彎曲している．下鼻甲介粘膜はやや腫脹している．後鼻漏は認めない．

エコー画像と所見

エコー画像と所見を図1，2 に示す．

他の検査

MRI：両側上顎洞の術後であり，上顎洞あとに 22 mm 程度の多房性嚢胞構造を認め，術後性上

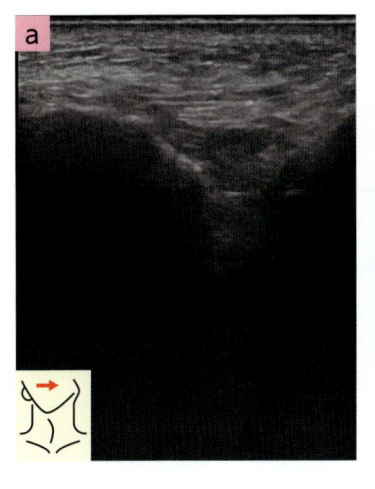

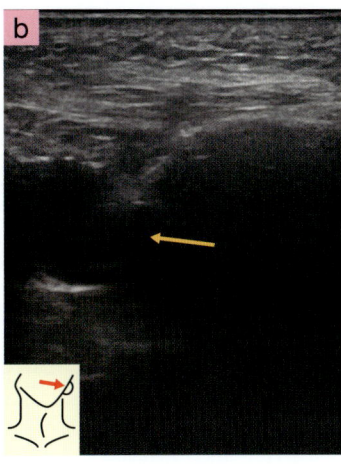

図1　上顎の B モード横断像

a：右上顎の B モード像
b：左上顎の B モード像
左右を比較すると左上顎に前壁が欠損する部位があり，その深部に後方エコー増強を伴う無エコー域が認められる（➡）．深さ 3 cm の位置にある線状の高輝度エコーは嚢胞の底面である

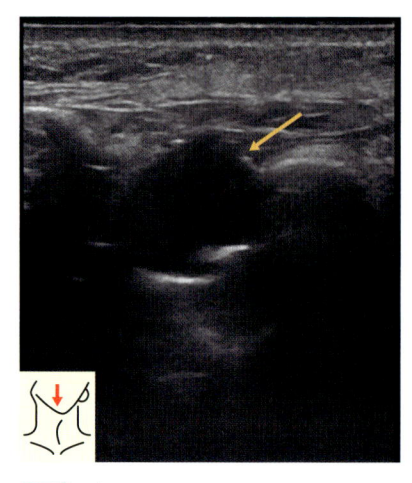
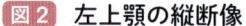

図2 左上顎の縦断像

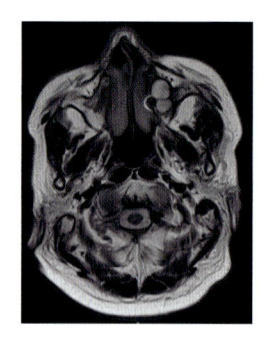

図3 副鼻腔 MRI

顎嚢胞が疑われる（図3）．また，篩骨洞と蝶形骨洞に軽度粘膜肥厚を認め，副鼻腔炎が疑われる．

治療および治療経過

左術後性上顎嚢胞の診断で，内視鏡下副鼻腔手術の予定となった．

とことん活用術

副鼻腔嚢胞は，上顎洞が最も描出しやすく，前頭洞でも描出できることがある．

術後性上顎嚢胞を描出する際のコツは，骨欠損部を介して嚢胞を描出することである．骨壁を介すればエコーが減衰してしまい，それより深部にある病変が描出しづらくなるためである．嚢胞自体は無～低エコーで，嚢胞の底面は高輝度に描出され，底面の深さは 3～4 cm であることが多い[1]．探触子はコンベックス型を用いると，エコーが扇状に広がるため，嚢胞底面の高輝度エコーを拾いやすくなる．

◆文献

1）塩野博己，他：鼻副鼻腔嚢胞疾患における超音波疾患．日耳鼻会報 1988；91：1042-1048.

神奈川県立がんセンター頭頸部外科／古川まどか

実践編 B▶鼻腔・副鼻腔の診療

3 上顎洞がん，副鼻腔がん

1 上顎洞がん，副鼻腔がんのケース紹介

症例：50歳代女性（左上顎洞がん・扁平上皮がん）

主訴：左頬部のしびれ

病歴：2か月ほど前より左側頬部のしびれが出現し増強してきた．それ以外にはあまり自覚症状はなかったが少し左頬部の痛みが出てきたため，近くの耳鼻咽喉科クリニックを受診し当科に紹介された．

初診時所見：鼻腔・咽喉頭ファイバースコープ検査では両側鼻腔内には明らかな腫瘍は認められなかった．左頬部外側がごく軽度腫脹していたが圧痛はなく，頬部皮膚の性状も特に問題はなかった．

既往歴：特記すべきことなし

喫煙歴：なし

飲酒歴：なし

エコー所見（図1）

　左頬部やや外側の頬骨下縁付近の顔面横断像では，上顎骨の骨膜直下に，骨欠損があり，内部が高エコーな部分と低エコーな部分が混在する腫瘍像を認めた．カラードプラでは，上顎骨の骨膜および腫瘍内部の一部に血流シグナルを認め，充実性部分が主体の腫瘍であることがわかった．

その他の検査

　CT（図2），MRI（図3）にて，上顎洞内に充満する腫瘍を認めた．腫瘍の本体のほとんどの部分は上顎骨に囲まれた領域に存在しているため，鼻内所見や頬部触診のみでは，まだこの段階では病変の存在に気がつかなかった可能性があったと考えられた．頬部をエコーで観察することで腫瘍の存在を疑い，CTやMRI検査に至ったことで病変存在および悪性疾患の可能性を確信することができた．

診断および治療

　エコー所見から，左犬歯窩付近で腫瘍が上顎骨を壊して骨膜だけに覆われている部位が確認でき

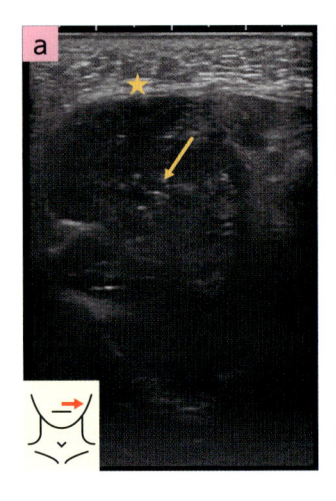
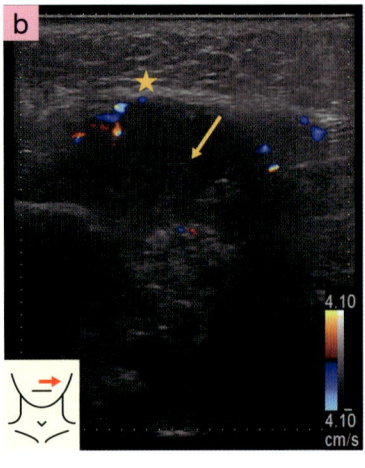

図1 症例　50歳代女性（左上顎洞がん　扁平上皮がん）のエコー所見（左頬部　顔面横断像）

a：Bモード．上顎骨骨膜（★）の直下に，内部が高エコーな部分と低エコーな部分が混在する腫瘍像（→）を認める
b：カラードプラ．上顎骨の骨膜（★）および腫瘍内部の一部に血流シグナルを認める

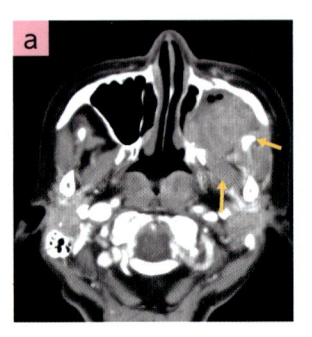
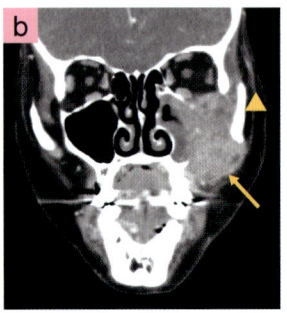

図2 図1と同一症例の造影CT所見

a：軸位断．左上顎骨の後壁から側壁にかけて骨欠損があり周囲への腫瘍の進展を認める（→）
b：冠状断．左頬骨（▲）下縁付近で腫瘍が外側に張り出して周囲への進展を認める（→）

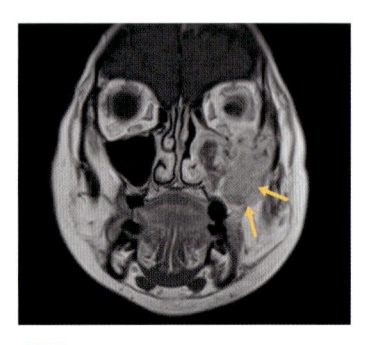

図3 図1と同一症例の造影MRI所見

左上顎洞腫瘍は充実性で，上顎洞の外に進展し周囲組織へ進展している

たため，左犬歯窩粘膜および上顎骨骨膜を切開したところ腫瘍に到達でき，そこより組織生検を行い扁平上皮がんと診断された．

　手術では，眼窩周囲の骨も含めた上顎洞全摘出術が必要で，顔面の変形や眼球周囲への手術操作の影響が避けられないため，動注化学療法を併用する化学放射線治療を選択し，現在治療を完遂し腫瘍は消失し，問題となる後遺症や機能障害はみられず経過している．

2　上顎洞がん，副鼻腔がんのエコー診断

　上顎洞がん，副鼻腔がんの組織型は，副鼻腔粘膜上皮から発生する扁平上皮がんが大多数を占め，その他の組織型としては，鼻腔がんほど頻度は多くはないが，分泌腺由来の腺がん・腺様嚢胞がん，悪性黒色腫（図4）などが発生する．

　腫瘍が副鼻腔内にとどまっている早期の段階で診断することは困難で，他の目的で施行された画像診断で偶発的に見つかるもの以外は，何かしらの自覚症状が出現して診断されることが多く，異常に気づいた時点ですでに骨が壊れて周囲に進展し，神経障害による疼痛や痺れなどの知覚異常，

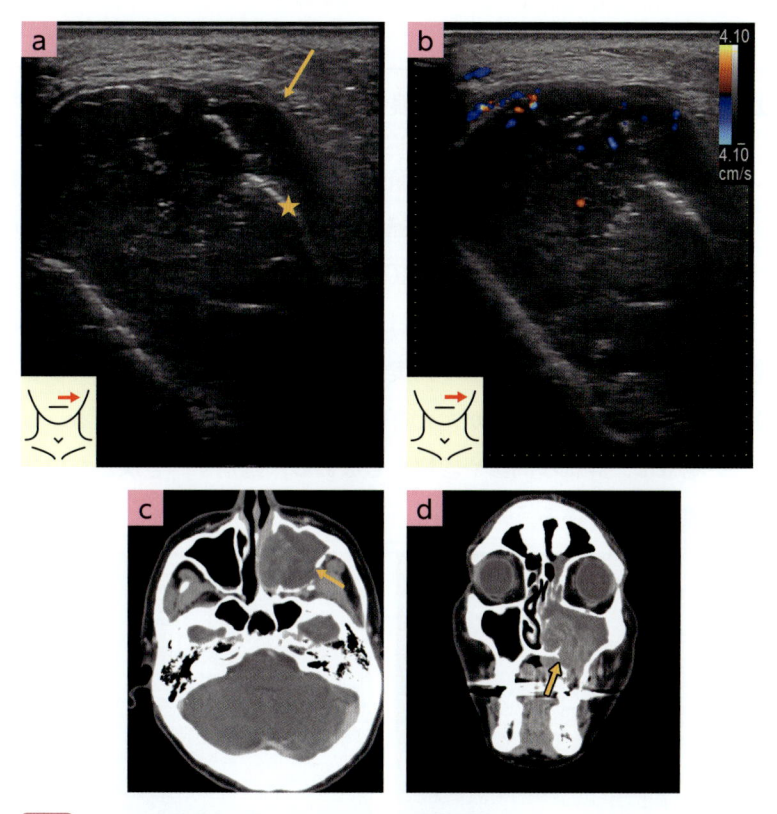

図4 左上顎洞悪性黒色腫症例（50歳代男性）

a：エコー像（左頬部横断像　Bモード）．上顎骨の骨膜のライン（★）を越えた
　腫瘍の進展（➡）を認める
b：エコー像（左頬部横断像　カラードプラ）．腫瘍の進展先進部に血流シグナ
　ルを認める
c：造影CT（軸位断）：左上顎洞外側壁に骨欠損（➡）を認める
d：造影CT（冠状断）：左硬口蓋骨の欠損を認める
悪性黒色腫では扁平上皮がんと比べて，腫瘍が上顎洞内に完全に充満する前か
ら骨破壊が生じている可能性が示唆される症例である

鼻出血，眼球圧迫や視神経障害による目の異常を訴えるものも少なくない．また，軽微な鼻症状が
あったとしても，アレルギー性鼻炎やその他の良性鼻疾患，歯性上顎洞炎などとの鑑別が困難でど
うしても診断が遅れがちな疾患である．さらに，単純X線写真だけでは診断確定に至らないこと
も多いが，だからといって全例にいきなりCTやMRIを行うことも現実的ではない．そこで，診
断に迷う場合にまずエコーを行うべきで，エコー所見で上顎骨の破壊や欠損，腫瘤性病変像が認め
られた場合には積極的にCT，MRIを撮影すべき根拠となりうる．

　上顎洞，副鼻腔のエコー検査手技としては，上顎洞の場合は顔面頬部の歯槽骨のやや頭側のレベ
ルで探触子を横方向にあて顔面横断像を観察する．内側は鼻腔，梨状孔縁，外側は頬骨下縁から上
顎洞外側壁の方向を観察し，徐々に頭側に探触子を移動させ，眼球にエコーが当たらないように注
意しながら，眼窩周囲，鼻骨から前頭洞にかけての骨欠損や腫瘍像がないかを観察する．

とことん活用術 上顎洞がん副鼻腔がんと紛らわしい良性疾患の鑑別法におけるエコー活用術

　上顎洞がん副鼻腔がんと鑑別が必要な頬や顔面が腫れる疾患には，丹毒，顔面蜂巣炎，リンパ浮腫，血管性浮腫（Quincke 浮腫）のほか，過去の上顎洞炎根本術（Caldwell-Luc 法および和辻-Denker 法）のあとに生じる術後性上顎嚢胞（図5）などがあげられる.

　診断の早い段階からエコーを用いて，腫脹している部分が顔面のどの深さ，どの層にあたるのか，骨破壊がある場合にはその内部が充実性腫瘍なのか嚢胞性病変なのかを判断することで，これらの疾患と上顎洞がん副鼻腔がんとを瞬時に鑑別することができる. もし，がん以外の疾患が疑わしい場合は，詳細な問診や診察をしなおし，鑑別すべき疾患を絞り込むことで，正しい診断への近道となるであろう.

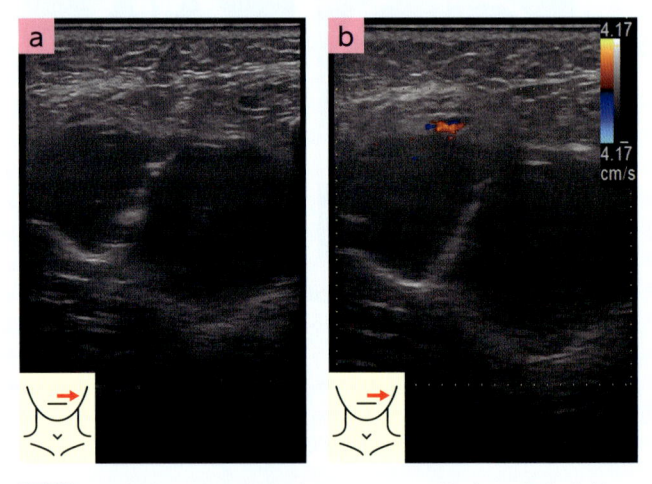

図5 **術後性上顎洞嚢胞症例のエコー像（90 歳代女性　左頬部横断像）**

左頬部の腫脹，左上顎歯肉痛を訴えて近医耳鼻咽喉科を受診. 上顎洞がんが強く疑われ当院へ紹介となった症例である. 初診時にエコーで嚢胞性病変を認めたため，詳しく問診をし直すと，40 年前に副鼻腔炎で両側の副鼻腔手術を受けていたことが明らかとなった. 左上顎歯肉の痛みは，頬部腫脹による義歯不適合で歯肉に潰瘍が形成されたためであった

a：B モード. 左頬部に 2 個の嚢胞性腫瘤が連なっているのが確認できる

b：カラードプラ. 腫瘤内に血流シグナルはなく，嚢胞性腫瘤であることがわかる

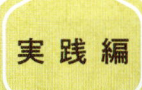

実 践 編　B▶鼻腔・副鼻腔の診療

4　鼻腔がん

神奈川県立がんセンター頭頸部外科／古川まどか

1　鼻腔がんのケース紹介

> **症例**：70 歳代男性（左鼻腔がん　扁平上皮がん）
>
> **主訴**：左鼻閉感　左鼻出血
>
> **病歴**：2 か月ほど前より左側の鼻閉が出現し悪化，鼻を強くかむと鼻出血がみられるように
> なった．さらに左鼻根部が腫脹し変形してきたため近くの病院の耳鼻咽喉科を受診し，
> 鼻腔内腫瘍を指摘され当科を紹介受診された．
>
> **初診時所見**：左鼻腔内に腫瘍を認めた．
>
> **既往歴**：糖尿病，高血圧症，副鼻腔炎手術（15 歳）
>
> **喫煙歴**：20 歳ごろだけ 10 本 / 日
>
> **飲酒歴**：日本酒 1 合　5 日 / 週

エコー所見（図 1）

左鼻根部の腫脹した部位を観察したところ，鼻骨の一部が腫瘍の圧迫によって壊れている部位を通して，鼻腔内の腫瘍を観察することができた．カラードプラでは血流が豊富な腫瘍であることがわかった．

その他の検査（図 2）

CT，MRI でも左鼻腔内の腫瘍が確認できたが，鼻骨，上顎骨，鼻根部皮膚や皮下組織の詳細な所見や，腫瘍内部の細かい血流分布などの情報に関してはエコー所見が最も有用であった．

診断および治療

エコー所見から，出血しやすい腫瘍であることがわかっていたため，止血処置の準備を整えたうえで安全に組織生検を施行することができた．生検腫瘍の病理組織診断は扁平上皮がんであった．手術では鼻骨をはじめとする鼻根部の組織を合併切除しなくてはならず，顔面の変形を伴うこと，扁平上皮がんであったことから放射線治療への感受性が期待されることから，化学放射線治療を選択した．治療を完遂し腫瘍は消失した．

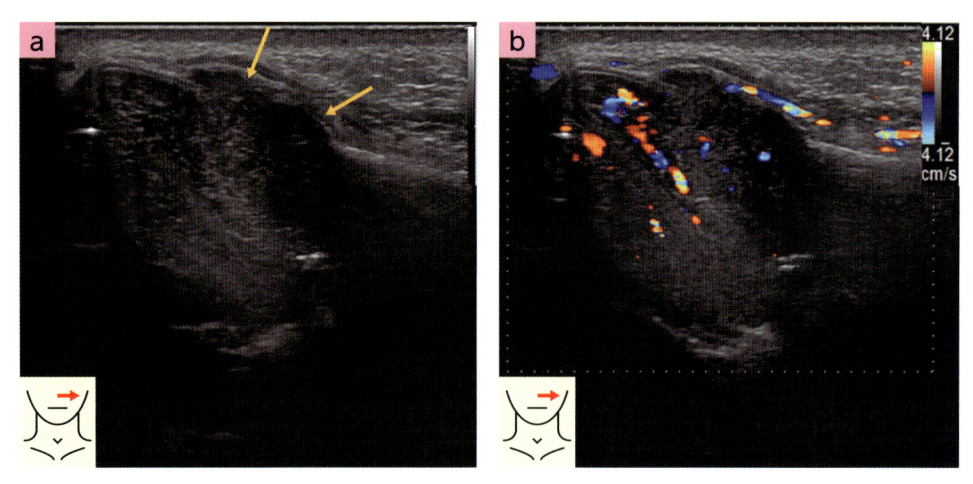

図1 症例　70歳代男性（左鼻腔がん　扁平上皮がん）の鼻根部（左側）からのエコー顔面横断像

a：左鼻根部横断像（Bモード）．鼻骨を一部壊して皮下に進展する腫瘍像（→）を認める
b：左鼻根部横断像（カラードプラ）．腫瘍が充実性で，血流シグナルがみられることから，易出血性の腫瘍であることが推察できる

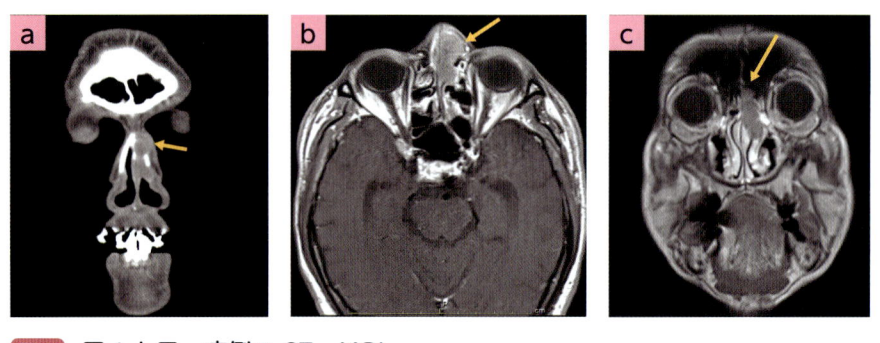

図2 図1と同一症例のCT・MRI

a：造影CT（冠状断）．左鼻骨を破壊する腫瘍（→）を認める
b：造影MRI（軸位断）．左鼻根部から皮下に向けて突出する腫瘍（→）を認める
c：造影MRI（冠状断）．腫瘍（→）は頭側で，頭蓋底方向に進展していることがわかる

2　鼻腔がんの特徴

　鼻腔がんは鼻腔の狭い場所で進行するため，容易に顔面や頭蓋底の骨を壊して進展する可能性がある．一方でこの部位には脳，脳神経，眼球といった重要臓器も近接しているため，治療により様々な後遺症も問題となる．したがって，病変の広がりを可能な限り正確に把握し，最適な治療法を選ばなくてはならない．また，外鼻は顔面の中央にあり，外観上も重要な臓器であり，治療による形態や容貌の変化も大きな問題となる．

3 鼻腔がんのエコー診断

　鼻腔に発生する悪性腫瘍の組織型は，粘膜上皮から発生する扁平上皮がん，分泌腺由来の腺がん・腺様嚢胞がん，悪性黒色腫，悪性リンパ腫など多彩である．扁平上皮がんでは鼻腔を形成す

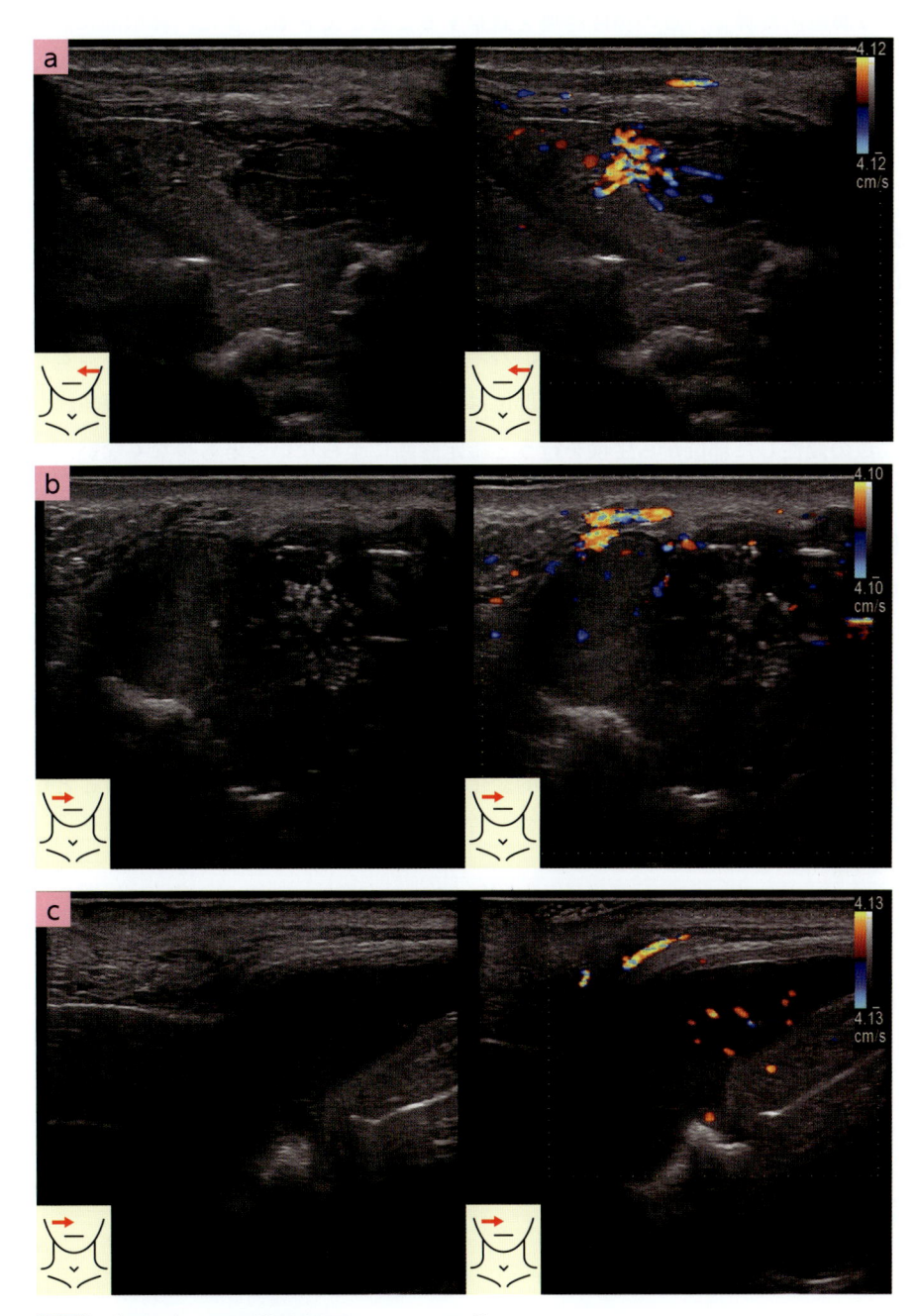

図3 鼻腔がんの組織診断別のエコー画像

a：悪性黒色腫．左鼻腔側壁に腫瘍があり，血流は腫瘍の一部に認められる
b：腺がん not otherwise specified（NOS）（右鼻腔）．境界明瞭で軽度の分葉傾向を認める．
　　内部はやや不均質である
c：悪性リンパ腫（右鼻腔）．腫瘍は全体に低エコーで部分的に細かい血流が認められる

る骨への浸潤傾向が認められるが，腺がん・腺様嚢胞がんや悪性黒色腫では骨への浸潤傾向は乏しい．悪性リンパ腫は骨への浸潤傾向に乏しく生検時も出血しにくい，など，各組織型に特有の傾向があるため，エコーでもそれらの特徴を見出すことで組織型を推察することができる（図3）．

　鼻腔内の観察は，顔面頬部の横断像からやや顔面の正中方向に探触子をずらしていくと，上顎骨梨状孔縁より鼻腔内総鼻道付近の鼻腔腫瘍を観察することができる．また，鼻根部に近い部では上顎骨から鼻骨が立ち上がる部位に探触子をあてることで鼻腔内の腫瘍を観察でき，鼻骨への浸潤，眼窩方向への進展といった情報も得られる．ただし，この場合，眼球にエコーが当たらないように注意しなくてはならない．

とことん活用術

鼻腔がん治療効果判定におけるエコー

　鼻腔がんでは血流が豊富な腫瘍が多く，外来での安易な生検が大出血をまねくことがしばしばある．また，腫瘍のうち外鼻孔に近い部位は，乾燥，感染や物理的刺激で腫瘍組織が変性しやすく，この変性した部位から生検を行うと確定診断に至らないことも少なくない．安全かつ確実に生検を行うためには，あらかじめエコーで鼻腔腫瘍の全体像を把握し，カラードプラを用いて腫瘍血流の多寡を確認することが有用である．

　鼻腔内にとどまる早期のがんでは内視鏡的腫瘍摘出術で治療可能であるが，進行症例では容貌の変化を避けるため，扁平上皮がんでは化学放射線治療，非扁平上皮がんでは重粒子線治療，陽子線治療が選択されることが多い．この場合，治療直後は腫瘍部位以外の鼻腔粘膜や鼻腔周辺の副鼻腔粘膜も炎症性を伴うため CT や MRI で正確な治療効果判定がむずかしいことがあるが，判断に迷う際はエコーで経時的変化を追うことで治療効果を確認することができる（図4）．

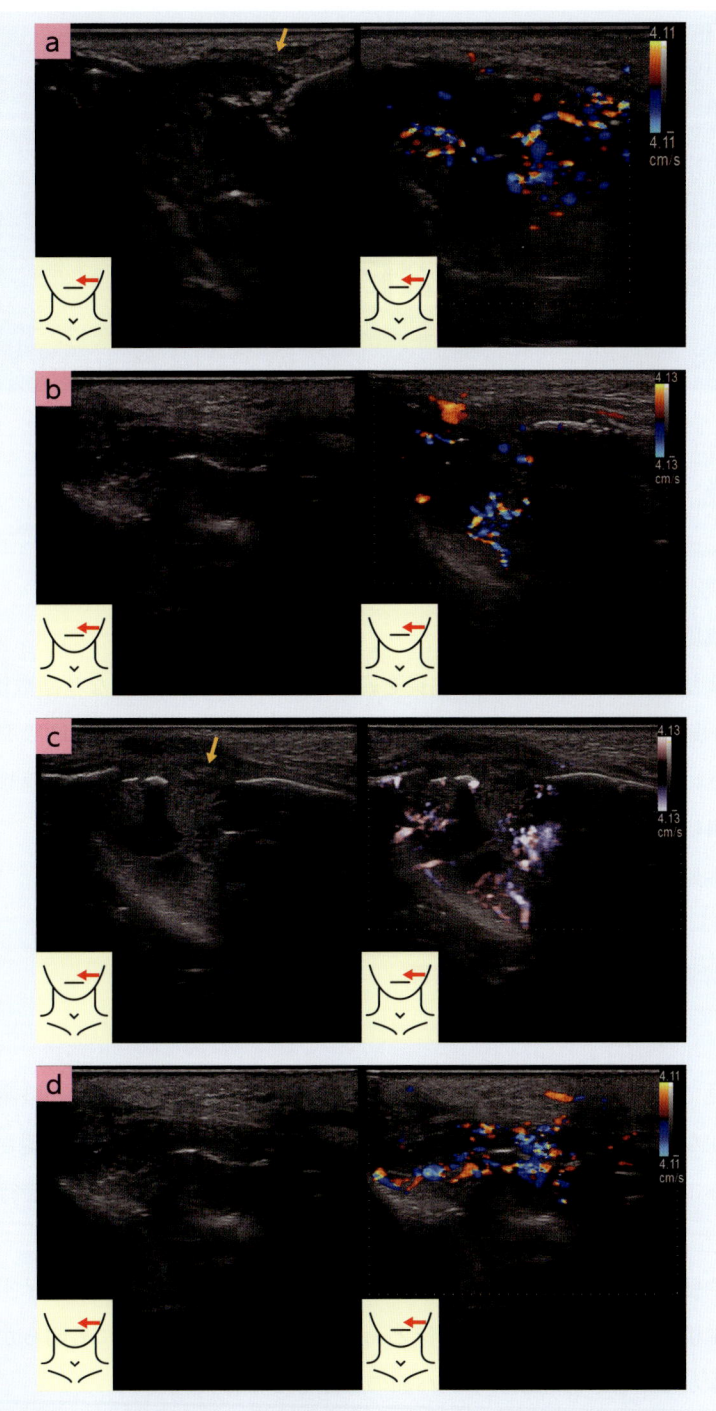

図4 治療効果判定　40歳代女性　左鼻腔扁平上皮がん

シスプラチン（CDDP）併用放射線治療施行後，治療効果判定にエコーを活用した

a：初診時．左鼻骨を壊して頬部皮下に進展する腫瘍（➡）を認める

b：化学放射線療法（chemoradiation therapy：CRT）（CDDP＋強度変調放射線治療〈intensity modulated radiation therapy：IMRT〉）治療後：腫瘍は縮小したがまだ残存し血流も残っている

c：再増大．経過観察中，鼻骨欠損部より腫瘍（➡）が皮下組織に向けてへ再度進展しているのがわかる

d：免疫チェックポイント阻害薬使用開始後：鼻腔内部および皮下に進展した部分ともに腫瘍の縮小を認める

C▶咽頭の診療

1 咽頭炎・扁桃炎・扁桃周囲炎

神奈川県立がんセンター頭頸部外科／古川まどか

1 咽頭炎・扁桃炎・扁桃周囲炎のケース紹介

症例：40 歳代男性（扁桃肥大）

主訴：口蓋扁桃肥大，睡眠時無呼吸

病歴：小児期より年に 1〜2 回，急性扁桃炎を繰り返していた．成人になり回数は減ったが 2〜3 年に一度は急性扁桃炎を発症している．さらに，夜間に睡眠時無呼吸を家族に指摘されるようになり，自分自身も日中の眠気を自覚するようになったため扁桃摘出術を希望され耳鼻咽喉科を受診した．

既往歴：習慣性扁桃炎以外は特記すべきことなし

喫煙歴：なし

飲酒歴：機会飲酒　ビール 200 mL/ 回程度

初診時所見

　口腔・咽頭所見では両側の口蓋扁桃肥大を認め，両側とも扁桃表面の溝状の陰窩が非常に目立っていたが，明らかな膿栓の付着や膿汁の貯留・排出は認めなかった．手術を希望されて来院しており，扁桃肥大のみで活動性の炎症がないことを確認するため，まずエコー検査を行った．

エコー所見

　口蓋扁桃はやや腫大し内部は低エコーで，咽頭側の扁桃表面に溝状の陰窩を示す高エコーの線を数本認めるが，扁桃内には血流シグナルはほとんどみられず，扁桃周囲にも明らかな炎症所見や膿瘍形成はみられなかった（図 1）．頸部リンパ節の腫脹もなかった．

その他の診断

　造影 CT で両側口蓋扁桃の肥大と左口蓋扁桃内の扁桃結石を認めるほかは，扁桃は造影効果に乏しく，膿瘍形成も認めなかった（図 2）．

診断および治療

　採血検査，尿検査などでも急性期の扁桃炎やその他併存疾患がないことが確認され，全身麻酔下に両側口蓋扁桃摘出術を施行した．術後出血もなく順調に経過し，睡眠時無呼吸は軽減し，定期的

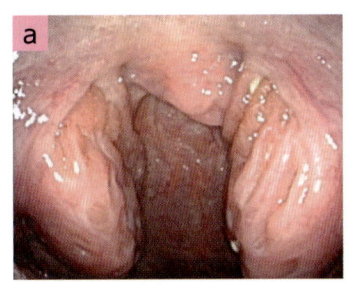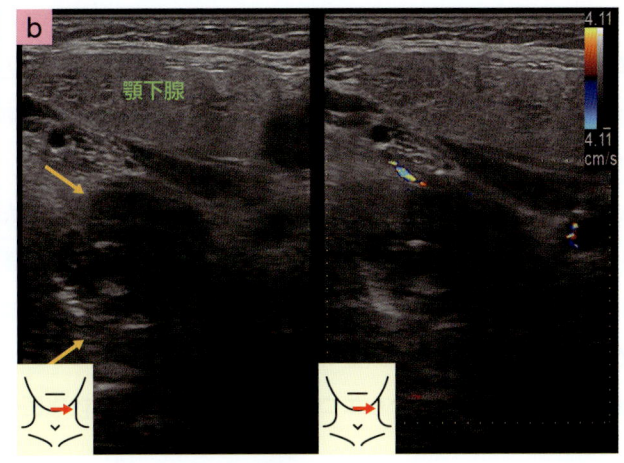

図1 症例　40歳代男性（扁桃肥大）の咽頭所見と左中咽頭のエコー像

a：口腔・咽頭所見．両側の口蓋扁桃が肥大しているが，膿栓の付着もほとんどなく，明らかな炎症所見は認めない

b：エコー所見．左口蓋扁桃：顎下部より顎下腺を通して口腔咽頭を見上げるようにして観察（左：Bモード，右：カラードプラ）・口蓋扁桃（→）はやや腫大し，咽頭側の扁桃表面に溝状の陰窩を示す高エコーの線を数本認めるが，扁桃内および周囲に明らかな炎症所見や膿瘍形成はみられない

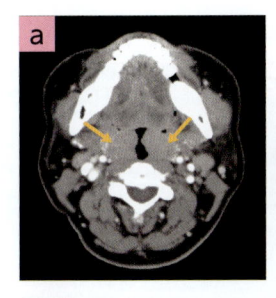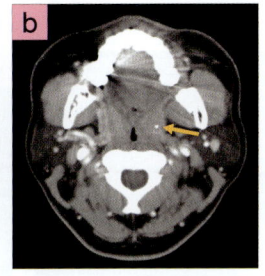

図2 図1と同じ症例の造影CT（軸位断）

a：頸動脈分岐部レベル．両側口蓋扁桃（→）の肥大を認めるが，造影効果に乏しく，膿瘍形成も認めない

b：耳下腺レベル．左側口蓋扁桃内に扁桃結石（→）を認める

に発症していた急性扁桃炎も起こさなくなった．

2　咽頭炎・扁桃炎・扁桃周囲炎のエコー診断

　耳鼻咽喉科・頭頸部外科の通常診療現場では，視診やファイバースコープによる咽喉頭の診察が容易に行えるが，一般内科診療クリニックや在宅診療，救急診療など，緊急時で耳鼻咽喉科診察用機器が使えない環境でも咽頭の状態を把握しなくてはならない場面は多い．また，コロナウイルス感染症のように，耳鼻咽喉科的診察行為が医療者にとって危険に晒される行為となる場面も臨床現場では珍しくない．その場合，まずスクリーニングとして，顎下部体表より顎下腺を通して，咽頭，口蓋扁桃，舌扁桃，喉頭蓋付近の所見をエコーで観察することが非常に有用となる．実際の手

技としては，下顎骨下縁に平行な向きで顎下部に探触子をあて，顎下腺を通して頭側を見上げるように角度をつけながら探触子を口腔底方向に軽く押し込むことで口蓋扁桃や舌根部を中心とした中咽頭を観察することができる（図3）．また，通常ではCTを取らないとわからないような所見，すなわち，咽頭全体の粘膜の炎症なのか（急性咽頭炎）（図4），急性炎症が口蓋扁桃に限局したものか（急性扁桃炎）（図5），口蓋扁桃から扁桃周囲組織に広がったものか（扁桃周囲炎・扁桃周囲膿瘍）（図6）をおおまかに判別することができる．特に，炎症が口蓋扁桃炎，扁桃周囲炎から深頸部感染症に移行する可能性があるのか，炎症が内・外頸動脈付近にまで波及しているのかどうか，また，炎症が喉頭蓋におよんで喉頭蓋の浮腫をきたし気道狭窄をきたす可能性があるのかどうかといった情報を，診療の早い段階からエコーで判断することは救急医療としても非常に重要である．

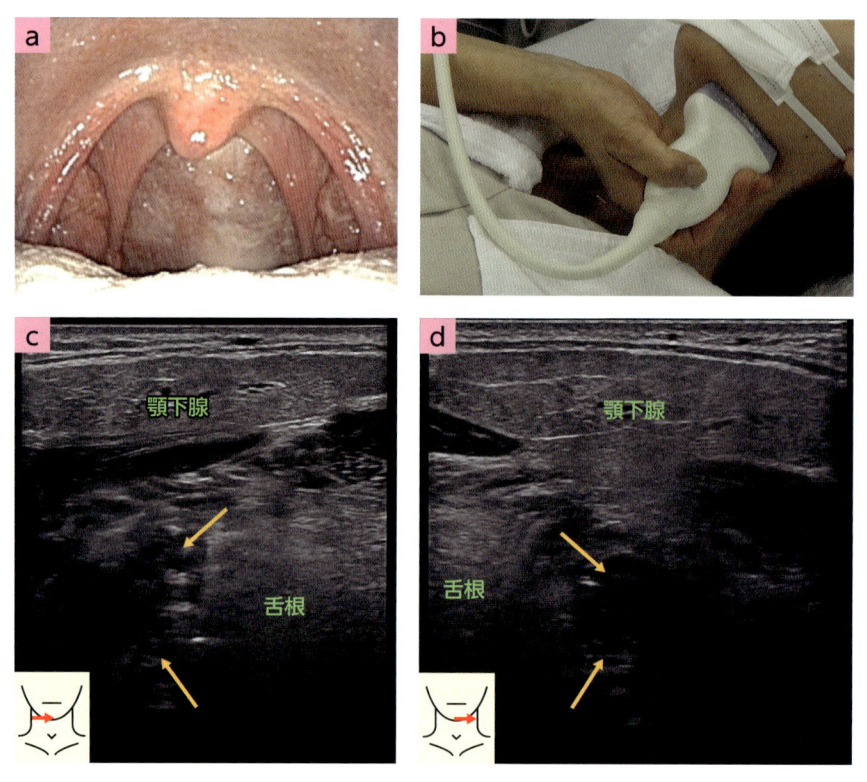

図3　正常口蓋扁桃所見

a：口腔・咽頭所見．正常の口蓋扁桃は軟らかいリンパ組織の塊であり，陰窩の周囲にリンパ小節が集まるため表面はやや凹凸不整となる
b：顎下腺を通して中咽頭をエコーで観察する際の探触子操作
c・d：正常口蓋扁桃のエコー所見（顎下部より顎下腺を通して口腔咽頭を見上げるようにして観察）（c：右側，d：左側）．正常口蓋扁桃は，境界不明瞭で軟らかい低エコー領域と，咽頭腔側粘膜表面に，陰窩や唾液の付着による点状高エコーが点在して見えるのが特徴である

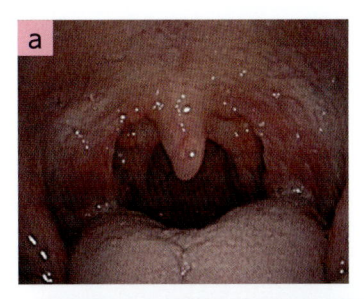

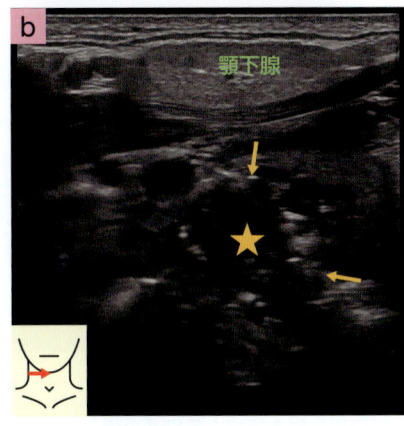

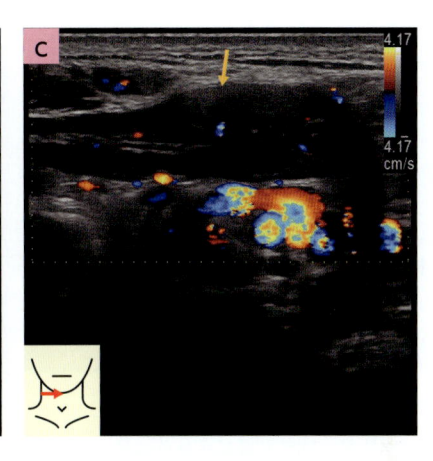

図4 急性咽頭炎

a：口腔・咽頭所見．口蓋扁桃周囲の粘膜が全体に発赤腫脹し，唾液や粘液が咽頭粘膜表面に付着している

b：急性咽頭炎右扁桃周囲のエコー所見（右口蓋扁桃）（左口蓋扁桃：顎下部より顎下腺を通して口腔咽頭を見上げるようにして観察）．口蓋扁桃（★）およびその周囲の粘膜が肥厚し低エコーとなり，粘膜表面に付着する唾液や粘液による高エコーが混在している

c：頸部リンパ節のエコー所見（右上頸部横断像　頸動脈分岐部レベル）．咽頭の炎症の伴い，リンパ節も炎症性に腫大している

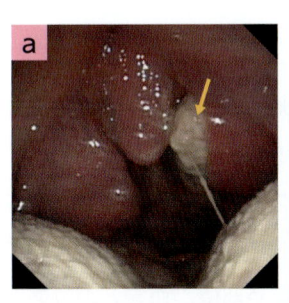

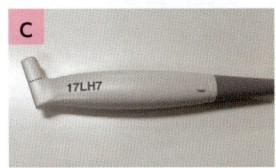

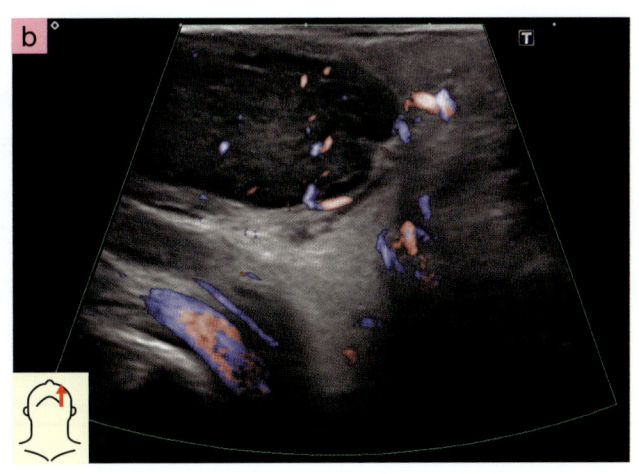

図5 急性化膿性扁桃炎

a：口腔・咽頭所見．咽頭粘膜は全体的に発赤，腫脹し，左口蓋扁桃の腫脹と大きな膿栓（➡）を認める

b：口内法によるエコー所見（左口蓋扁桃縦断像）（カラードプラ）．左口蓋扁桃は腫脹し扁桃内の血流亢進が認められるが，周囲組織への炎症の波及は明らかでなく扁桃深部は境界明瞭である

c：ホッケースティック型探触子．口内法でエコー所見を観察することができる．開口障害や咽頭反射が強くなければ，詳細な所見を得ることができ，切開・排膿などの適応や部位を判断するのに役立つ

〔穴水総合病院　下出祐造先生より画像提供〕

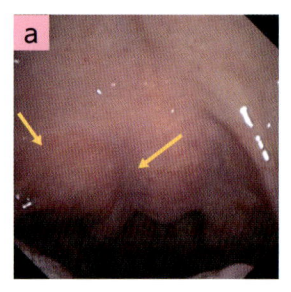

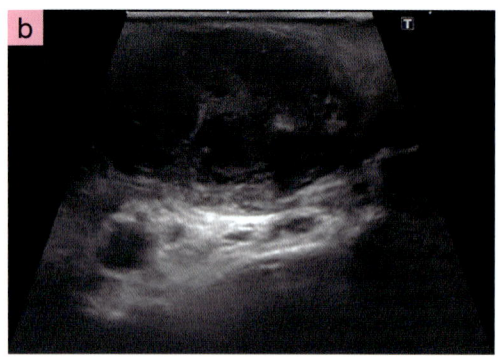

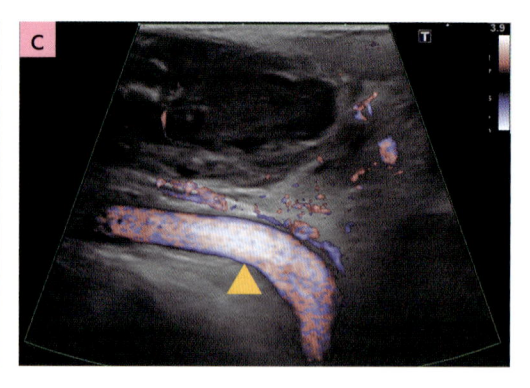

図6　扁桃周囲膿瘍（右側）

a：口腔・咽頭所見．咽頭粘膜は全体的に発赤，腫脹し，右口蓋扁桃の腫脹と軟口蓋の張り出し（➡）を認める

b：口内法によるエコー所見（軟口蓋左側横断像，Bモード）．右口蓋扁桃は腫大し，扁桃内外に膿貯留による低エコーと高エコーが混在する部分を確認できる

c：口内法によるエコー所見（軟口蓋左側縦断像，カラードプラ）．炎症所見は扁桃周囲・扁桃深部に広がり，内頸動脈（▲）近くまで波及しており，周囲組織の血流が亢進している

〔穴水総合病院　下出祐造先生より画像提供〕

> ### とことん活用術
>
> 　開口障害や咽頭反射が軽度の場合は，口腔内より小型の探触子を直接口蓋扁桃や軟口蓋にあてることができるため，より詳細な口蓋扁桃とその周囲の所見を得ることができる（図5，6）．先端が小型のリニア型探触子となったホッケースティックタイプの探触子が有用で，Bモードだけでなくカラードプラでの観察も可能である．カラードプラで血流の多寡をみて炎症の程度を判断することができ，また，膿瘍の有無や，膿の貯留量や部位，血管との位置関係を観察することで，穿刺・切開排膿の適応と施行部位を確認することができるため，安全かつ有効な処置を行うことが可能となる．

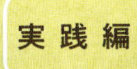
実践編

2 中咽頭がん

神奈川県立がんセンター頭頸部外科／古川まどか

1 中咽頭がん

> 症例：50歳代男性（左中咽頭側壁がん　扁平上皮がん　p16陰性）
>
> 主訴：左側ののどの違和感
>
> 病歴：2か月ほど前より，唾液の嚥下時に左側咽頭の違和感が出現し，日増しに増強してきた．痛みや嚥下困難はなく，食事も摂取可能で，のどの違和感のほかにはあまり自覚症状はなかったが，違和感が改善しないため近くの耳鼻咽喉科クリニックを受診したが，咽頭の診察のみで，「特に異常所見はない」といわれ様子を見ていた．さらに2週間経過し，咽頭痛，食事がのどにしみる感じも出現したため，再度耳鼻咽喉科クリニックを受診したところ，左中咽頭の病変を指摘され，当科を受診された．
>
> 既往歴：不安神経症（投薬で症状改善後も通院し経過観察中）
>
> 喫煙歴：10本／日
>
> 飲酒歴：ビール500mL　3本／日

初診時所見

　咽頭の診察では，左軟口蓋が硬く腫脹し，前口蓋弓粘膜の一部が潰瘍となっていた（図1）．腫瘍性病変を強く疑い，まずエコーで観察を行った．

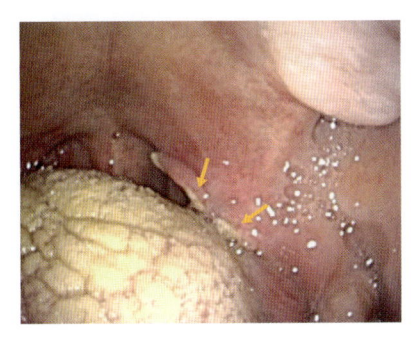

図1　症例　50歳代男性（左中咽頭側壁がん　扁平上皮がん p16陰性）の咽頭所見

当科初診時の咽頭所見である．左軟口蓋が硬く腫脹し，粘膜の一部に潰瘍性変化（➡）を認める

エコー所見（図2）

　左顎下腺を通して中咽頭方向を見上げて観察したところ，左中咽頭側壁の口蓋扁桃の深部，すなわち口蓋扁桃と顎下腺との間に低エコーの腫瘤像を認めた．さらに左頸部にはリンパ節転移を疑わせるリンパ節腫脹を2個認めた．以上より，中咽頭がん頸部リンパ節転移の可能性が高いと判断し，CT，MRIにて精査を行なった．

その他の診断

　CT（図3），MRI（図4）においても，左中咽頭側壁から深部に進展する腫瘍像と左頸部リンパ節転移が確認され，中咽頭左側壁からの組織検査で扁平上皮がん（p16陰性）と診断された．

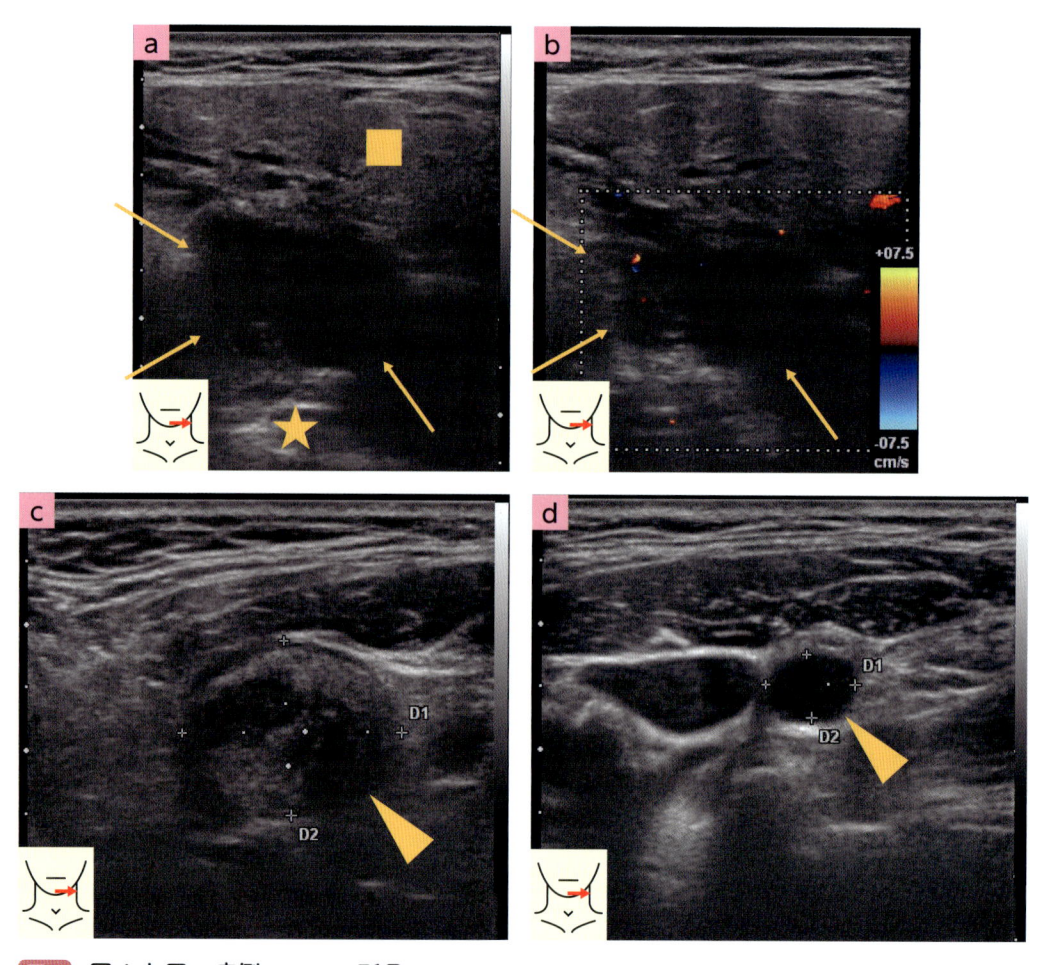

図2 図1と同一症例のエコー所見

a：左顎下から中咽頭左側壁を観察（Bモード）．口蓋扁桃（★）と顎下腺（■）の間に低エコーの腫瘍像（➡）を認める

b：左顎下から中咽頭左側壁を観察（カラードプラ）．腫瘍は血流に乏しい

c：左上頸部横断像（Bモード）．上内深頸領域にリンパ節転移（▲）を認める

d：左中頸部横断像（Bモード）．中内深頸領域にリンパ節転移（▲）を認める

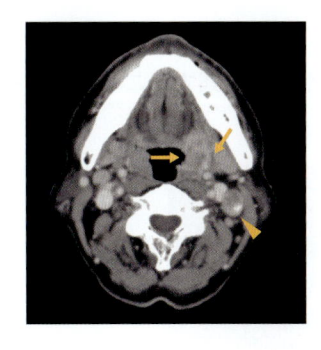

図3 **図1と同一症例の造影CT（軸位断）（口蓋扁桃レベル）**

左中咽頭側壁から深部に進展する腫瘍像（➡）を認める

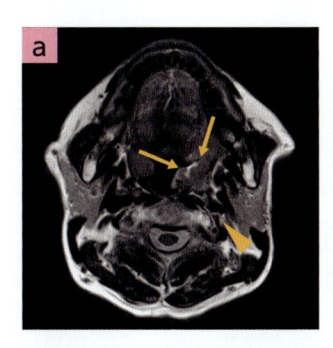 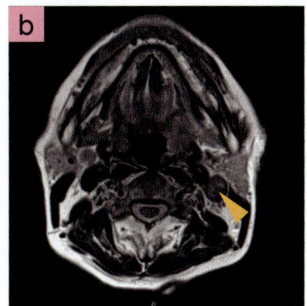

図4 **図1と同一症例の造影MRI**

a：口蓋扁桃レベル：中咽頭に腫瘍（➡）を，頸部リンパ節転移（▲）を
　認める
b：口蓋レベル：頸部リンパ節転移（▲）を認める

診断および治療

　中咽頭左側壁原発中咽頭がん（p16陰性扁平上皮がん）（T2N2bM0　ステージIVa）と診断し，原発巣および頸部リンパ節転移を含めた化学放射線治療を施行した．現在治療を完遂し腫瘍は消失し，問題となる後遺症や機能障害はみられず経過している．

2 中咽頭がんのエコー診断

　中咽頭は咽頭腔が広いため，食物の通過障害をきたすことが少なく，腫瘍が深部に進展し，頸部リンパ節転移がかなり腫大した状態で気がつかれることが多い疾患である．特に，口蓋扁桃や舌扁桃，舌根部，喉頭蓋や喉頭蓋谷に発生すると，早期の段階で腫瘍は粘膜表面の変化に乏しい状態で進行しはじめるため，咽頭内の診察だけでは早期の病変を見逃す可能性もある．その場合，頸部からエコーで中咽頭および頸部リンパ節の状態をあわせて観察することで，中咽頭腫瘍や頸部リンパ節転移の存在に気づき，治療に結びつけることが可能となる．

　実際の検査手技としては，まず，探触子を顎下部にあて，顎下腺を通して中咽頭側壁すなわち口蓋扁桃付近を確認しさらに頭側を見上げるようにすると，中咽頭上壁付近の一部まで観察できる．次に，口蓋扁桃から舌扁桃に向けて連続的に観察しながら探触子を頸部正中方向に移動させ頸部横

断像で舌根部を観察することで舌扁桃，舌根部付近の観察が可能となる．さらに舌骨を中心に頭側から尾側方向にかけて観察することで，喉頭蓋谷(図5)，喉頭蓋(図6)を観察することができる．

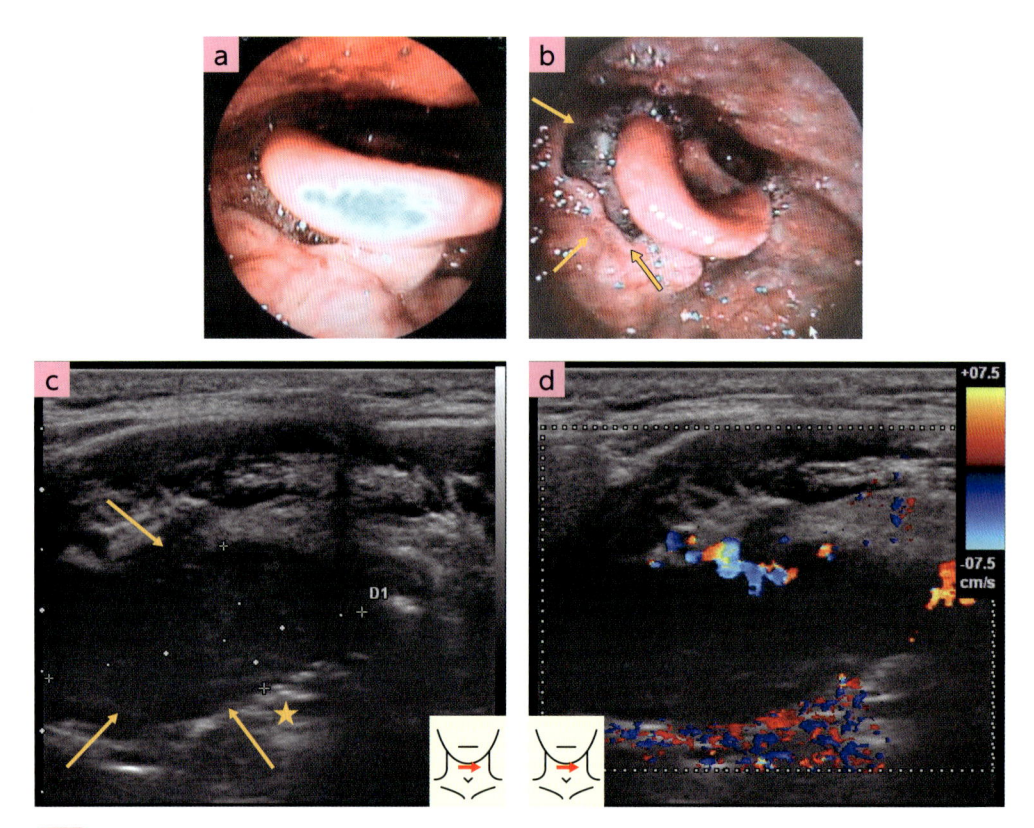

図5 喉頭蓋谷の中咽頭がん(扁平上皮がん p16 不明)

a：近医受診時の中咽頭所見．この症例も咽頭違和感で一度耳鼻咽喉科を受診したが「異常なし」と診断された症例である

b：当科受診時の中咽頭所見 (a の 2 週間後)．喉頭蓋谷正中から右側にかけて深く潰瘍を形成する腫瘍像(➡)を認める

c：エコー像(前頸部正中横断像．B モード)．喉頭蓋(★)よりも舌根側に広がる腫瘍像(➡)が確認できる

d：エコー像(前頸部正中横断像．カラードプラ)．腫瘍に舌根部より流入する血流シグナルを認める

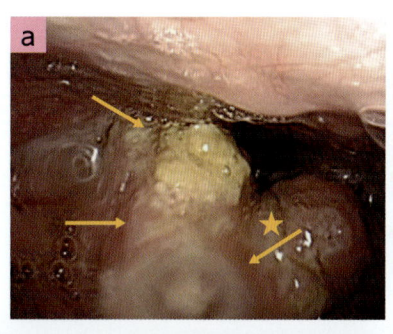
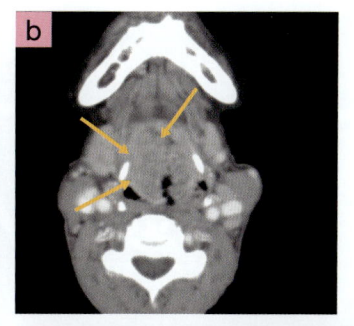
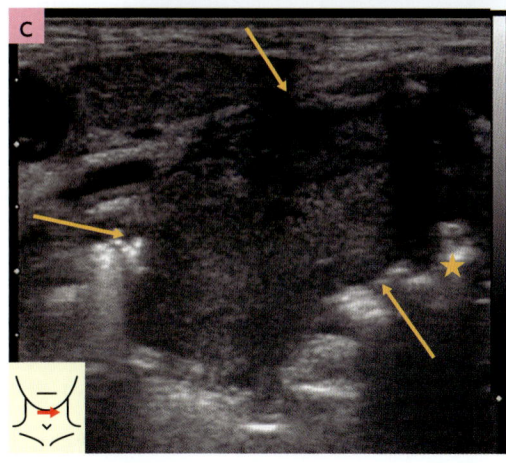
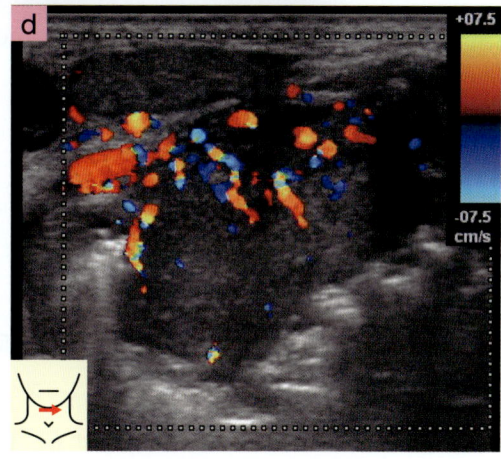

図6 喉頭蓋に発生した中咽頭がん症例（扁平上皮がん p16 不明）

a：中咽頭・喉頭所見：喉頭蓋（★）舌根面の正中から右側にかけて全体が腫瘍に置き換わっている
b：造影 CT（舌骨レベル）：喉頭蓋が厚くなり腫瘍状（➡）となっている
c：頸部エコー（前頸部正中やや右よりの横断像．B モード）．喉頭蓋（★）から舌根方向に腫脹する腫瘍病変
　（➡）を認める
d：頸部エコー（前頸部正中やや右よりの横断像．カラードプラ）．舌根部から腫瘍内に入る豊富な血流シグ
　ナルを認める

> **とことん活用術**
>
> 　中咽頭の病変を CT で観察しようとすると歯科治療金属で十分な情報が得られないことがし
> ばしばあるが，エコーでは金属の影響を受けないため，治療前の診断はもちろんであるが，治
> 療中，治療終了後の病変の観察，治療効果の判定にも非常に有用である．静止画だけで診断す
> るのではなく，嚥下動作を指示しながら観察するなど，動的な観察が病変の検出に非常に役立
> ち，患者が訴える症状の説明も明確になる．
>
> 　中咽頭がんでは腫瘍が粘膜下に進展するものが多く，さらに診断時点ですでに頸部リンパ節
> 転移を有する症例がほとんどであるため，原発巣とリンパ節転移をあわせてエコーで診断し観
> 察していくことで，正確な病期診断と治療効果判定，追加治療の要否判断が可能であり，診
> 断・治療の様々な場面においてエコー検査が非常に有用な疾患の一つといえる．

3 下咽頭がん

神奈川県立がんセンター頭頸部外科／古川まどか

1 下咽頭がんのケース紹介

症例：70歳代女性　（下咽頭がん　輪状後部型　扁平上皮がん）

主訴：咽頭痛，嚥下困難感

病歴：約2か月前より咽頭痛と嚥下困難感を感じ，改善しないため1か月前に耳鼻咽喉科クリニックを受診し，咽喉頭ファイバースコープ検査を受けたが特に異常所見はないと説明を受けた．しかし，症状が改善せず，むしろ悪化するため，次は消化器内科を受診し上部消化管内視鏡検査をうけたところ，下咽頭から食道入口部にかけて腫瘍が指摘され当科受診となった．

既往歴：パニック障害

喫煙歴：なし

飲酒歴：なし

初診時所見

　咽喉頭ファイバースコープ検査を施行したところ，通常の体位では下咽頭に異常所見は認められなかった．そこで頸部エコーを施行したところ輪状軟骨レベルから食道入口部にかけて腫瘤状の病変を認めた．再度ファイバースコープ検査を施行し，顎をひかせ，頸部および上半身を前屈させるいわゆる「Killian変法」で観察したところ下咽頭左梨状陥凹（pyriform sinus：PS）下端から輪状後部および一部後壁にかかる腫瘍性病変が確認された（図1）．

エコー所見（図2）

　まず，頸部横断像で甲状軟骨左側に沿って観察をはじめ，披裂軟骨を確認したのちに尾側に向かって探触子を動かしていったところ，ちょうど輪状軟骨上縁レベルから下咽頭粘膜が肥厚しはじめ甲状腺左葉の背側で腫瘤状になっているのが確認された．次に同部位を縦断像で観察したところ，輪状軟骨レベルから頸部食道にかけて腫瘍が確認でき，唾液嚥下動作で飲み込んだ唾液が腫瘍部位で停留するのが観察された．右側頸部からの観察では下咽頭，頸部食道に異常は認められず，明らかな頸部リンパ節転移も認めなかった．

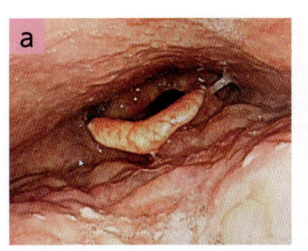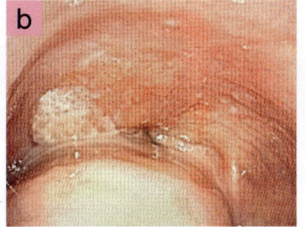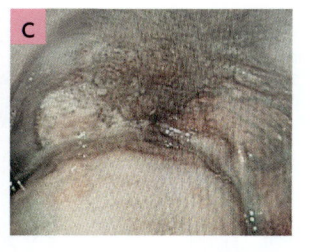

図1 症例　70歳代女性（下咽頭がん　輪状後部型　T3N0M0　扁平上皮がん）の喉頭・下咽頭ファイバースコープ所見（耳鼻咽喉科用ファイバースコープ）

a：通常の体位．喉頭，中・下咽頭に病変は認められなかった
b：Killian変法．下咽頭左梨状陥凹（PS）の奥，輪状後部から左側壁を回り込み後壁にかかる腫瘍を認めた
c：Killian変法（狭帯域光観察〈narrow band imaging：NBI〉）．腫瘍形成部分の周囲にも広範囲に粘膜病変が広がっていることがわかる

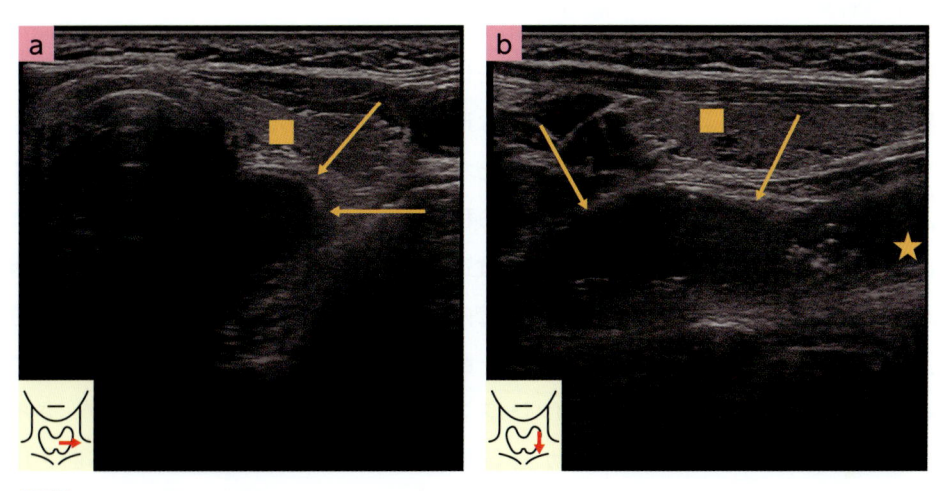

図2 図1と同一症例のエコー所見（Bモード）

a：左前頸部横断像（輪状軟骨レベル）．甲状腺左葉（■）の背側に腫瘍（➡）が張り出して見える
b：左前頸部縦断像（輪状軟骨から尾側）．甲状腺左葉（■）の背側に腫瘍（➡）があり，頸部食道（★）に移行している

その他の診断

　CTおよびPET/CT（図3）にて精査を行なったところ，造影CTではエコー所見と同様に輪状軟骨レベルで下咽頭左よりに腫瘍が認められた．さらにPET/CTでこの腫瘍へのFDGの集積が認められた．Killian変法の体位でファイバースコープ下に生検を施行した結果，扁平上皮癌の診断となった．

診断および治療

　下咽頭がん後壁型　T3N0M0　Stage IIIと診断し，化学放射線治療を施行，現在腫瘍は消失し経過良好である．

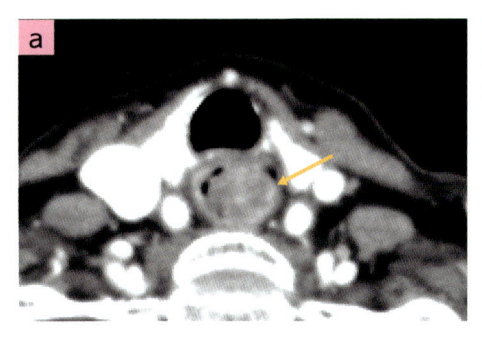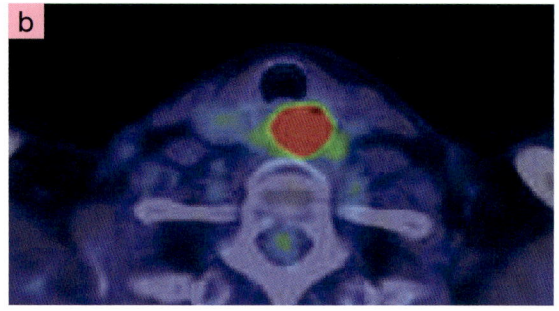

図3 **図1と同一症例の造影 CT および PET/CT 所見**

a：造影 CT（軸位断）．下咽頭から頸部食道にかかる腫瘍（➡）が描出されている
b：PET/CT（軸位断）．腫瘍への FDG 集積が認められる

2　下咽頭がんのエコー診断

　下咽頭は，喉頭と頸椎との間で，咽頭収縮筋をはじめとする幾層もの筋肉に囲まれ，甲状軟骨の内側に折りたたまれ，前方よりつぶされたような形で存在するため，病変が何もない場合には，甲状軟骨や輪状軟骨の合間から垣間みるような形となる．エコーでその全貌を観察することはむずかしいが，やや進行し，粘膜下にがんが進展しある程度の腫瘍塊を形成するようになるとエコーで容易に描出できるようになる．下咽頭がんのうち食道に近い部位に発生するものでは，耳鼻咽喉科用ファイバースコープでは観察困難で，上部消化管内視鏡検査でも咽頭反射をさけて素早く通過させるため，観察が不十分になりやすい場所である．臨床上問題なのは，提示した症例のようにすでに自覚症状が出現して受診しいるのにファイバースコープや内視鏡で病変を検出できず，さらにがんが進行してから診断がつく症例や，食物が全く通過しない状態になってはじめて診断される症例がいまだに後を絶たないことである（図4）．下咽頭から頸部食道にかけての病変の検出においてエコーが非常に有用であることを，のどや嚥下の異常を訴える患者の診療にあたる医療者に対し，診療科を問わずもっと広く周知されるべきと考える．

　下咽頭がんの多くは PS 型が多いため，耳鼻咽喉科用ファイバースコープでも病変をみることができるが，周囲組織や頸部食道方向への進展の情報も重要である（図5）．

実際の検査手技

　甲状軟骨翼に探触子をあて，頸部横断像で喉頭腔を覗き込むと，披裂軟骨を目安に下咽頭 PS 付近が観察できる．さらにそのまま尾側に向かうと，下咽頭粘膜が甲状腺背側にある頸部食道に移行するところまで観察する．エコー検査時に嚥下動作を指示することで，腫瘍やその周囲粘膜の可動性や嚥下物の通過障害の程度をエコー動画像としてみることも下咽頭がん診断に大きな情報を与えてくれる．

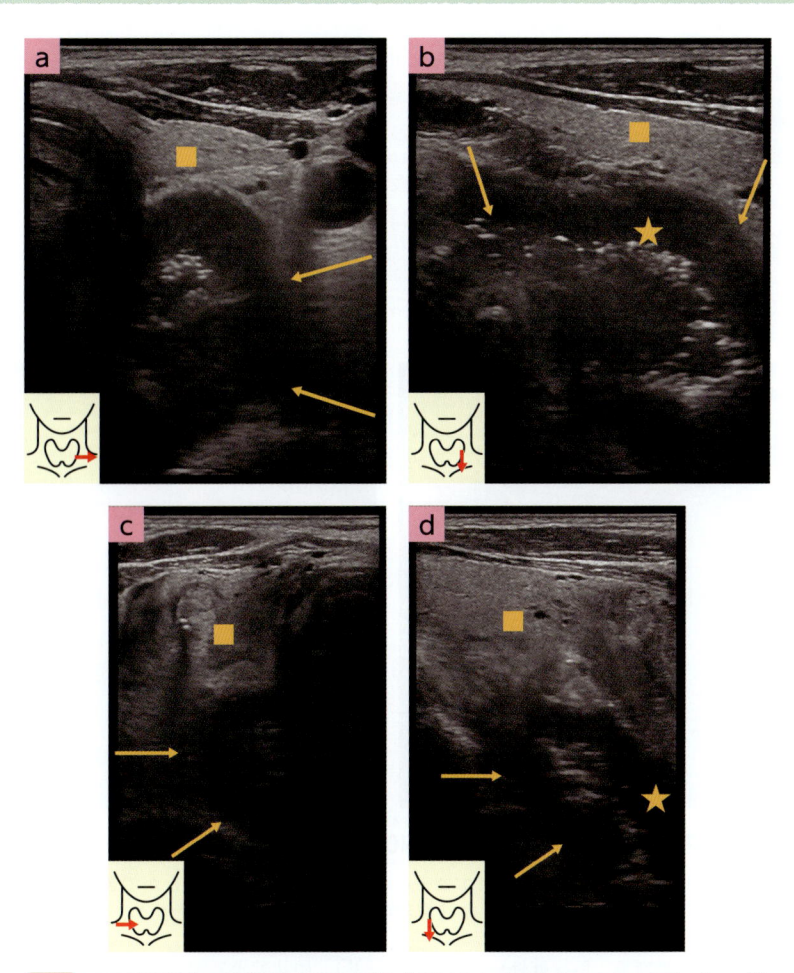

図4 下咽頭がん輪状後部型頸部食道がん症例（T4N2cM0）（70歳代女性）（扁平上皮がん）のエコー所見（Bモード）

のどの異常を訴え何度かクリニックを受診したが異常を指摘されず，完全に食物が通過しなくなった状態でようやく診断がついた症例である
a：左前頸部横断像（輪状軟骨レベル）．甲状腺左葉（■）の背側に腫瘍（➡）を認める
b：左前頸部縦断像（輪状軟骨から尾側）．甲状腺左葉（■）の背側にから頸部食道（★）に続く腫瘍（➡）を認める．咽頭・食道の内腔に唾液や食物残の停滞を示し点線状の高エコーとなっている
c：右前頸部横断像（輪状軟骨レベル）．甲状腺右葉（■）の背側に腫瘍（➡）を認める
d：右前頸部縦断像（輪状軟骨から尾側）．甲状腺右葉（■）の背側から頸部食道（★）に続く腫瘍（➡）を認める

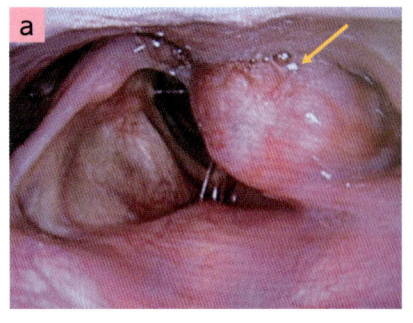

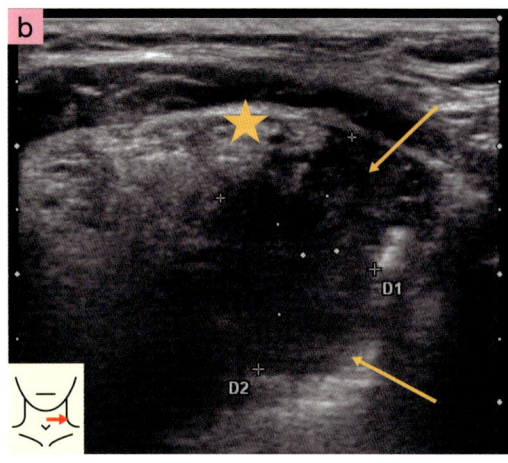
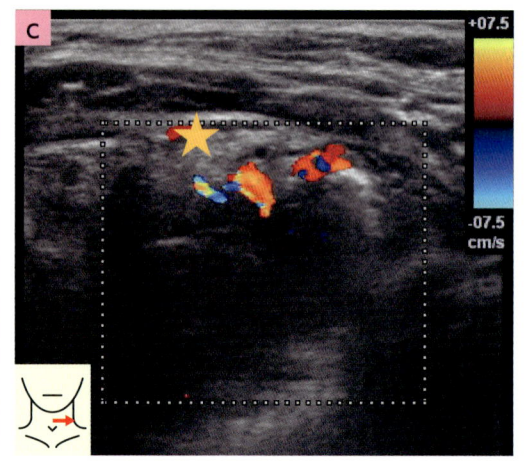

図5 下咽頭がん型梨状陥凹(PS)型症例(T3N0M0)（扁平上皮がん）（80歳代男性）

下咽頭がんで最も多いPS型では，この位置でエコーにより腫瘍を確認することができる

a：喉頭下咽頭ファイバースコープ検査所見．左披裂部の腫脹，左PSの腫瘍を認め，左の披裂は可動性がみられなかった

b：エコー所見（左前頸部横断像 甲状軟骨レベル Bモード）．甲状軟骨外側縁(★)の内背側に腫瘍(→)を認める

c：エコー所見（左前頸部横断像 甲状軟骨レベル カラードプラ）．甲状軟骨外側縁(★)の背側から腫瘍に流入する血流シグナルを認める

とことん活用術

　下咽頭がんは頸部リンパ節に転移をしやすいため，下咽頭の病変の検出だけではなく，リンパ節転移の診断もエコーで行い，転移リンパ節の分布や節外浸潤の有無，血管や周囲臓器への浸潤の有無などを確認する．周術期エコーの活用，化学放射線治療症例では，治療途中からの治療効果判定などでエコーが活用できる．

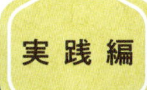

C ▶ 咽頭の診療

4 咽頭悪性リンパ腫

神奈川県立がんセンター頭頸部外科／古川まどか

1 咽頭悪性リンパ腫のケース紹介

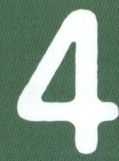

> 症例：50歳代男性（びまん性大細胞性B細胞リンパ腫　右口蓋扁桃および右頸部リンパ節〈多発〉）
>
> 主訴：嚥下時の右咽頭違和感
>
> 病歴：約3週間前より，唾液を飲み込むときに右咽頭の違和感が出現したが，風邪からきた扁桃炎かと思い様子を見ていたところ，1週間前より右上頸部が腫脹してきたため近くの病院の耳鼻咽喉科を受診した．そこで，咽頭がんの可能性が高いと説明され当科を受診した．咽頭痛はなく，発熱などの全身症状もなかった．
>
> 既往歴・家族歴：特記すべきことなし．
>
> 喫煙歴：なし
>
> 飲酒歴：なし

初診時所見

　咽頭を診察したところ右側の口蓋扁桃が腫大していたが腫瘍のほとんどが表面平滑な性状粘膜に覆われ，ごく一部，腫瘍の咽頭腔側への突出部先端に小さな潰瘍性病変と白苔付着を認めるのみであった（図1）．

エコー所見（図2, 3）

　右顎下部に探触子をあて口腔・咽頭方向を見上げるようにして右中咽頭側壁方向を観察したところ，右口蓋扁桃の位置に一致して，境界明瞭で内部が均質な低エコーの腫瘤を認めた．カラードプラでは，腫瘤辺縁の限られた部位からのみ，腫瘤内に流入する血流シグナルを認めた．さらに，頸部全体を観察したところ，右顎下腺よりも外側の上頸部を主体に，境界明瞭で形状整，内部が均質な低エコーを呈するリンパ節腫脹が複数あり，Bモードでは咽頭部の腫瘤とほぼ同様の所見を呈し，カラードプラではリンパ節門から流入する血管が太く直線的になって腫瘤内に分布しており，悪性リンパ腫に特徴的な所見を呈していた．

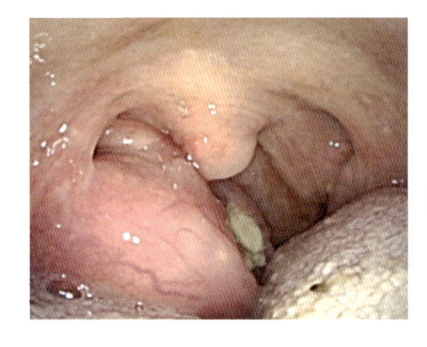

図1 症例 50歳代男性（びまん性大細胞性B細胞リンパ腫 右口蓋扁桃および右頸部リンパ節〈多発〉）の咽頭所見

右口蓋扁桃が腫大しており，表面は表面平滑な正常粘膜に被われ，ごく一部にのみ潰瘍形成と白苔付着を認めた

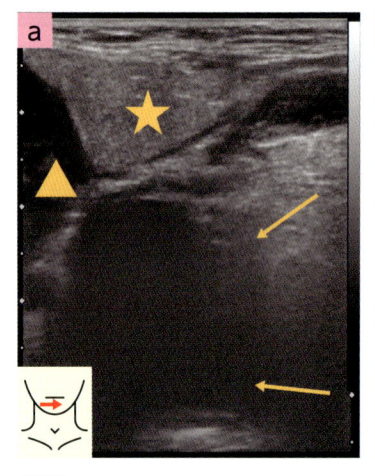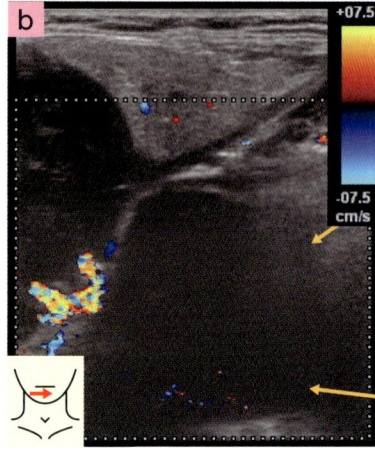

図2 図1と同一症例のエコー所見（咽頭腫瘍）

a：右中咽頭腫瘍のエコー像（Bモード）．顎下腺（★）を通して，咽頭内を観察すると，境界明瞭形状整，内部は均質な低エコーを呈する腫瘍（➡）を認めた．顎下腺の後方にはリンパ節腫脹（▲）を認めた

b：右中咽頭腫瘍のエコー像（カラードプラ）．右中咽頭の腫瘍は血流シグナルはあまり多くはなく，ごく一部のみに認めるのみであった

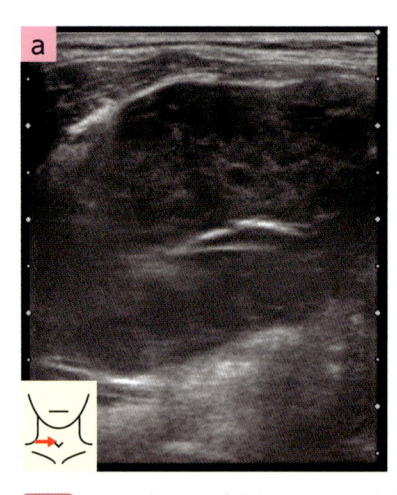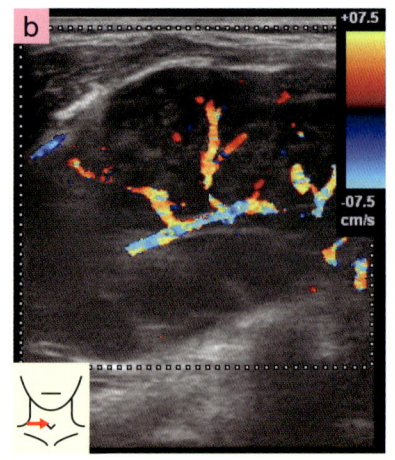

図3 図1と同一症例のエコー所見（頸部リンパ節）

a：右頸部リンパ節のエコー像（Bモード）．境界明瞭なリンパ節で，リンパ節門構造は明確な線状構造物として確認できる

b：右中咽頭腫瘍のエコー像（カラードプラ）．リンパ節門構造の線状構造物に一致して直線的な血流シグナルが認められる

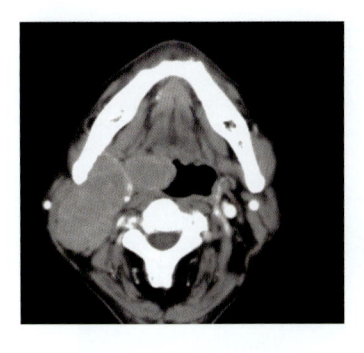

図4 **図1と同一症例の造影CT**
咽頭腫瘍は腫大した頸部リンパ節とほぼ同様の所見を呈し，腫瘍の辺縁の一部分にのみ造影された血管構造を認める

その他の診断

造影CT（図4）では，咽頭腫瘍と頸部リンパ節はほぼ同様の所見を呈しており，腫瘍の辺縁，被膜のごく一部に限局した造影効果が認められており，悪性リンパ腫に特徴的な，発達したリンパ節門血管を表しているものと思われた．

診断および治療

頸部エコー，造影CTより，この中咽頭腫瘍は，頸部リンパ節所見とあわせて考えると，悪性リンパ腫が疑われるため，組織生検を施行する必要があると判断した．カラードプラにて咽頭腫瘍はあまり血流豊富ではないことがわかっていたため，外来にて組織採取し，病理診断（各種免疫染色を含む），フローサイトメトリーなどの一連の検査に提出した．その結果，最終的にびまん性大細胞性B細胞リンパ腫と診断され，現在，腫瘍内科にて薬物治療を継続中である．

2 咽頭悪性リンパ腫のエコー診断

咽頭周囲のリンパ組織として知られる，Waldeyer咽頭輪（Waldeyer ring）は，口蓋扁桃のほかに舌扁桃，咽頭扁桃，耳管扁桃を含む，咽頭を取り囲む一連のリンパ組織を指す．咽頭領域の感染症で知られているが，咽頭悪性リンパ腫もこれらのリンパ組織に発症する．咽頭リンパ腫病変そのものには被膜がないことが，リンパ節の悪性リンパ腫と異なる点ではあるが，実際にはリンパ組織内にとどまって腫瘍が発育することが多く，がんとは異なり周囲組織への浸潤傾向は乏しいことから，エコーでは，咽頭悪性リンパ腫においても境界明瞭な腫瘤として描出される．モノクローナルなリンパ球が増殖する疾患であるため腫瘍内部は低エコーで均質となり，血流は本来のリンパ組織を栄養する血管が太くなり発達するのみで，腫瘍周囲からの血流はあまり豊富にはならないのが特徴である．咽頭周囲のリンパ節も連動して悪性リンパ腫としての変化を呈することが多いため，周囲のリンパ節の状態も注意深く観察することでより確実に診断することができる（図5，6）．

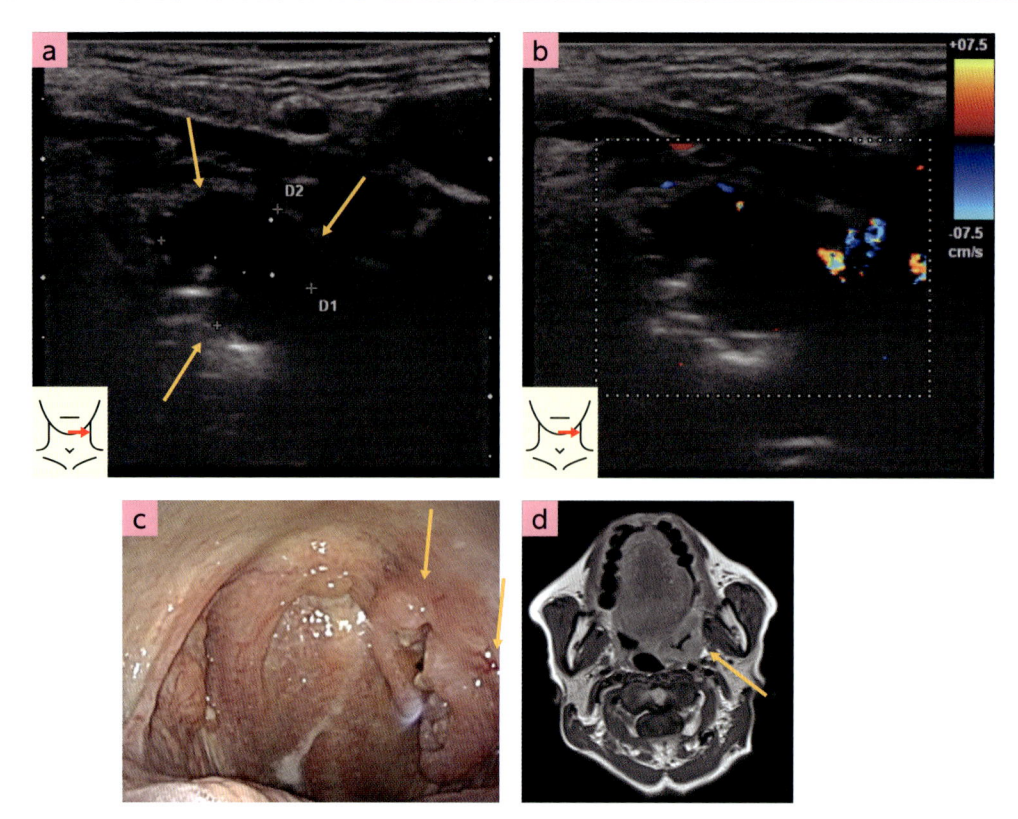

図5 左中咽頭悪性リンパ腫症例　70 歳代女性（左口蓋扁桃　びまん性大細胞性 B 細胞
リンパ腫）

a：エコー像（B モード，左顎下部より口腔・中咽頭を観察）．右中咽頭側壁に境界ほぼ明瞭な低エコー腫
　瘍を認める（➡）
b：エコー像（カラードプラ，左顎下部より口腔・中咽頭を観察）．腫瘍の辺縁および内部に血流シグナ
　ルを認める
c：口腔内所見．中咽頭左側壁（左口蓋扁桃）に，中心に潰瘍を有する腫瘍を認める（➡）
d：造影 MRI（軸位断）．中咽頭左側壁に腫瘍（➡）を認める

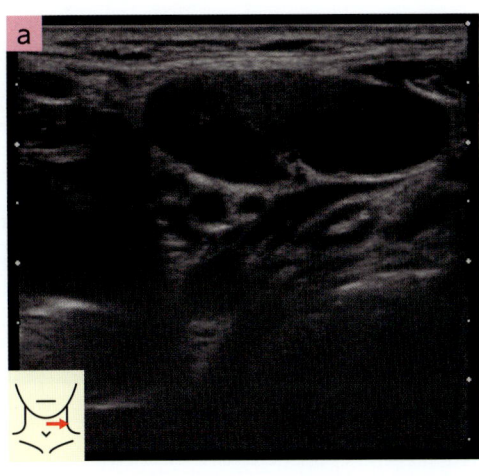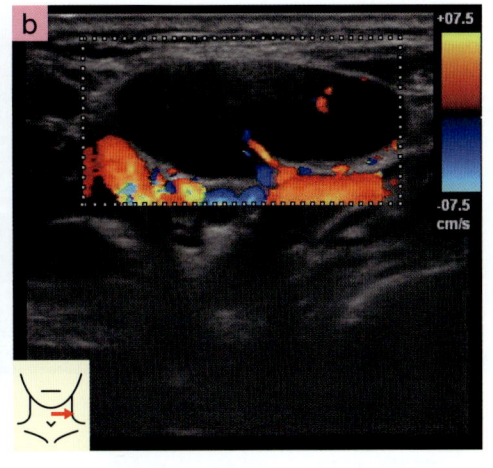

図6 図5と同じ症例の頸部リンパ節のエコー像（左上頸部横断像）

咽頭の腫瘍（図5）はあまり大きくなく，エコー像からは悪性リンパ腫として確信をもつまでの所見を得られなかったが，頸部リンパ節の所見もあわせて診断することで，確信をもって悪性リンパ腫と診断できた症例である

a：Bモード．境界明瞭，内部は低エコーで均質，リンパ節門の線状高エコーが目立っており悪性リンパ腫に特徴的な所見である

b：カラードプラ．リンパ節門からの流入血管が目立っており，悪性リンパ腫に特徴的な所見である

とことん活用術

　悪性リンパ腫の初期段階では，炎症性疾患，感染症，その他のリンパ増殖性疾患などとの鑑別が困難なことがしばしばある．その段階では生検を行っても病理組織学的にも診断が確定しないことも多いため，経過をみる場面も少なくない．この場合，咽頭所見の視診やファイバースコープ検査だけでなく，エコーを用いて咽頭および頸部リンパ節の経時的変化を観察し，客観的に比較し記録に残すことが有用となる．さらに，エコー画像をもとに，咽頭腫瘤の組織生検を行う際に確実かつ安全に十分量の組織を採取する部位を確認しながら行うことができる．

　口腔・咽頭内で使用可能な小型探触子があると直接腫瘍にあててエコー所見を得ることができ，また通常の頸部走査からは観察することができない咽頭扁桃，耳管扁桃付近の病変も観察可能となるが，現在市販されている小型探触子は形状がかなりかぎられてしまうため，通常の外来診察・検査では咽頭反射が誘発されやすく，十分な咽頭麻酔下での検査，もしくは，全身麻酔下での術中使用に限られるのが現状である．

D▶喉頭の診療

1 声帯ポリープ

鳥取大学医学部感覚運動医学講座耳鼻咽喉・頭頸部外科学分野／福原隆宏

1 声帯ポリープケース紹介

30歳代女性

主訴：嗄声

病歴：3か月前より急に嗄声が出現．1か月しても改善しないため近医耳鼻科を受診し，右声帯ポリープが指摘された．声の安静を保ったが改善せず，治療目的に当科を受診した．当科受診時に右声帯ポリープを認め，経過をみて手術の方針となった．受診後1か月のエコーで右声帯ポリープの残存を認め（図1），手術となった．

既往歴：特記なし

身体所見：視診上の異常なし．

エコー画像と所見

エコー画像と所見を図1に示す．

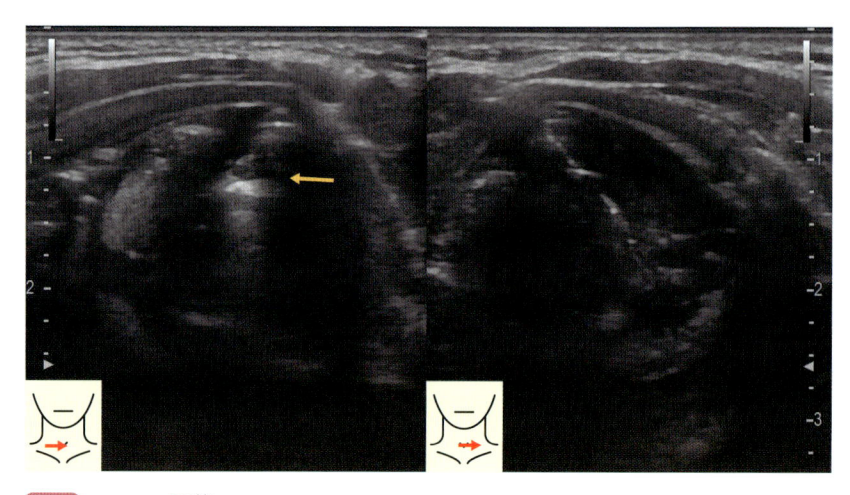

図1 エコー画像

左は右声帯，右は左声帯のエコー像．右声帯ポリープはエコーの反射により高輝度に描出される（➡）

その他の検査所見

その他の検査所見を図2に示す.

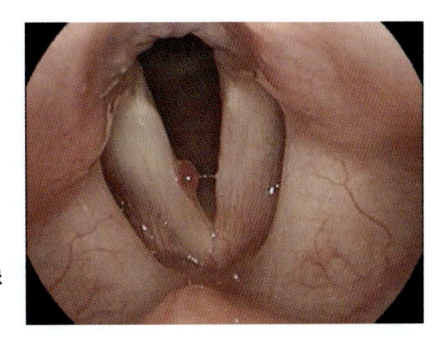

図2 **喉頭ファイバースコピー画像**
右声帯にポリープを認める

治療および経過

全身麻酔下に喉頭微細手術を施行し，右声帯ポリープを切除した.

**とことん
活用術**

喉頭の良性病変をエコーで評価する報告はこれまで少ない．小児では喉頭が小さく，軟骨の骨化がないためエコーで観察しやすく，いくつか報告がある[1,2]．近年ではエコー機器が進化し，声帯病変がエコーで観察が可能との報告も出てきた[3]．

エコーで声帯病変を観察するには，声帯麻痺の観察方法とは変える必要がある．声帯麻痺の観察では左右の声帯運動を比較して評価する必要があるため，喉頭の正中から真っすぐに探触子を当てることが多い（図3a）．一方で声帯病変を観察する場合は，甲状軟骨板に沿って探触子を当て，左右の声帯は別々に観察するのがよい（図3b）．声帯の隆起病変をエコーで観察すると，病変の粘膜表面でエコーが乱反射されるため，白い高エコーに描出される．声帯白板症など，隆起の少ない病変はエコーで観察できない.

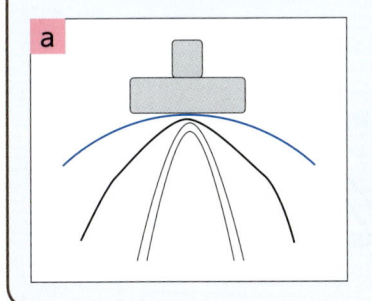 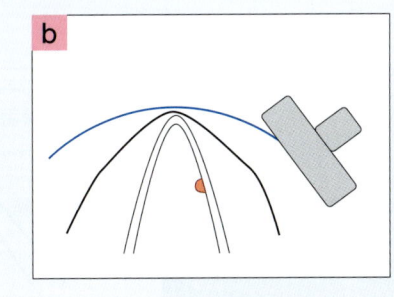

図3 **経皮的喉頭エコー
の探触子の当て方**

a：声帯運動評価を行うときは，探触子を正中に当てて左右対称に評価する
b：声帯病変の観察では，探触子を甲状軟骨板に沿って横から当て，左右の声帯を別々に評価する

◆文献

1) Bisetti MS, et al.：Non-invasive assessment of benign vocal folds lesions in children by means of ultrasonography. Int J Pediatr Otolaryngol 2009；73：1160-1162.

2) Ongkasuwan J, et al.：Laryngeal ultrasound and pediatric vocal fold nodules. Laryngoscope 2017；127：676-678.

3) Wang H, et al.：Application of transcutaneous laryngeal ultrasonography in the diagnosis of vocal fold polyps. Ultrasound Med Biol 2020；46：2293-2302.

2 喉頭がん

鳥取大学医学部感覚運動医学講座耳鼻咽喉・頭頸部外科学分野／福原隆宏

喉頭がんケース紹介

主訴：嗄声

病歴：半年ほど前から徐々に嗄声が悪化．近医耳鼻科受診し，喉頭がんが疑われ当科受診した．喉頭ファイバースコピーで右声帯の粘膜不整があり，生検で扁平上皮がんの診断となった．喉頭がんのステージングのため，頸部エコー検査を施行し，右声門の粘膜隆起性病変が観察され（図1），転移を疑うリンパ節腫脹は認めなかった．診断は右声門がんT1aN0M0．

既往歴：高血圧，高脂血症

身体所見：視診上の異常なし．粗造性の嗄声あり．

エコー画像と所見

エコー画像と所見を図1に示す．

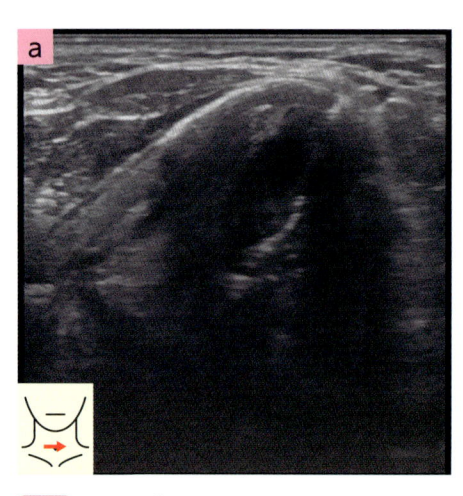
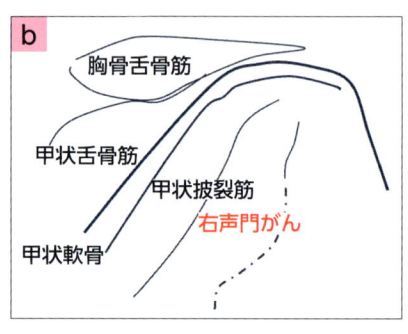

図1 喉頭がんのエコー画像

a：右声門がんのエコー画像．b：模式図
右声門がんの粘膜不整が高エコーとなっている．腫瘍自体は低エコーとなっており，甲状披裂筋に接している．甲状軟骨までは距離があることがわかる

その他の検査所見

その他の検査所見を図2に示す.

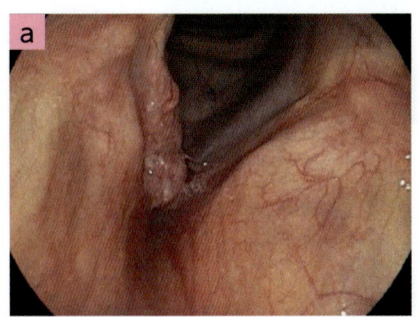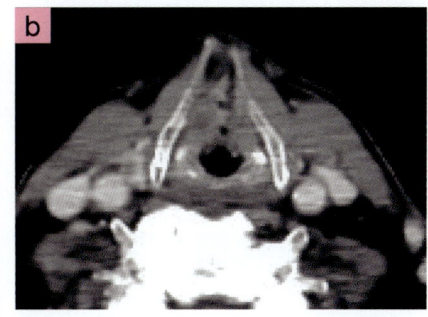

図2　その他のモダリティでの検査画像

a：喉頭ファイバースコピー画像.喉頭ファイバーでは異常所見なし.唾液の貯留なども
　みられなかった

b：CT画像.右の声帯が軽度腫脹してみえている

治療および経過

早期の声門がんであったため,放射線単独治療を施行した.腫瘍は縮小し,寛解状態.

とことん活用術

　喉頭ファイバースコピーでは喉頭を直接観察できるため,喉頭がんや声帯麻痺の診断は容易だが,がんの浸潤程度の評価はむずかしい.そのため,がんの浸潤評価はCTで行うことが多いが,軟骨の骨化部分がまだらにあるため,腫瘍の浸潤か,骨化部の境目かがわかりにくいこともある.そこでエコー検査を活用する.頭頸部がんにおけるエコー検査は,おもに頸部リンパ節の転移診断に使用されることが多いが,早期(T1またはT2)の喉頭がんでも経皮的なエコー検査で観察でき,その精度はCTやMRIと同程度ともいわれている[1].特にエコー検査では進行喉頭がんの甲状軟骨破壊が直接観察できるという有用性がある(図3)[2,3].

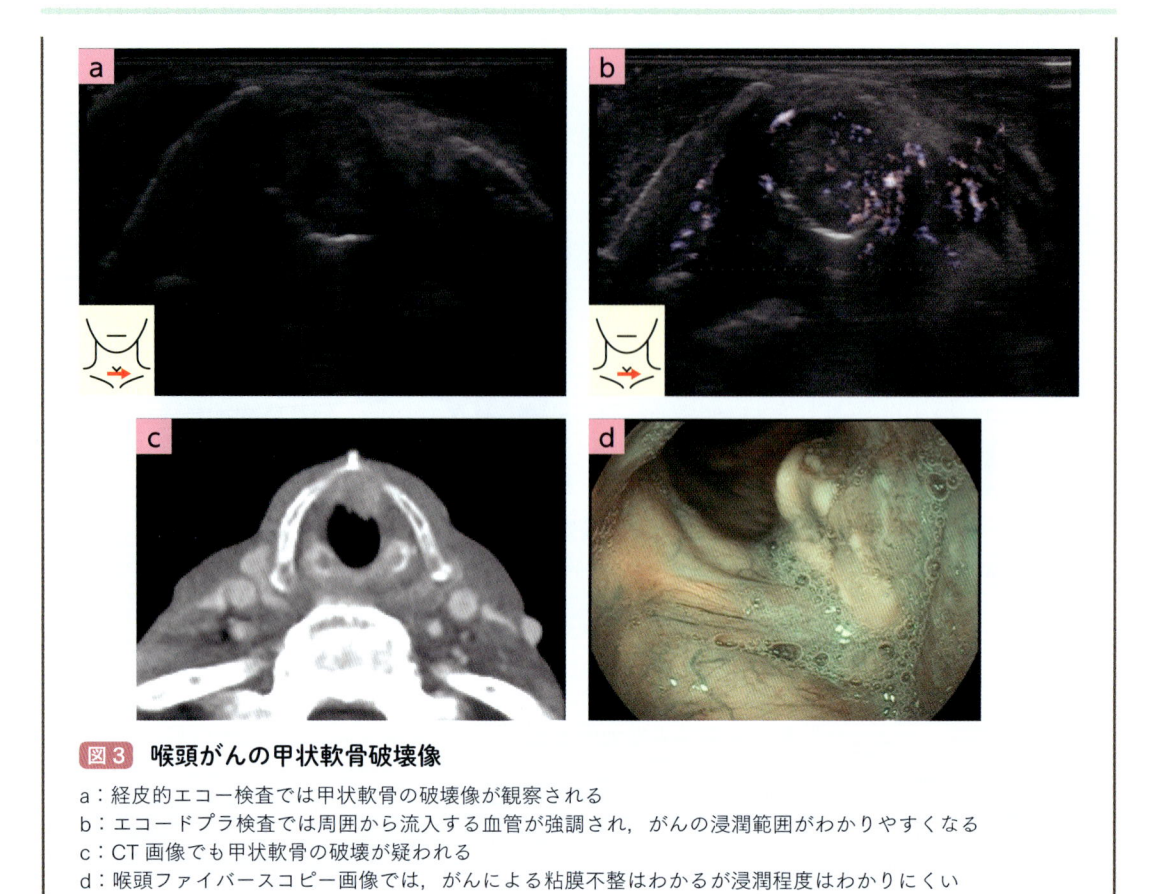

図3 喉頭がんの甲状軟骨破壊像

a：経皮的エコー検査では甲状軟骨の破壊像が観察される
b：エコードプラ検査では周囲から流入する血管が強調され，がんの浸潤範囲がわかりやすくなる
c：CT 画像でも甲状軟骨の破壊が疑われる
d：喉頭ファイバースコピー画像では，がんによる粘膜不整はわかるが浸潤程度はわかりにくい

◆文献

1）Kuribayashi S, et al.：Utility of sonography for evaluation of clinical T1 and T2 glottic carcinoma. J Ultrasound Med 2009；28：1429-1440.

2）Xia CX, et al.：Usefulness of ultrasonography in assessment of laryngeal carcinoma. Br J Radiol 2013；86：20130343.

3）Rzepakowska A, et al.：How useful is ultrasound in the assessment of local advancement of laryngeal cancer？ Otolaryngol Pol 2015；69：21-26.

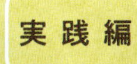 実践編

D▶喉頭の診療

3 声帯麻痺

鳥取大学医学部感覚運動医学講座耳鼻咽喉・頭頸部外科学分野／福原隆宏

声帯麻痺ケース紹介

40歳代女性

主訴：嗄声

病歴：左頸部腫瘤を自覚し，他院で甲状腺がんの診断で手術加療を受けた．原発が周囲臓器に
広範に浸潤しており，追加切除の可否について当科へ紹介となった．当科受診時に嗄声
を認めた．前医の診療情報では左反回神経を切除したとのことであった．

既往歴：高血圧

身体所見：嗄声を認めた．

エコー画像と所見

エコー画像と所見を図1に示す．

その他の検査所見

その他の検査所見を図2に示す．

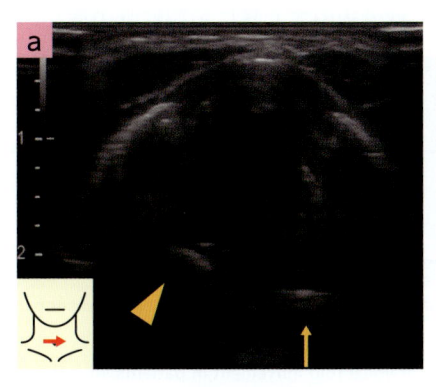 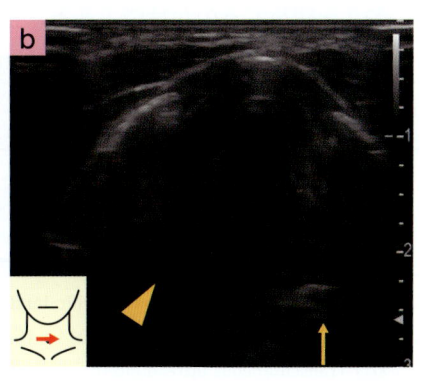

図1 エコーの喉頭横断像

a：息どめ．右披裂（声帯）（▶）は正中へ寄っている．一方，左披裂（声帯）（➡）は動かな
いまま

b：吸気時．右披裂（声帯）（▶）は開大している．一方，左披裂（声帯）（➡）は動かないまま

103

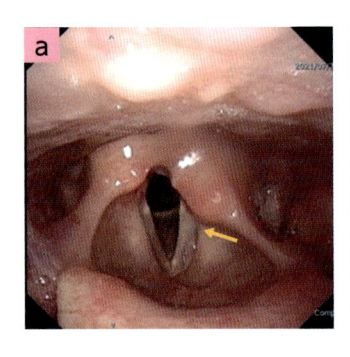 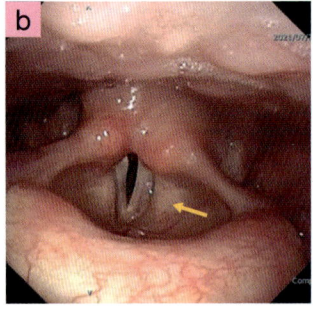

図2　喉頭ファイバースコピー画像

a：吸気時．左声帯（➡）は開大していない
b：発声時．左声帯（➡）は閉鎖していない．
　そのため発声時に声帯間隙が生じている

治療および経過

　手術後の症例であり，画像検査にて明らかな残存腫瘍を認めなかった．放射性ヨウ素（radioactive iodine：RAI）で甲状腺床に強い集積を認めたため，放射性ヨウ素内用療法を施行し，経過観察中．

とことん活用術

　エコーによる声帯観察では，まず探触子を喉頭の真ん中の高さに水平に当て，声帯を左右対称に描出し，左右の動きを比較する[1]．息こらえや発声時に声帯が閉鎖し，吸気時に開大することを確認する．声門閉鎖の観察において，発声時は声帯の高さが急に変化するため，まずは息こらえで観察するほうが見やすい．使用する探触子はリニア型もしくはコンベックス型（マイクロコンベックスを含む）がよい．20 MHz 付近の高周波リニア型のものは観察深度が浅く，見えにくいものがあるため注意が必要である．

　また，加齢によって甲状軟骨が骨化するとエコーが透過しにくくなり，声帯の描出が困難な症例も多くある[2]．探触子を水平に当てる従来法では，甲状軟骨が凸型のため探触子を接地させにくく，観察する声帯や披裂部までの距離も遠くなる．そこで甲状軟骨に沿って側面から観察する方法も報告されている[3]．本手法は声帯の動きを直接みるのではなく声帯筋が付着する披裂軟骨の動きを観察するのが特徴である．甲状軟骨板のすぐ裏に披裂軟骨の筋突起があり，探触子を甲状軟骨板に沿って縦方向に当てて観察すると，声帯の動きにあわせてダイナミックに動くのが観察される．

◆文献

1）Wong KP, et al.：The importance of sonographic landmarks by transcutaneous laryngeal ultrasonography in post-thyroidectomy vocal cord assessment. Surgery 2014；156：1590-1596.

2）Wang CP, et al.：Transcutaneous ultrasound for evaluation of vocal fold movement in patients with thyroid disease. Eur J Radiol 2012；81：288-291.

3）Fukuhara T, et al.：A novel lateral approach to the assessment of vocal cord movement by ultrasonography. World J Surg 2018；42：130-136.

E ▶ 上部食道の診療

1 頸部食道がん

鳥取大学医学部感覚運動医学講座耳鼻咽喉・頭頸部外科学分野／福原隆宏

食道がんケース紹介

60歳代女性

主訴：のどの詰まり

病歴：のどの詰まり感を自覚し，近医耳鼻科受診．当科紹介となり，喉頭ファイバーでは病変を認めず，頸部エコー検査を施行したところ食道がん疑い．経皮的穿刺細胞診で食道扁平上皮がんの診断となった．

既往歴：高血圧，高コレステロール血症

身体所見：視診上の異常なし．

エコー画像と所見

エコー画像と所見を図1に示す．

その他の検査所見

その他の検査所見を図2に示す．

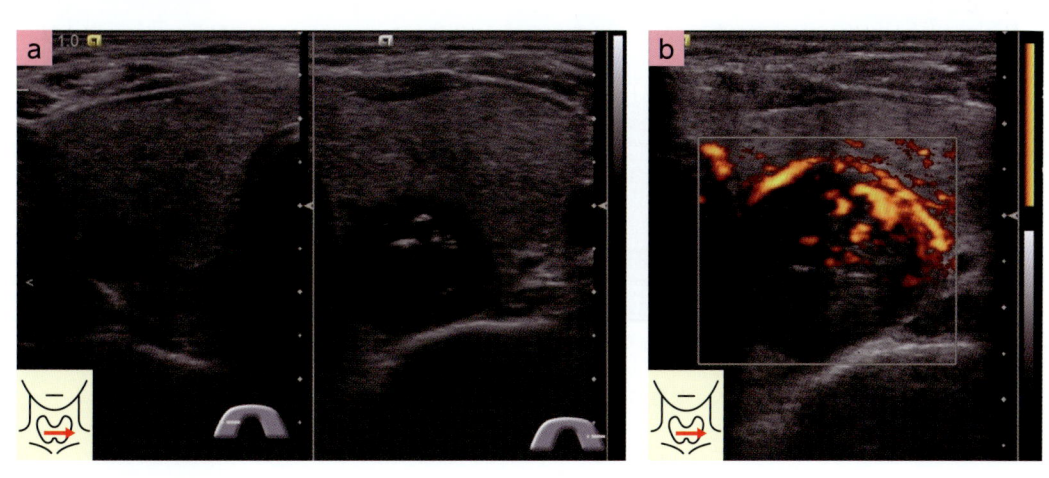

図1 エコー画像

a：頸部横断像．甲状腺左葉裏面に食道がんが低エコー腫瘤として描出される
b：パワードプラでは食道がんの新生血管が描出される

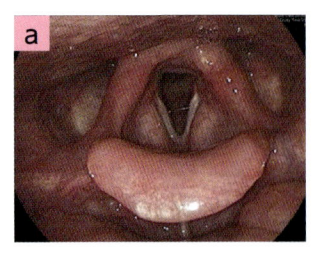 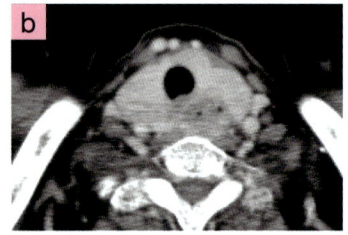 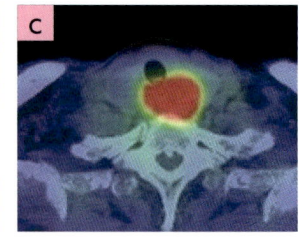

図2 他のモダリティによる画像

a：喉頭ファイバースコピー画像．喉頭ファイバーでは異常所見なし．唾液の貯留などもみられなかった
b：CT 画像（軸位断）．甲状腺左葉背側に食道がんが描出されている
c：PET/CT 画像．食道がんに PET の集積を認める

治療および経過

　頸部食道がん T4aN1M0 の診断となり，術前化学療法を施行したあと，咽頭喉頭食道摘出術と両側頸部郭清術を行い，遊離空腸による再建術を施行した．

とことん活用術

　頸部食道は喉頭の軟骨でスペースが潰されているため，頸部食道がんの症例の中には内視鏡による診断が困難で，頸部エコーをきっかけに見つかることもある[1, 2]．内視鏡的に組織生検が困難な場合は，経皮的な穿刺細胞診で診断するのも有用である．図3 に示すのは，頸部食道がん術後の再発症例だが，実際に内視鏡で診断がつかず，経皮的頸部エコー検査で病変が指摘され，経皮的穿刺細胞診で再発診断がついた．

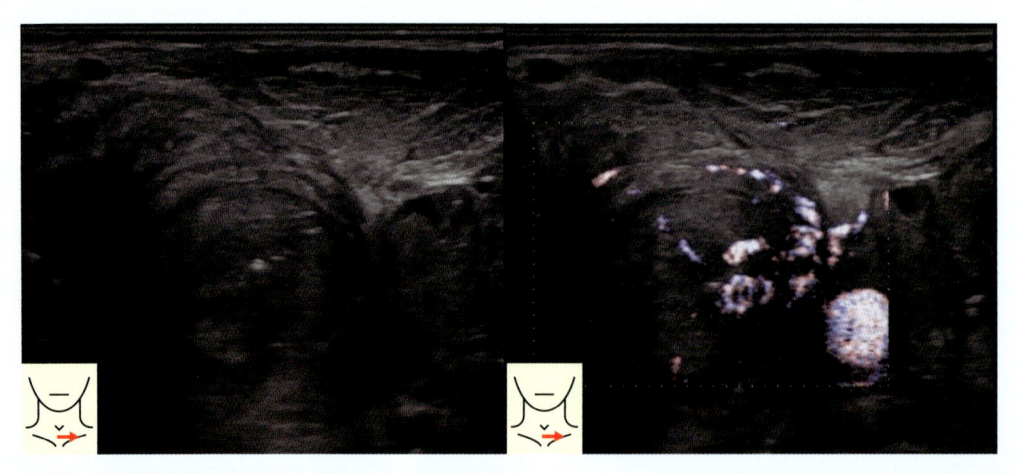

図3 頸部横断像のエコー画像

喉頭のすぐ尾側，気管の左側に大きな再発腫瘍を認める．

◆文献

1）福原隆宏：口腔・咽喉頭疾患の外来エコー．ENTONI 2023；287：31-38.

2）Furukawa M, et al.：Point-of-care ultrasound in the head and neck region. J Med Ultrason（2001）2022；49：593-600.

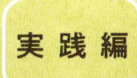
実践編

E ▶ 上部食道の診療

2 食道憩室

鳥取大学医学部感覚運動医学講座耳鼻咽喉・頭頸部外科学分野／福原隆宏

 **食道憩室ケース紹介**

60 歳代男性

主訴：嚥下時違和感

病歴：飲み込む時に引っかかったような感じがあり，食物残渣の逆流も起きたため，近医耳鼻
科受診し，当科に紹介となった．エコー検査で食道憩室が疑われ，咽頭食道造影検査と
CT で食道憩室と診断した．喉頭ファイバースコピーでは異常所見はみられなかった．

既往歴：十二指腸潰瘍

身体所見：視診上の異常なし．

エコー画像と所見

エコー画像と所見を 図1 に示す．

その他の検査所見

その他の検査所見を 図2 に示す．

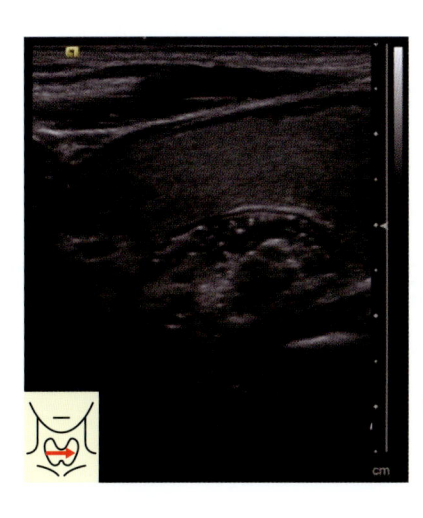

図1 エコーの頸部縦断像

甲状腺の裏に憩室がみられる．形状は整で，甲状腺との間に一層の低エ
コーがみられ食道へとつながっている．憩室の背側境界はみられない

107

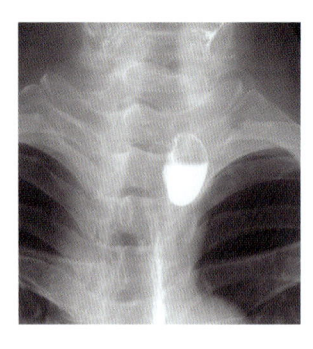

図2 咽頭食道透視画像
食道入口部憩室が描出されている

治療および経過

　経口的に憩室入口部の切開拡大術を行ったが，症状は残存．そのため，4年後に頸部外切開にて食道憩室切除術を施行した．これにより症状は改善した．

とことん活用術

　食道憩室はしばしば甲状腺腫瘍と間違われる所見を呈する．これまでも甲状腺腫瘍と間違え穿刺細胞診を行った報告が多数みられ，細胞診では扁平上皮や無構造な食物残渣が観察される[1~3]．しかしエコー所見は特徴的な所見を呈するため，慣れるとエコーでの診断は比較的容易である．本症例のエコー像でも示されるとおり（図1），憩室は甲状腺背側（左＞右の頻度）に腫瘤状にみられ，形状は整，境界は明瞭で一層の薄い低エコーの内側に点状や線状の高エコーがみられる[4, 5]．この高エコーは憩室内部の空気や食物残渣と考えられている．カラードプラで血流は確認されず，結節の背面側の境界は観察されない．深部であり，気管の影にもなる部位であるため，一般にエラストグラフィでは有用な所見が得られない．

　食道憩室を疑った場合は，咽頭透視検査を行うと明らかになる．

◆文献

1）小松　誠，他：咽頭食道憩室 Zenker's diverticulum の超音波診断　甲状腺結節との鑑別について．内分泌外科 1998；15：267-271.

2）Ota K, et al.：Killian-Jamieson diverticulum mimicking a thyroid nodule: A case report. J Gen Fam Med 2018；20：62-64.

3）Lee F, et al.：Killian-Jamieson diverticulum masquerading as a thyroid mass. Intern Med 2012；51：1141-1142.

4）太田　寿，他：咽頭食道憩室の超音波診断．超音波検査技術 2021；46：183-192.

5）Wang Y, et al.：Sonographic characteristics of pharyngoesophageal diverticula: Report of 14 cases and review of the literature. J Clin Ultrasound 2016；44：333-338.

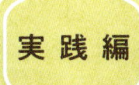

3 食道異物

E▶上部食道の診療

鳥取大学医学部感覚運動医学講座耳鼻咽喉・頭頸部外科学分野／福原隆宏

食道異物ケース紹介

１歳男児

主訴：食思不振と体重減少

病歴：生後９か月頃に離乳食の嘔吐と発熱あり，X 年－３か月に近医小児科を受診し腸炎の診断で内服加療された．１週間経っても熱が下がらないため同小児科を受診したが，経過観察の指示であった．１か月経過し，解熱したが固形物を食べなくなり，体重も減少したため，同小児科を再診．経過観察の指示であった．さらに１か月経過し食欲低下と体重減少が著名となり，別の小児科を受診し，近くの総合病院受診を勧められた．
X 線で食道異物認め，内視鏡的摘出が困難なため，X 年に当科紹介となった．当科受診時，ポータブル機器で頸部エコー検査を実施したところ，食道内の異物がはっきりと描出された（図 1）．

既往歴：特記なし

身体所見：視診上の異常所見なし．聴診で呼吸音正常．触診で頸部に異常は認めず．

エコー画像と所見

エコー画像と所見を図 1 に示す．

他の検査

その他の検査所見を図 2 に示す．

治療および経過

リチウムボタン電池の食道異物であった．食道粘膜は潰瘍形成しており，長期間放置されたことにより異物の頭側は瘢痕狭窄を起こしていた（図 3）．このため軟性内視鏡の鉗子では摘出できず，全身麻酔下に食道直達鏡による摘出を行った．直達鏡鉗子は狭窄部を通過するには把持力が弱く，マギール鉗子を使用して摘出した．

術後は食道狭窄が生じ，２回のバルン拡張によって改善した．

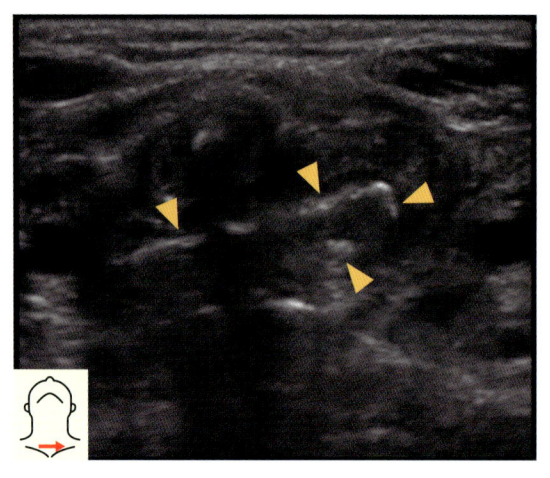

図1 ポータブル機を使用し，下顎部正中に探触子を当てて観察したエコー画像

食道内の異物がくっきりとみえる（▶）

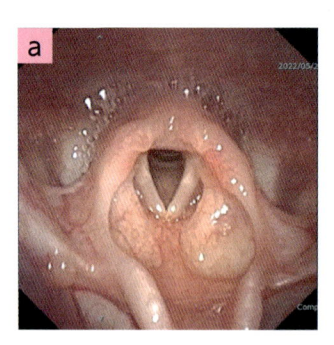
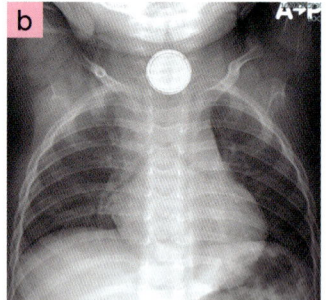

図2 その他のモダリティでの検査画像

a：喉頭ファイバースコピーの画像
b：X線画像
異物は食道内にあるため喉頭ファイバーでは異常が観察されない．X線画像では頸部食道内の異物がはっきりと写っている

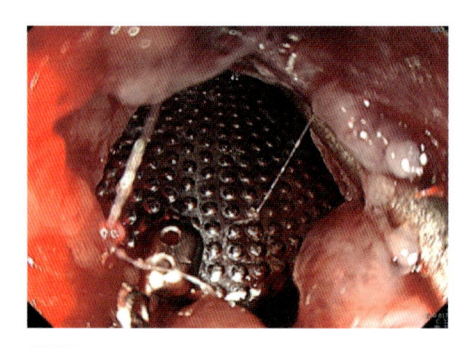

図3 術中の内視鏡画像

食道粘膜は潰瘍形成し，一部に瘢痕化狭窄を起こしていた

とことん
活用術

　食道異物は小児や高齢者で起きやすい[1]．認知症のある高齢者や小児では，特に訴えがない場合も多くある．このため，食道異物を少しでも疑った場合は，検査が必要となる．特にリチウムボタン電池は，体内に入って数時間で粘膜障害，食道穿孔を起こす危険性があるため，早期の対応が必要となる[2,3]．一般に異物の検査ではX線撮影やCT撮影が行われることが多いが，設備の問題や検査の手間，場合によっては鎮静が必要になるため，検査のハードルは高くなる．一方で，エコー検査機器は比較的安価であり，汎用性も高く，被曝もなく侵襲も小さい．このため初期のスクリーニング検査として使用しやすく，特に侵襲的な検査を嫌がる小児では行いやすい検査である．また小児は体が小さいためエコー検査によって深部臓器までよく観察できる．小児ではおもちゃ，ボタン電池やコインの異物が多く，食道入口部の第一狭窄部に詰まることがほとんどであるため，小児の食道異物はエコー検査で観察しやすい[4]．本症例でもはじめの段階でエコー検査を行っておけば，早期に食道異物に気づけた可能性があった．

◆文献

1）阿久津　誠，他：当科で経験した食道異物の臨床的検討．頭頸部外 2019；29：41-46.

2）Sharp SJ, et al.：Pediatric battery-related emergency department visits in the United States, 1990-2009. Pediatrics 2012；129：1111-1117.

3）Litovitz T, et al.：Emerging battery-ingestion hazard: Clinical implications. Pediatrics 2010；125：1168-1177.

4）Kawai Y, et al.：Point-of-care ultrasound for an esophageal foreign body. J Emerg Med 2022；63：e53-e56.

1 耳下腺炎

鳥取大学医学部附属病院耳鼻咽喉・頭頸部外科／松田枝里子

耳下腺炎ケース紹介

50歳代男性

主訴：左耳下部の腫脹.

病歴：3日前から左顎関節部の違和感があった．その翌日に腫脹と疼痛が出現し前医を受診し，精査目的に紹介となった．

既往歴：高血圧症，脂質異常症，高尿酸血症，逆流性食道炎.

生活歴：飲酒ビール3本/日．喫煙40本/日を15年間，現在は禁煙中.

身体所見：左耳下腺部の腫脹と発赤あり．開口障害あり．口腔内不衛生.

エコー画像と所見

エコー画像と所見を図1に示す.

他の検査

CT：左耳下腺管の拡張と，開口部付近に結石を疑う高吸収域を認める．左耳下腺はびまん性に腫大，膿瘍形成は認めない.

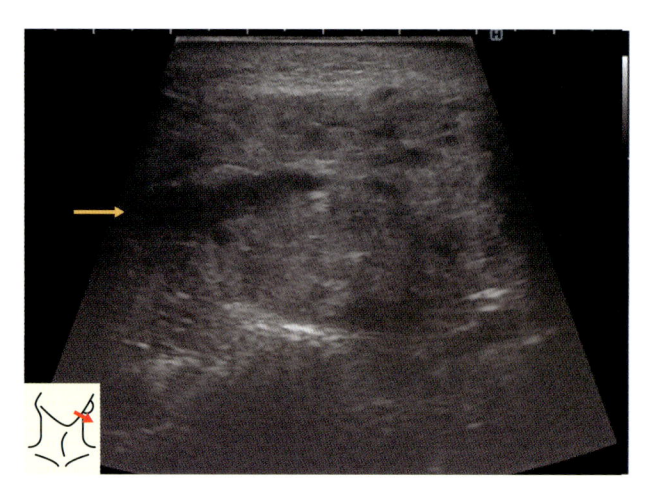

図1 左耳下腺のBモード像
耳下腺管（→）の拡張が著明で，内部は不均質で耳下腺内導管も拡張している

血液検査：アミラーゼ 54 U/L, CRP 25.3 mg/dL, 白血球数 24,500/µL, 好中球 87%.

以上より，唾石症に伴う急性化膿性耳下腺炎の診断となった.

治療および治療経過

入院のうえ，抗菌薬の点滴と，経口的に排石・排膿を行った. 排液の培養結果は *α-Streptococcus* 3＋, *Heamophilus parainfluenza* 1＋, *Staphylococcus* spp 1＋であり，治療を継続した. 臨床症状と血液データが徐々に改善し，10 日後に自宅退院となった.

とことん活用術

耳下腺の炎症性疾患には，化膿性耳下腺炎や，流行性耳下腺炎，反復性耳下腺炎などがある.

化膿性耳下腺炎は，膿瘍を形成することが多く，高エコーと低エコーの部分が混在する不均質な内部エコー所見を呈する.

流行性耳下腺炎と反復性耳下腺炎は小児でよくみられ，両疾患とも耳下部の腫脹を呈するが，鑑別にはエコー検査が有用である. 流行性耳下腺炎は，耳下腺実質が比較的均質なエコー像を呈する. 両側耳下腺腫脹と思われがちだが，片側性のことも多いので注意が必要である. 一方で反復性耳下腺炎では，耳下腺実質に小さな無〜低エコー域が多発し，不均質なエコー像を呈するのが特徴である. 腫脹が改善しても実質の不均質なエコー像は認められる（図2）. 多発無エコー域の所見は，耳下腺内導管末端の嚢状拡張およびその周囲のリンパ球浸潤を反映しているとされ[1]，この所見による反復性耳下腺炎の診断精度は高い[2].

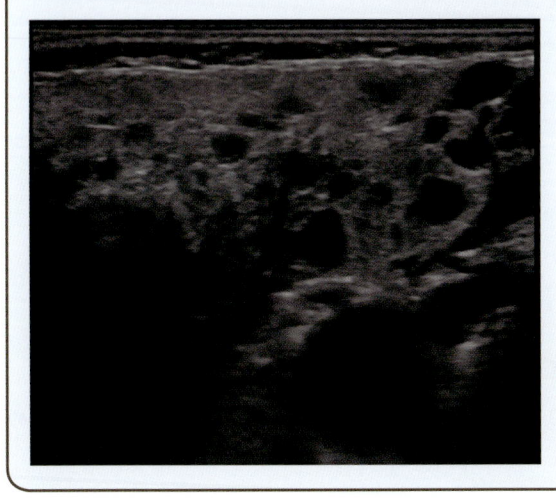

図2　左耳下腺の B モード像

反復性耳下腺炎の症例. 左耳下腺内に小さな無エコー域が多発している

◆文献

1) Nozaki H. et al.：Ultrasonographic features of recurrent parotitis in childhood. Pediatr Radiol 1994；24：98-100.

2) 内田正志，他：超音波検査による流行性耳下腺炎（ムンプス）と反復性耳下腺炎の鑑別. 小児内科 2005；37：59-62.

2 Sjögren 症候群

鳥取大学医学部附属病院耳鼻咽喉・頭頸部外科／松田枝里子

Sjögren 症候群ケース紹介

50 歳代女性

主訴：繰り返す耳下腺炎

病歴：4〜5 年前より左耳下腺炎を繰り返し近医耳鼻科に通院していた．精査目的で他院耳鼻科を紹介受診となり，CT で唾液腺萎縮と両側耳下腺に多数の石灰化を認め，精査加療目的に当院紹介受診となった．

既往歴：特になし

身体所見：口腔内に特記所見なし．唾液排出問題なし．両側耳下部の腫脹および疼痛なし．腫大リンパ節は触知せず．眼球乾燥軽度あり．

エコー画像と所見

エコー画像と所見を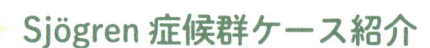図 1 に示す．

他の検査

CT：両側耳下腺に多数の石灰化を認める

ガムテスト：5 mL

Schirmer テスト：右 5 mL，左 26 mL

血液検査：抗 SS-A 抗体 1,200 U/mL 以上，抗 SS-B 抗体 12.4 U/mL，血清 IgG4 27.6 mg/dL

小唾液腺生検：1 か所において導管周囲に 50 個以上のリンパ球浸潤を示すフォーカスを認める．ごく一部の導管では拡張を伴う．

　厚生労働省のシェーグレン症候群の改定診断基準(1999 年)では，4 つの項目のうち 2 項目以上が陽性で Sjögren 症候群の診断となる．本症例では 2 項目を満たし，Sjögren 症候群の診断となった．

治療および治療経過

　肺や腎など他の領域に Sjögren 症候群に伴う明らかな臓器障害は認めず，他の膠原病を積極的に疑う所見も認めなかった．乾燥症状に対する対症療法として，ドライアイに対しては点眼，口腔内乾燥に対してはピロカルピン塩酸塩を処方し，経過観察を行っている．

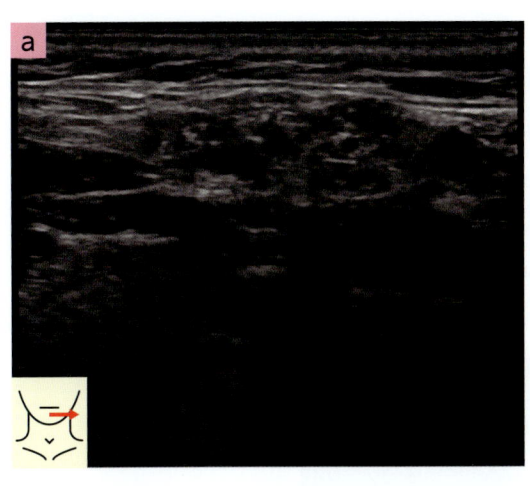
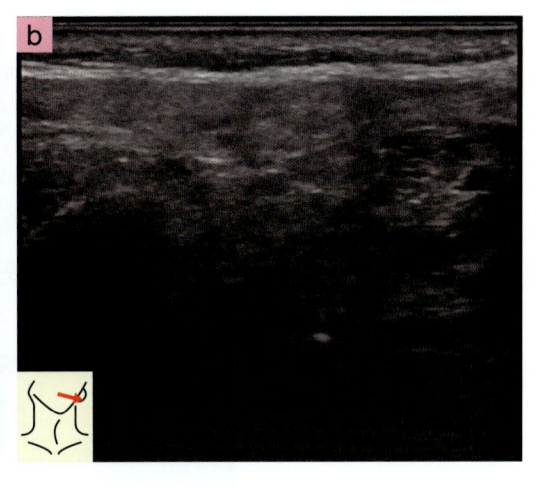

図1 唾液腺のエコー画像

a：左顎下腺のBモード像
b：左耳下腺のBモード像
顎下腺は輪郭が境界不明瞭であり，実質は不均質で低エコー域が多発している（a）．耳下腺は実質がやや不均質で低エコー域や高エコーを散見する（b）

とことん活用術

エコー検査はSjögren症候群の診断や重症度の評価に有用である．Sjögren症候群患者にみられる典型的なエコー像に，唾液腺実質の不均質さ（多発低エコー域）と点状・線状高エコー，顎下腺では境界不明瞭がある（図2）[1]．腺サイズが変化し，萎縮や腫脹が認められる．腺内ま

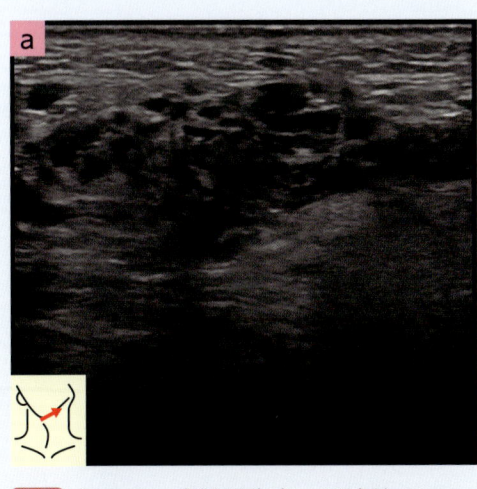
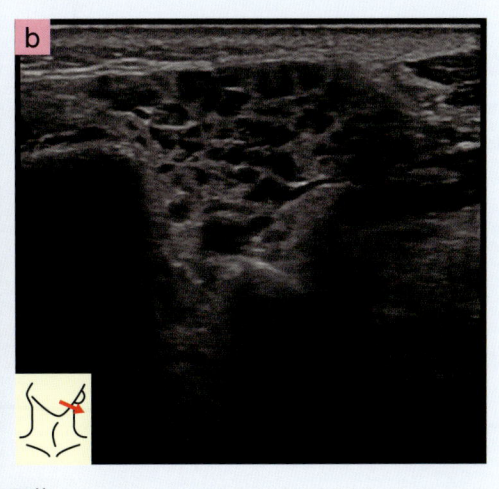

図2 Sjögren症候群患者の唾液腺のエコー画像

a：右顎下腺のBモード像
b：左耳下腺のBモード像
顎下腺は萎縮し境界不明瞭，低エコー域の多発と線状・点状の高エコーを認める（a）．耳下腺も低～無エコー域が多発し，線状高エコーを認める（b）

たは腺周囲のリンパ節腫大がみられることもある．Sjögren 症候群のエコー像は病理学的な変化を反映しており，低エコー域の多発は導管周囲へのリンパ球浸潤を，点状・線状高エコーは線維化を表していると考えられる．萎縮に伴い腺の境界不明瞭化も認められる．

　Sjögren 症候群の患者では，mucosa associated lymphoid tissue（MALT）リンパ腫を合併するリスクが健常人と比較して高い（図3）．このことを念頭におき，耳下腺や耳下腺内リンパ節に悪性所見を認めた場合には，穿刺吸引細胞診や生検を検討する．

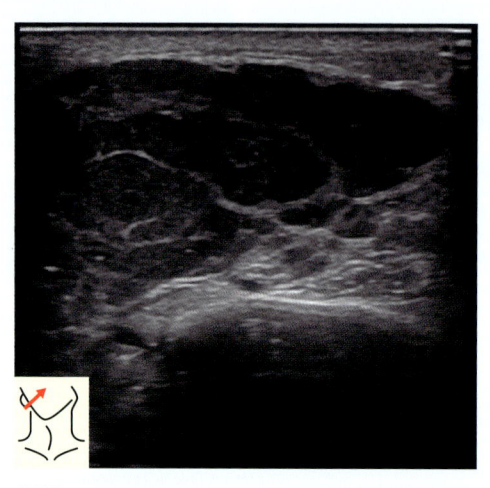

図3　右耳下腺の B モード像

Sjögren 症候群患者に生じた耳下腺の MALT リンパ腫．右耳下腺は腫大し，極めて低エコーであり後方エコーは増強している

◆文献

1）Shimizu M et al.：Sonographic diagnostic criteria for screening Sjögren's syndrome. Oral Surg Oral Med Oral Pathol Oral Radiol Endod 2006；102：85-93.

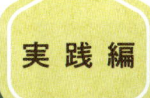

実践編　F▶耳下腺の診療

3 耳下腺良性腫瘍

神奈川県立がんセンター頭頸部外科／古川まどか

1 耳下腺良性腫瘍のケース紹介

症例：60 歳代男性（両側耳下腺　Warthin 腫瘍症例）

主訴：肺腫瘍を健診で指摘された.

病歴：健診で Stage I の肺がんが疑われたため，呼吸器内科を受診した. 病期診断目的の
　　　FDG-PET，PET/CT にて頸部に多発する集積が認められた（図 1a〜c）. 頸部リンパ節転
　　　移が疑われ頭頸部外科にコンサルテーションされた.

症状：頸部，胸部ともに自覚症状はなかった.

既往歴：特になし.

喫煙歴：20 本 / 日× 46 年であった.

エコー所見（図 1d・e）

　右耳下腺内に多発する腫瘍，左耳下腺内にも腫瘍を認め，エコー所見から Warthin 腫瘍と診断
した.

その他の検査

　念のため，エコーガイド下に穿刺吸引細胞診を施行したところ良性，Warthin 腫瘍との診断で
あった.

治療

　エコー所見と，多発性，両側性に発生する Warthin 腫瘍に特徴的な臨床所見から診断が確定で
きた. Warthin 腫瘍に関しては，このまま経過観察とした. 肺がんの頸部リンパ節転移は否定さ
れ，予定どおり Stage I の肺がんとして手術が施行された.

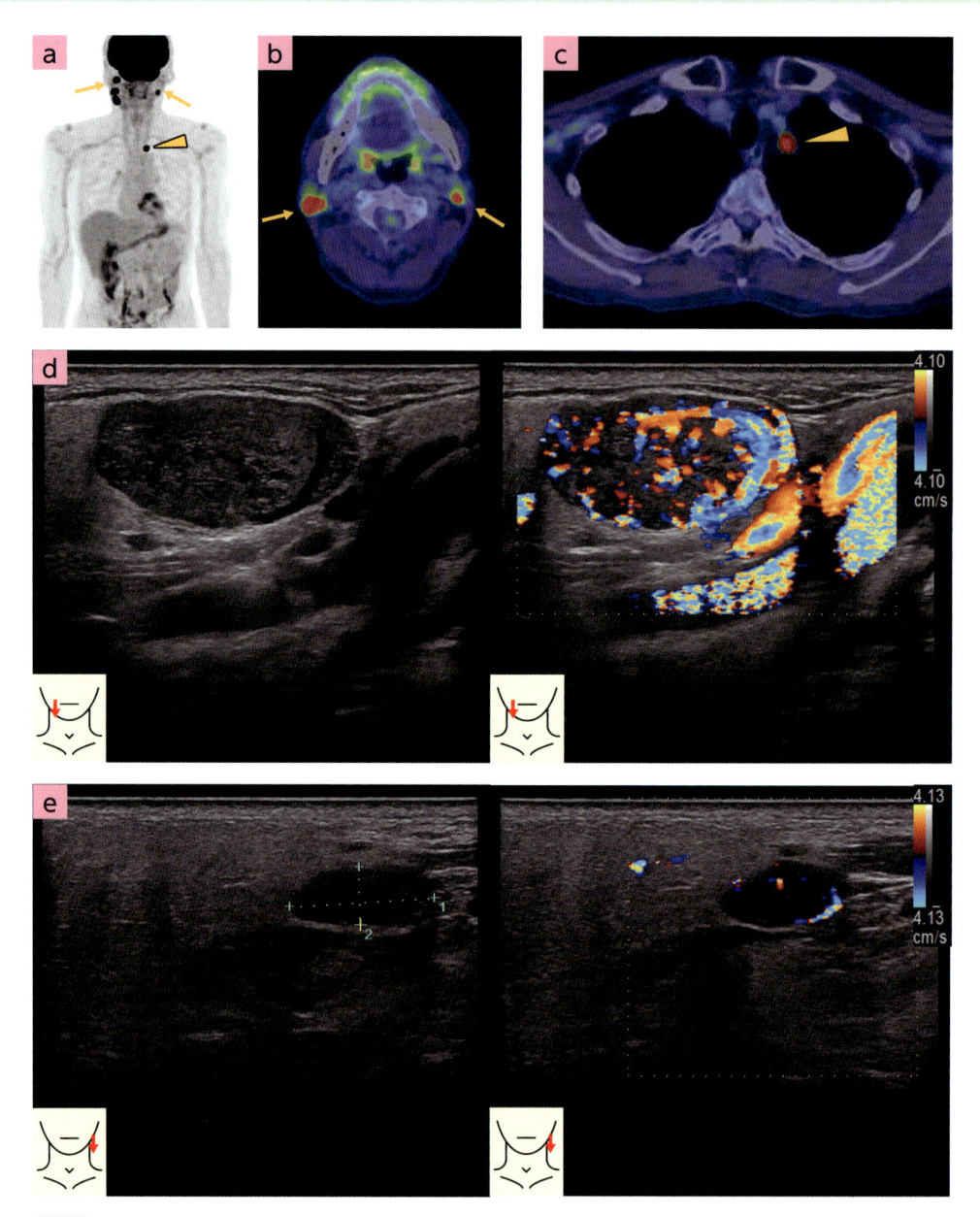

図1 症例　60歳代男性（肺がん）

a：FDG-PET．肺の原発巣（▶）のほか右頸部に多発性の FDG 集積，左側にも 1 か所集積を認める（➡）
b：PET/CT 頸部．両側耳下腺内に集積が認めらる（➡）
c：PET/CT 肺．左肺の原発巣に集積が認められる（▶）
d：右耳下腺内腫瘍のエコー像（縦断像）．左：B モード，右：カラードプラ．境界明瞭で後方エコーの
　　増強を示す楕円形の腫瘤で充実部分には細かい血流シグナルが豊富に認められる
e：左耳下腺内腫瘍のエコー像（縦断像）．左：B モード，右：カラードプラ．右側よりもサイズは小さ
　　いが，境界明瞭な楕円形の腫瘤で Warthin 腫瘍と診断した

② 耳下腺良性腫瘍のエコー診断

　耳下腺に発生する良性腫瘍には，唾液腺細胞から発生するものが最も多く，多形腺腫と Warthin 腫瘍が大多数を占める．そのほか，耳下腺内に発生する良性腫瘍には囊胞，顔面神経鞘腫などがある．Warthin 腫瘍の悪性化はまれであるが，多形腺腫は悪性腫瘍に移行する可能性があるため，両者の鑑別は臨床上重要である．

　多形腺腫と Warthin 腫瘍の典型的なエコー像を理解し両者を鑑別するとともに，この 2 つの腫瘍のいずれにもあてはまらないときに，悪性腫瘍も含めて他の組織型の腫瘍や，リンパ節疾患，唾液腺炎症性疾患なども含めて慎重に鑑別しなくてはならない．

　他のモダリティでは知ることができないような，詳細な形状の違い，内部エコー性状の部分的な変化や血流診断を行うことのできるエコーは，耳下腺腫瘍疾患の鑑別に非常に有用であり不可欠な検査といえる．

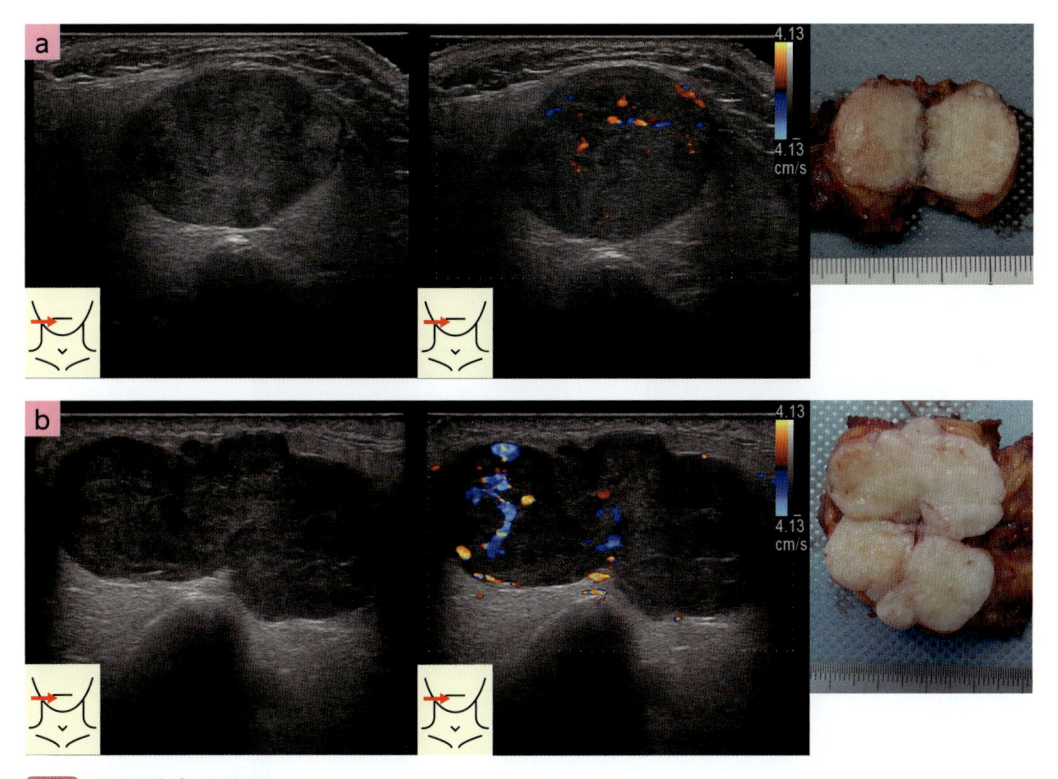

図2 耳下腺多形腺腫

a：右耳下腺多形腺腫（横断像）．左より順に B モード，カラードプラ，摘出腫瘍．
b：右耳下腺多形腺腫（横断像）．左より順に B モード，カラードプラ，摘出腫瘍．
a，b とも軽度ではあるが分葉傾向がみられ，間質の隙間を走行する血流シグナルが認められる

3 おもな耳下腺良性腫瘍のエコー像

a 耳下腺多形腺腫

　境界は明瞭平滑，形状は整である．小さい腫瘍では円形のものが多いが，大きくなると分葉状に発育する．内部エコーはほぼ均質で低から等エコー，後方エコーの増強が認められる．腫瘍の可動性は良好であることが，エコー動画像やエラストグラフィで確認できる．腫瘍内の血流は，粘液腫状や軟骨腫様組織の部分を避けるように血管が走行するため，カラードプラ像における血流シグナルは全体的に疎で，血流が直線的に追跡可能なことが多い（図2）．

　多形腺腫の診断では，腫瘍内の多彩な組織像を反映したエコー像となるため，一つの断面だけでなく，複数の断面で腫瘍の全体像を十分に観察することが重要である．

b Warthin 腫瘍

　境界は明瞭平滑で，形状は整で，扁平でややいびつな楕円形を呈することが多い．耳下腺の下極に生じることが多く，耳下腺外のリンパ節腫脹との鑑別が必要になることもある．病理学的には腫

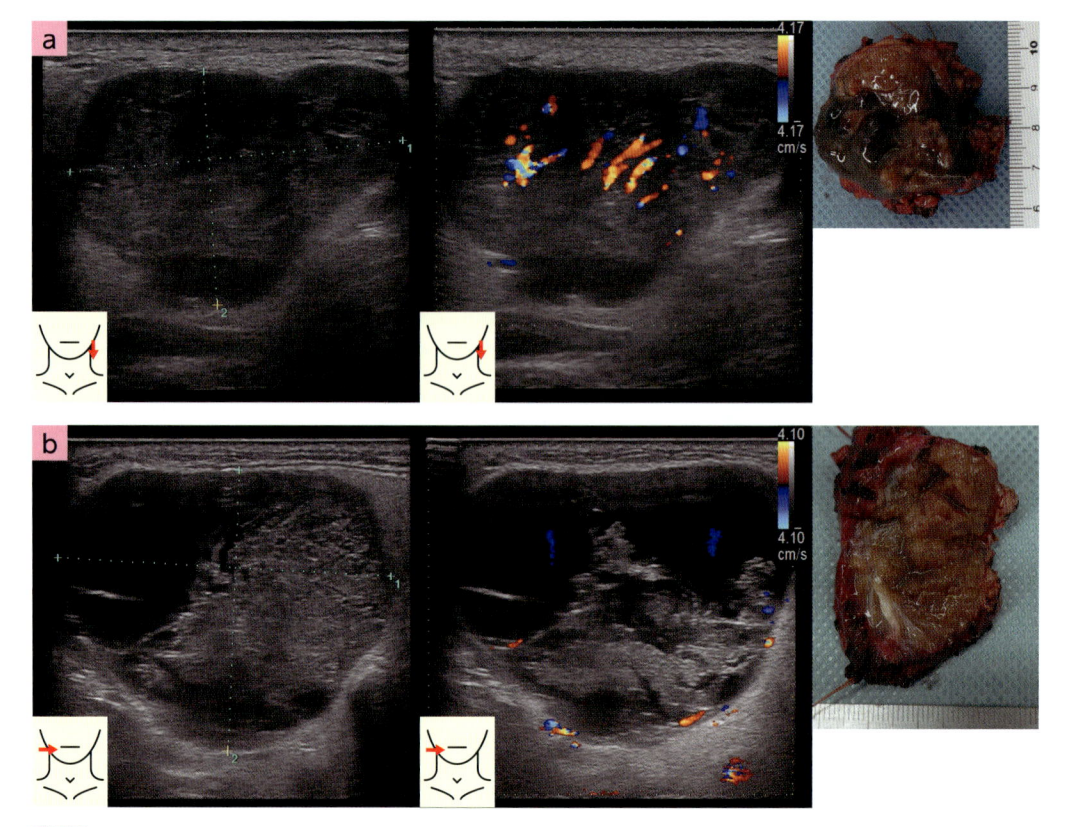

図3 Warthin 腫瘍

a：左耳下腺 Warthin 腫瘍（縦断像）．左より順に B モード，カラードプラ，摘出腫瘍．ごく軽度の分葉傾向がある楕円体で囊胞部分と充実部分が混在し，充実部分に血流シグナルが認められる
b：右耳下腺 Warthin 腫瘍（横断像）．左より順に B モード，カラードプラ，摘出腫瘍．囊胞部分が主体の腫瘍で内部に一部充実部分があるが，血流シグナルは腫瘍内部では乏しく，腫瘍被膜付近にわずかに認めるのみである

瘍内は顕微鏡レベルの小嚢胞の集合体となっており，そのため内部構造があり充実部分はあっても腫瘍全体として嚢胞パターンを呈する．すなわち，内部エコーはほぼ均質，低エコーを呈し，後方エコーの増強が著明で，エラストグラフィでも嚢胞パターンを呈する．腫瘍内にしばしば肉眼的な嚢胞部分を伴う．肉眼的な嚢胞部分以外の充実性部分では，細かい血流シグナルが豊富に認められる（図3）．

c 基底細胞腺腫

多形腺腫，Warthin 腫瘍に次いで多いのが基底細胞腺腫である．多形腺腫と異なり間質成分がないため，細胞成分が腫瘍全体を占め，分葉傾向はあまりみられず，内部エコーも均質で腫瘍内血流も偏りなく腫瘍内部全体に認められる（図4）．

d 耳下腺嚢胞

耳下腺内に生じる嚢胞性腫瘤には，Warthin 腫瘍の嚢胞部分が腫瘍全体を占めるようになったものや，唾液の貯留嚢胞なども生じるが，リンパ上皮性嚢胞や鰓原性腫瘍といった真性嚢胞もしばし

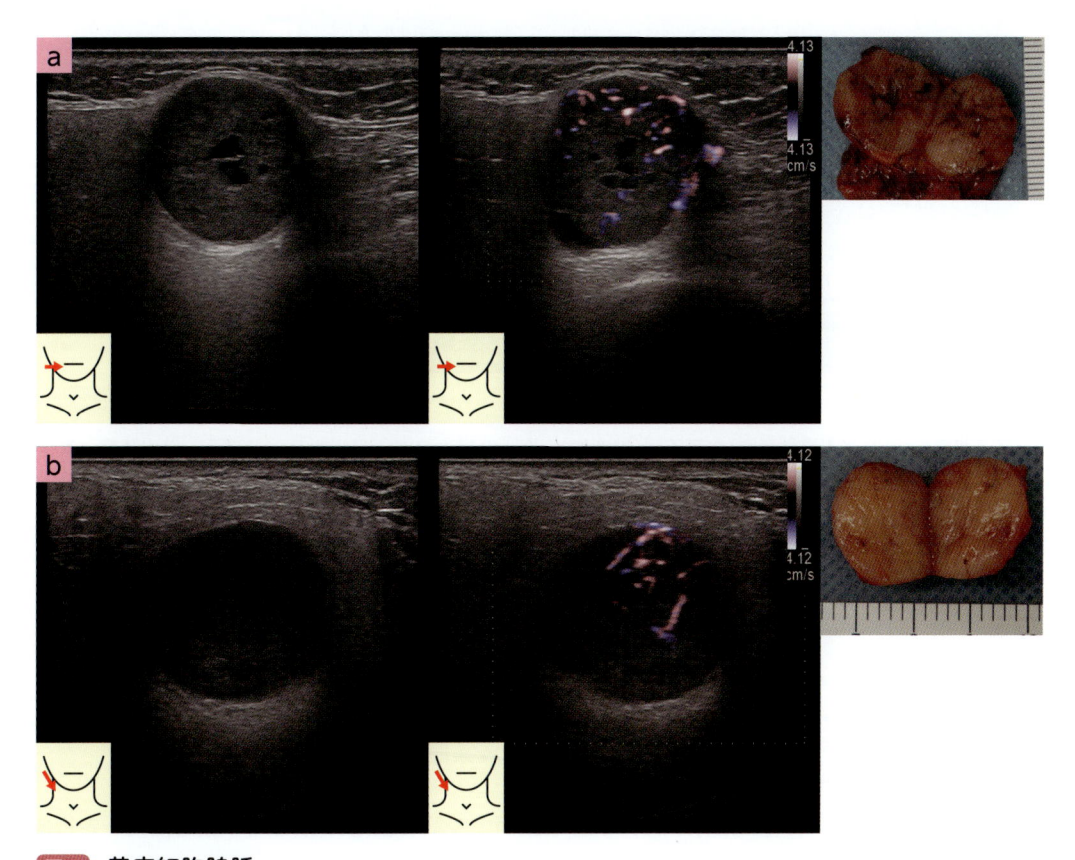

図4 基底細胞腺腫

a：右耳下腺規定細胞腺腫（横断像）．左より順に B モード，カラードプラ，摘出腫瘍．分葉傾向はごく軽度の形状整な球形の腫瘍で，内部にわずかに嚢胞部分を含むがそれ以外はほぼ均質である．血流シグナルは腫瘍内全体に認められる．

b：右耳下腺 Warthin 腫瘍（縦断像）．左より順に B モード，カラードプラ，摘出腫瘍．分葉傾向がほとんどない形状整な球形の腫瘍である．内部エコー均質で，血流シグナルは腫瘍内全体に認められる

ば生じる．境界明瞭な内部エコー均質な円形の腫瘤で一定の厚みをもった囊胞壁と貯留液がエコー像で確認できる．後方エコーは増強する．囊胞の内容液の性状によっては，多数の点状高エコーがエコーのエネルギーで浮遊物状に動くのを観察できる（図5）．

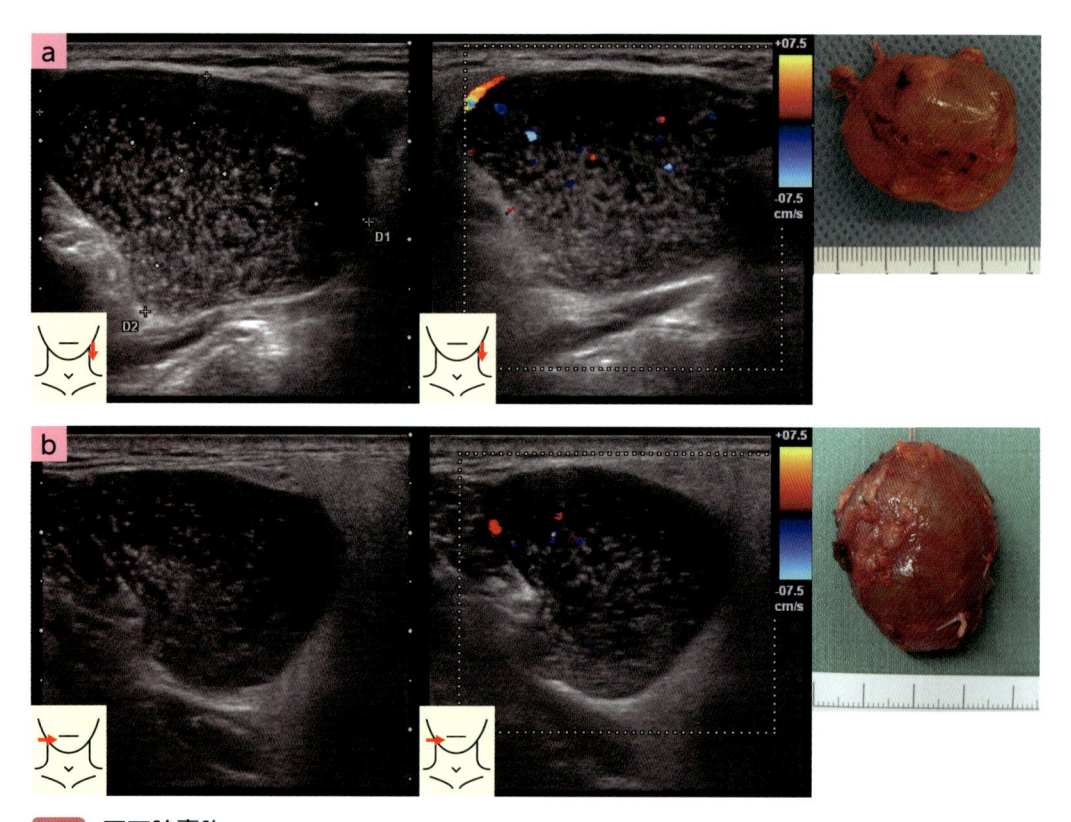

図5　耳下腺囊胞

a：耳下腺囊胞（リンパ上皮性囊胞）左耳下腺（縦断像）．左より順にBモード，カラードプラ，摘出腫瘍．囊胞内にコレステリン結晶が浮遊しており，カラードプラでは結晶の動きがカラーシグナルとして表示されている

b：耳下腺囊胞（鰓原性囊胞）右耳下腺（横断像）．左より順にBモード，カラードプラ，摘出腫瘍．囊胞壁は上皮細胞に裏打ちされており鰓原性囊胞と診断された

とことん活用術　耳下腺管のエコー像を用いた耳下腺浅葉腫瘍と深葉腫瘍の鑑別法

　顔面横断像，耳垂の下端で頬骨下縁に平行な断面で咬筋の表層にある耳下腺組織内を走行する耳下腺管が描出される．顔面神経を直接エコーで描出することはできないが，耳下腺の中央から前方では顔面神経は耳下腺管とほぼ同じ面を走行するため，耳下腺管と腫瘍との位置関係をみることで，腫瘍が浅葉にあるか深葉にあるかを推測することができる（図6）

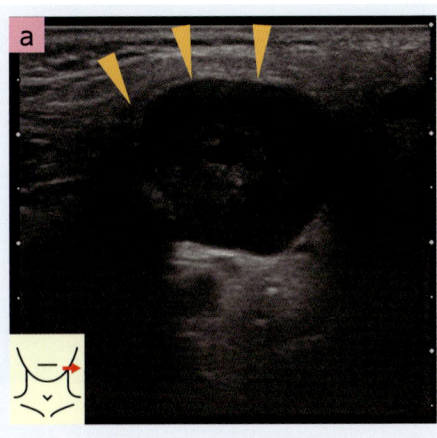
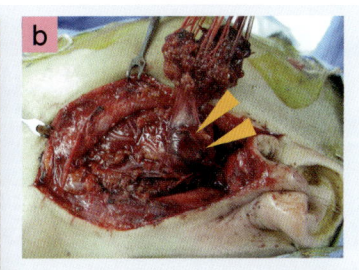

図6 耳下腺多形腺腫（左耳下腺　深葉腫瘍）

a：耳下腺管（▶）は腫瘍の表層を走行しており，耳下腺管が顔面神経とほぼ同じ面を走行していると考えると腫瘍が深葉にある可能性が高いと診断できる

b：実際に腫瘍は顔面神経（▶）の深部に存在していた

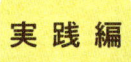

F▶耳下腺の診療

4 耳下腺悪性腫瘍

神奈川県立がんセンター頭頸部外科／古川まどか

1 耳下腺悪性腫瘍のケース紹介

> 症例：50 歳代男性（右耳下腺　唾液腺導管がん症例）
> 主訴：右顔面神経麻痺
> 病歴：5 か月前に右顔面神経麻痺を自覚し近医耳鼻咽喉科を受診し，Bell 麻痺として投薬を受けたが改善なく，1 か月前には右耳下部が腫脹し疼痛も出現した．
> 症状：右耳下部の腫脹と疼痛，右顔面神経麻痺

エコー所見（図 1）

　右耳下腺深部に可動性不良な低エコー腫瘤を認めた．深部であり境界も不明瞭でエコーの減衰も強いため，この深さに焦点をあわせていないと描出できない可能性もあり注意が必要と思われた．右側顔面全体の顔面神経麻痺が主訴であることから，顔面神経本幹の走行を考慮し茎乳突孔の位置および深さに照準をあわせて焦点や周波数などのエコーの設定を調整すべき症例といえる．

他のモダリティ （図 2）

　この症例の場合，深部にある腫瘍がその表層にある臓器を押し上げる形で存在したため，触診や体表の浅い部位に照準を合わせたエコーでは病変を特定できなかった可能性がある．深部にあるためエコーで詳細な血流評価がむずかしかったが，造影 CT，造影 MRI ではその形状や造影増強効果から悪性腫瘍と診断することが可能であった．したがって，エコーで深部に悪性病変が存在する可能性があることがわかった場合は，これらの他のモダリティでの検査も可能な限り速やかに施行すべきである．PET/CT は検査コストの面からは耳下腺腫瘍に対しルーチンで行う検査ではないが，悪性の場合は全身転移をすでにきたしている可能性も高く，治療方針決定のため必要な検査であると考える．

確定診断

　組織生検で唾液腺導管がんと診断された．

治療

　肺転移の可能性があること，多発頸部リンパ節転移があることから化学放射線治療を施行した．

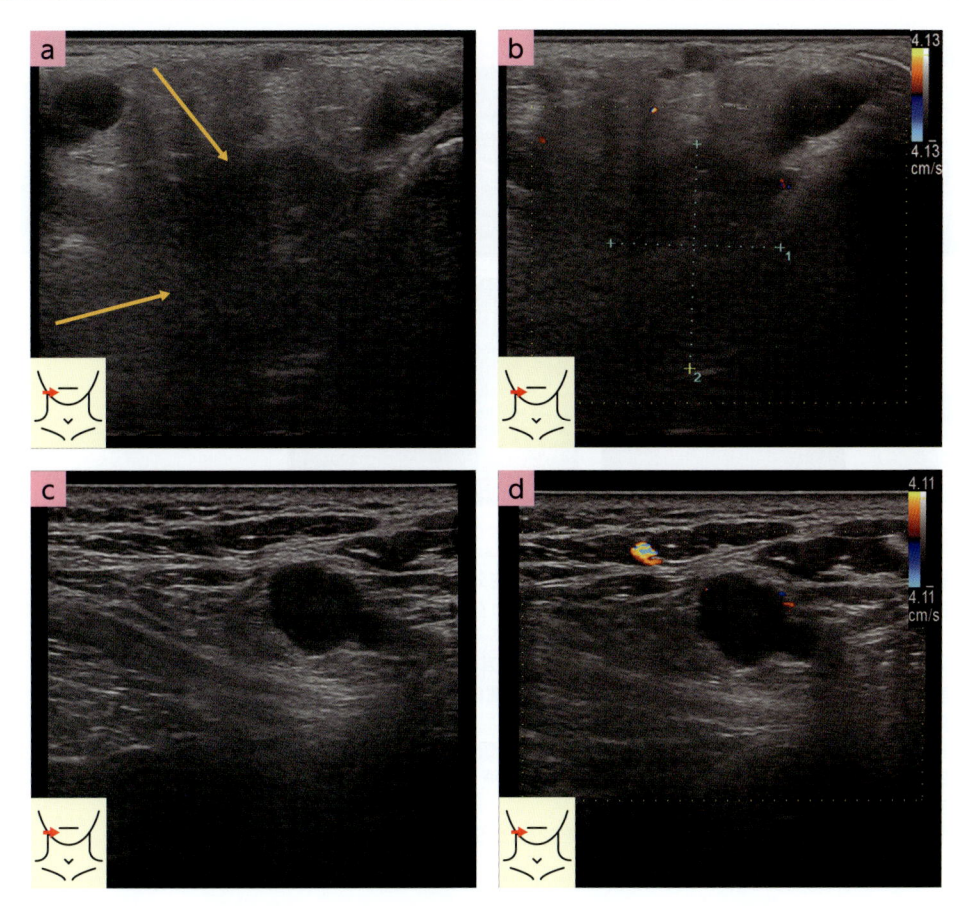

図1　症例　50歳代男性（右耳下腺　唾液腺導管がん）のエコー所見

a：右耳下腺の深部に境界不明瞭な腫瘤を認めた．境界は一部不明瞭，内部エコーは不均質でところどころ高エコー部分が認められた．動画像で他動的に動かそうとしたが可動性は不良であった
b：腫瘤は血流に乏しい傾向であった
c：右耳下腺の下極にリンパ節転移と思われる形状不整なリンパ節腫脹を認めた
d：リンパ節内部は血流に乏しい傾向であった

顔面神経麻痺は発症からすでに半年以上経過しており，治療後も改善は認められないが，右耳下部の腫脹は軽減してきている．引き続き経過観察予定である．

> **とことん活用術**
>
> 　耳下腺深部に発生した腫瘤は体表から気がつかれないまま深部で大きくなる．良性腫瘍の場合は周囲臓器の隙間で無症状のまま緩徐に腫大し，副咽頭間隙腫瘍として偶発的に見つかるものがほとんどであるが，悪性腫瘍の場合は神経浸潤をきたし神経機能脱落症状が出現して気づかれ，その時点でかなり進行している症例が多い．薬物治療に抵抗する顔面神経麻痺症例の診察時には，麻痺している範囲と顔面神経の走行から，神経の障害部位を推測してエコー検査を行うことで正しく病変の存在を診断できる．さらに穿刺吸引細胞診や組織採取部位の決定，手

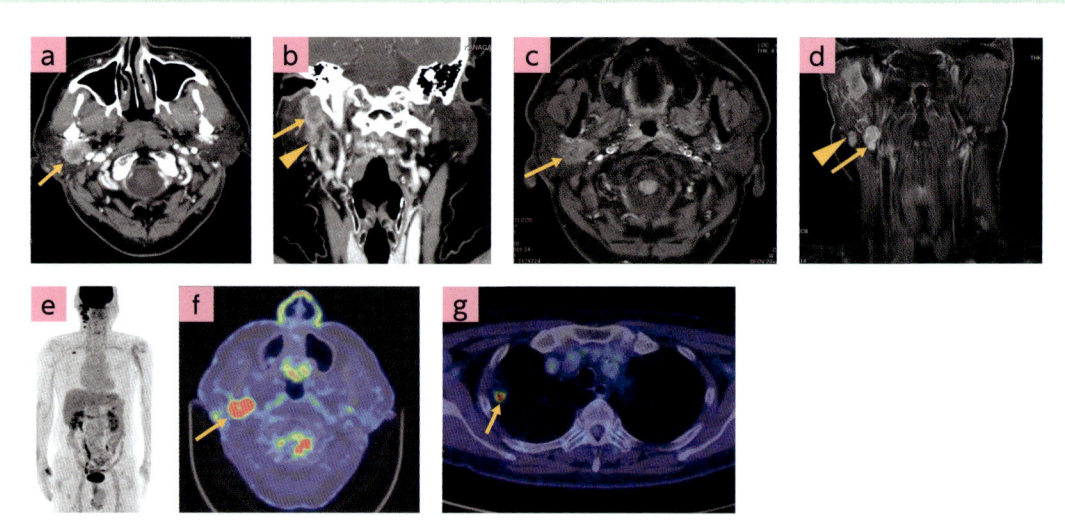

図2 **図1と同一症例の CT・MRI・PET/CT**

a：造影 CT（軸位断）．右耳下腺深部に腫瘍辺縁の造影効果が強くみられる腫瘍（→）を認めた
b：造影 CT（冠状断）．腫瘍（→）は茎乳突起孔付近に存在し，その尾側にリンパ節転移と思われる小腫瘤像（▶）も認められた
c：造影 MRI（軸位断）．造影効果のみられる腫瘍が右耳下腺深部に認められる
d：造影 MRI（冠状断）．CT と同様に，耳下腺深部の腫瘍（→）と，その尾側にリンパ節転移と思われる小腫瘤像（▶）が認められた
e：FDG-PET．右耳下腺深部に多数の腫瘍が癒合し，頸部リンパ節に連なるような集積を認めた
f：PET/CT 頸部．右耳下腺深部の腫瘍への FGD 集積を認めた（standardized uptake value〈SUV〉max = 13.11）
g：PET/CT 胸部．右肺に結節状の FDG 集積を認めた（SUVmax = 6.57）

術可能かどうかの判定にも，エコーによる病変の詳細な観察が非常に役に立つ．耳下腺悪性腫瘍において，各組織型に特徴的なエコー所見というものは限定できないが，エコー所見は腫瘍の臨床的悪性度を表しており，エコーで周囲組織への浸潤の程度，リンパ節転移の有無を診断することは，手術術式をはじめとする最適な治療戦略を考えるのに非常に役立つ．

2 その他の耳下腺悪性腫瘍

唾液腺腫瘍の組織診断名は多彩に分類されているが，一般的に臨床的に遭遇する組織型は耳下腺悪性腫瘍では「唾液腺導管がん」「腺がん NOS」「多形腺腫由来がん」「粘表皮がん」「腺様嚢胞がん」「腺房細胞がん」「分泌がん」などが多い．エコー所見も，被膜を有する境界明瞭な腫瘍から，被膜を有さず境界不明瞭で周囲組織浸潤が強いものまで様々である．特に，境界明瞭な腫瘍では良性腫瘍との鑑別が困難なこともあり注意を要する．おもな組織型の耳下腺悪性腫瘍症例におけるエコー像を図3，図4，図5に示す．

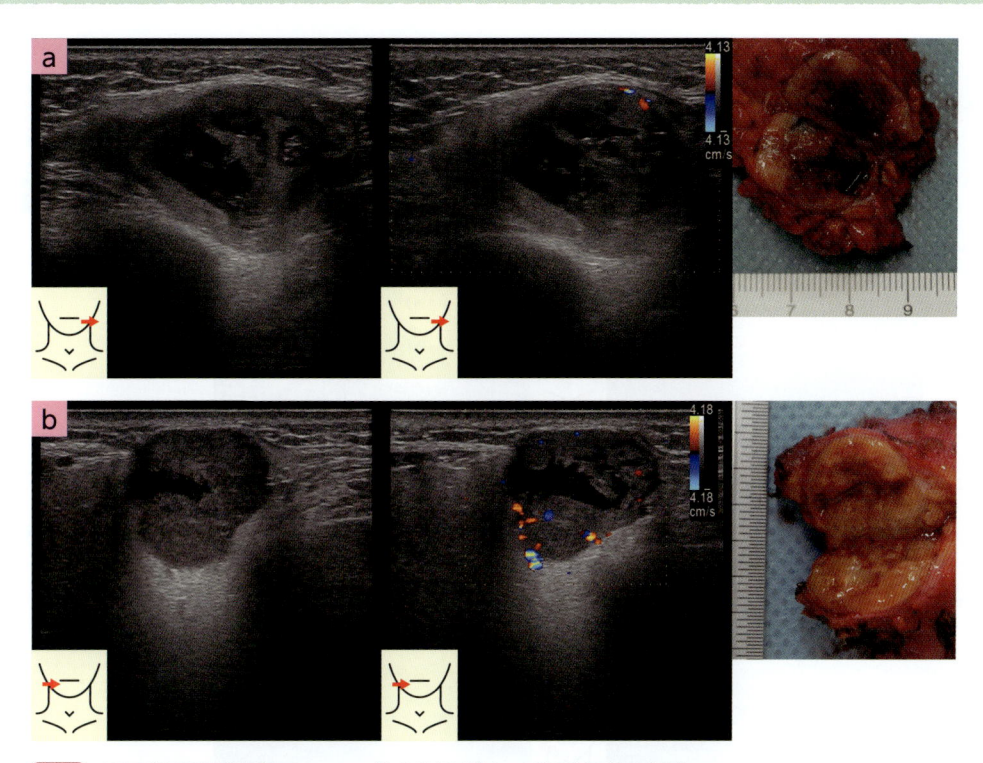

図3 耳下腺悪性腫瘍のエコー像（分泌がん，腺房細胞がん）

a：腺房細胞がん．左耳下腺横断像（左より順にBモード，カラードプラ，摘出腫瘍）
b：分泌がん．右耳下腺横断像（左より順にBモード，カラードプラ，摘出腫瘍）

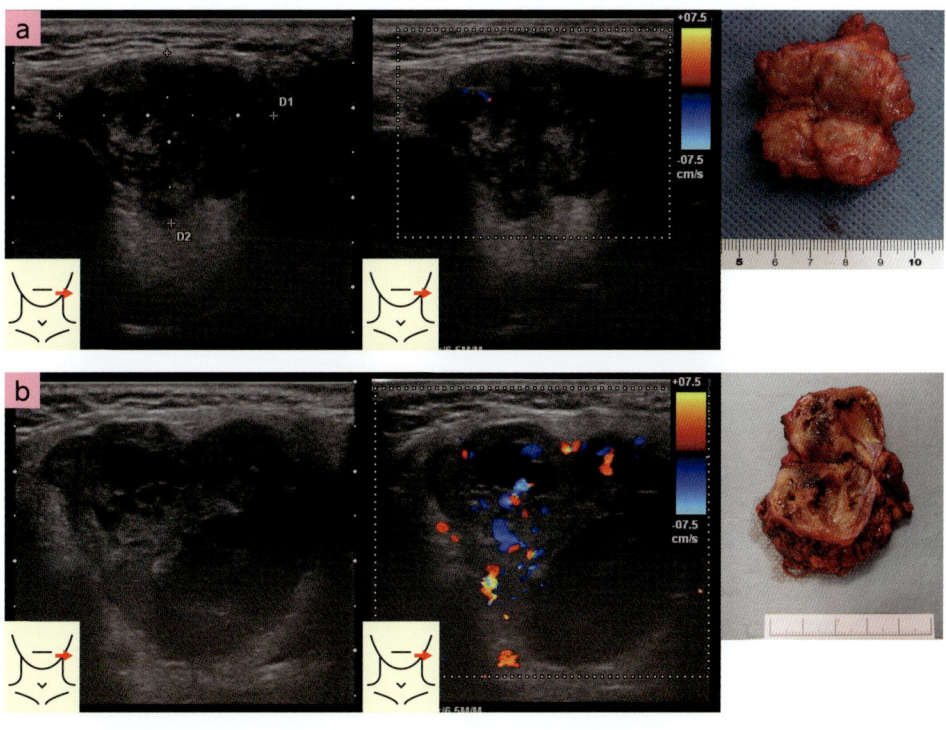

図4 耳下腺悪性腫瘍のエコー像（粘表皮がん，腺様嚢胞がん）

a：粘表皮がん．左耳下腺横断像（左より順にBモード，カラードプラ，摘出腫瘍）
b：腺様嚢胞がん．左耳下腺横断像（左より順にBモード，カラードプラ，摘出腫瘍）

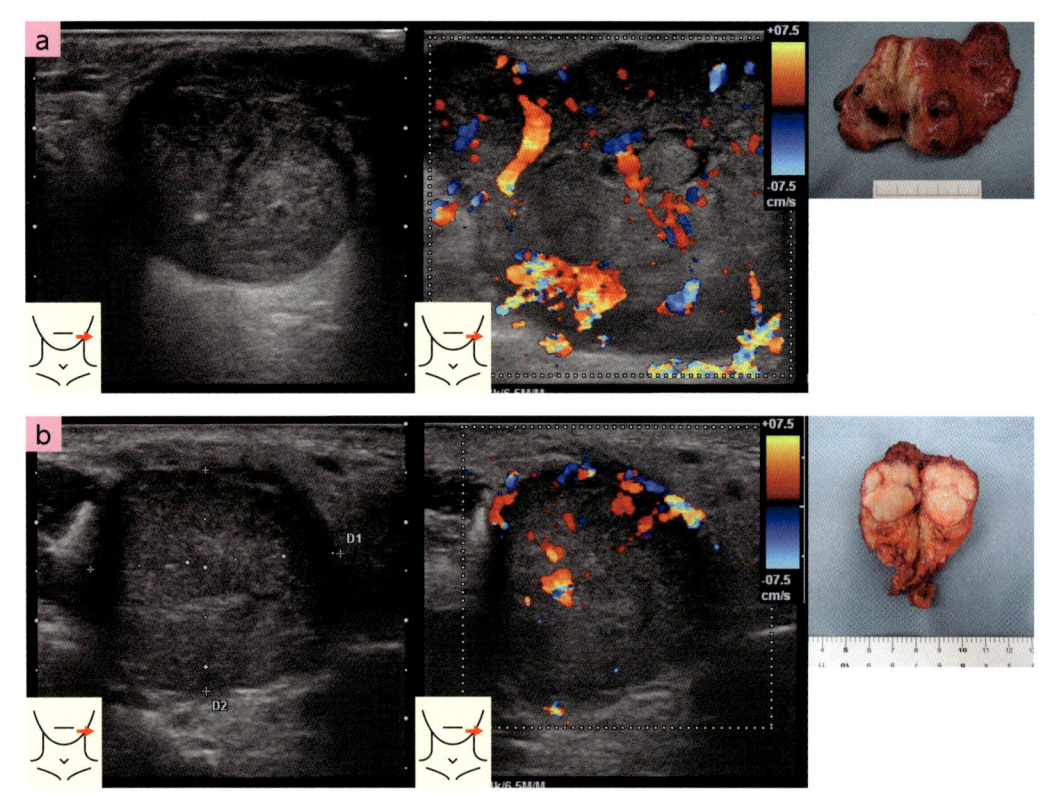

図5 耳下腺悪性腫瘍のエコー像（多形腺腫由来がん，唾液腺導管がん）

a：多形腺腫由来がん．左耳下腺横断像（左より順にBモード，カラードプラ，摘出腫瘍）
b：唾液腺導管がん．右耳下腺横断像（左より順にBモード，カラードプラ，摘出腫瘍）

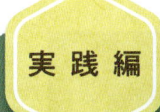
実践編

5 副耳下腺腫瘍

神奈川県立がんセンター頭頸部外科／古川まどか

1 副耳下腺腫瘍のケース紹介

症例：80歳代男性（左副耳下腺　腺房細胞がん症例）

主訴：左頬部の腫瘤

病歴：10年前より左頬部腫瘤に気づいていたが放置していた．徐々に気になるようになった
ため近医形成外科を受診．形成外科で摘出術が予定されたが，腫瘍は皮膚との癒着はな
かったが，腫瘍底部の可動性が不良であったため，頬部皮膚を切開し組織生検術を施
行．病理診断で腺房細胞がんの診断であったため頭頸部外科に紹介受診となった．

エコー所見

　左耳下腺の前縁のさらに前方の頬部に境界明瞭な腫瘤像を認めた．腫瘤は耳下腺被膜の延長線の
筋膜の深部に存在していた（図1）．

CT，MRI所見

　左頬部皮下の耳下腺とは離れた部位に腫瘍が認められた（図2）．

手術所見

　紹介医での生検時の皮膚切開部を合併切除するため，頬部皮膚を切開し顔面神経および耳下腺管
を確認しながら腫瘍を摘出した．腫瘍の前後に耳下腺管が確認された（図3）．最終病理診断も腺房
細胞がんであった．

2 副耳下腺腫瘍

　副耳下腺は耳下腺管（Stenon管）に沿って，耳下腺と離れて独立して耳下腺前方の咬筋表層に位
置する異所性の唾液腺である．この副耳下腺に発生する副耳下腺腫瘍は頻度的にはまれな疾患であ
り，通常の耳下腺腫瘍より悪性腫瘍の頻度が高い傾向があることから，常に副耳下腺腫瘍の可能性
や悪性腫瘍の存在を念頭におきながら診断する必要がある．さらに，顔面神経が末梢になり細く分
枝する部位であり，幾本かの神経線維が腫瘍を取り巻くことも多いことから，正確な術前診断と手

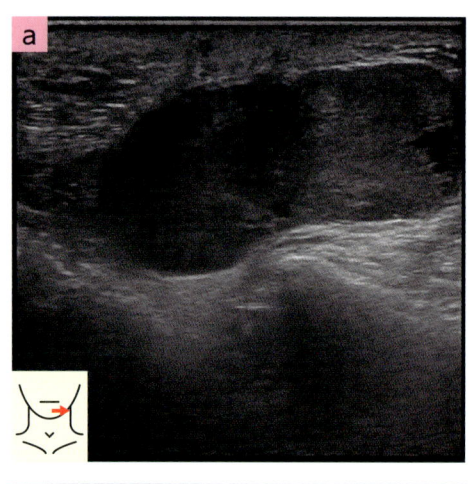
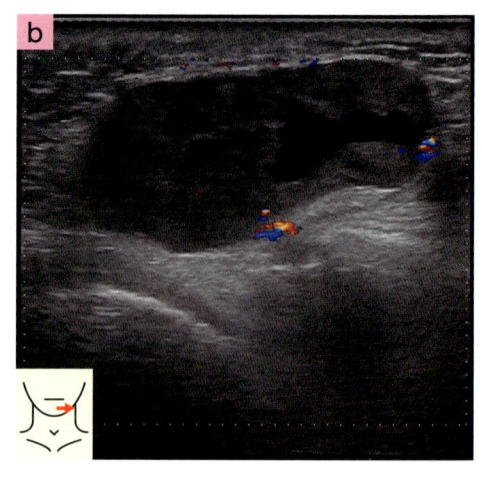
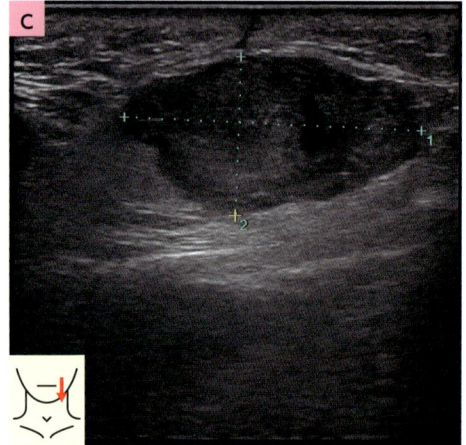

図1 症例　80 歳代男性（左副耳下腺　腺房細胞がん）のエコー像

a：左頬部横断像（B モード）．境界明瞭で後方エコーの増強を認める
b：左頬部横断像（カラードプラ）．腫瘍の被膜部分にわずかに血流シグナルを認めるのみで，腫瘍内部の血流シグナルは乏しい
c：左頬部縦断像（B モード）．軽度の分葉傾向がある腫瘍である

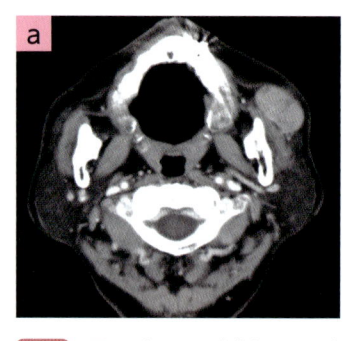
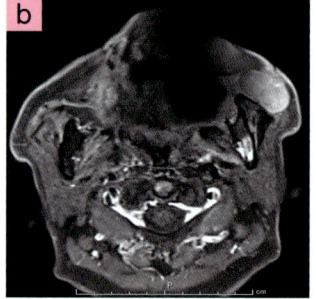

図2 図 1 と同一症例の CT および MRI

a：造影 CT．左咬筋の表層皮下に造影増強効果のある境界明瞭な腫瘤を認める
b：造影 MRI．左咬筋の表層，皮下脂肪組織内に境界明瞭な腫瘤を認める．内部は均質な造影増強効果を示すようにみえるが，歯のアーチファクトのため観察不良となっている

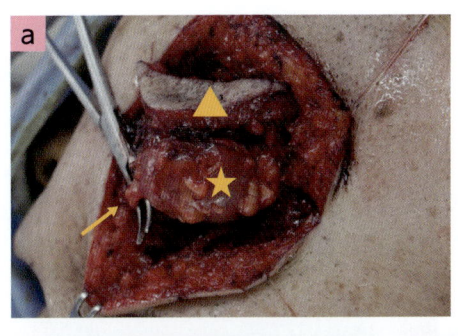
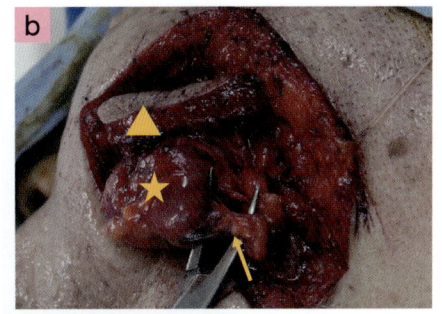
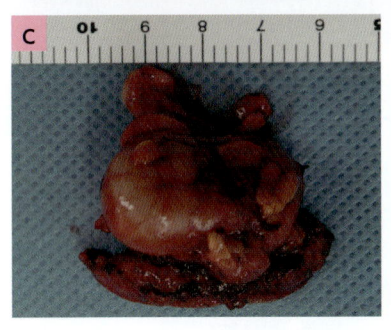
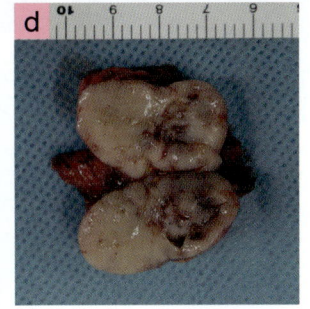

図3 図1と同一症例の手術所見

前医での切開生検部の皮膚(▶)を付けて摘出した
a：腫瘍(★)の前方の耳下腺管(➡)
b：腫瘍(★)の後方の耳下腺管(➡)
c：摘出腫瘍
d：摘出腫瘍の割面

術術式の検討が重要になる．

　触診では皮下腫瘤として浅く触知されるが，実際には耳下腺被膜の延長となる筋膜の下層で，顔面神経と同じ深さに存在するため，顔面皮膚から安易に摘出を試みると不完全な摘出となりやすく，また顔面神経の損傷も伴いやすいため注意が必要である．本疾患を疑い術前に診断するためには，皮膚，皮下組織，筋膜および耳下腺被膜，咬筋といった顔面頬部の層構造や耳下腺管が明確に確認できるエコー診断が術前診断に非常に有用である．

3　治療

　まず，腫瘍を確実に摘出することが重要である．その際，腫瘍近くを走行する顔面神経を確認し，腫瘍浸潤がなければ温存する．耳下腺管は腫瘍との位置関係を確認し，温存可能かどうかを吟味すべきである．悪性腫瘍であっても被膜を有する臨床的悪性度が低い腫瘍が多いため，まずは腫瘍を確実に摘出し，その後，腫瘍の病理学的悪性度や切除マージンの腫瘍浸潤の有無などで放射線治療なども考慮する．

　手術的なアプローチとしては，顔面神経本幹を確認し末梢に向けて耳下腺浅葉を顔面神経から剝離し腫瘍まで到達する方法と（図4），腫瘍表面の皮膚を切開して腫瘍を摘出する方法があり，腫瘍の大きさや性状，悪性の可能性の有無，患者の性別や年齢などを考慮して選択する．

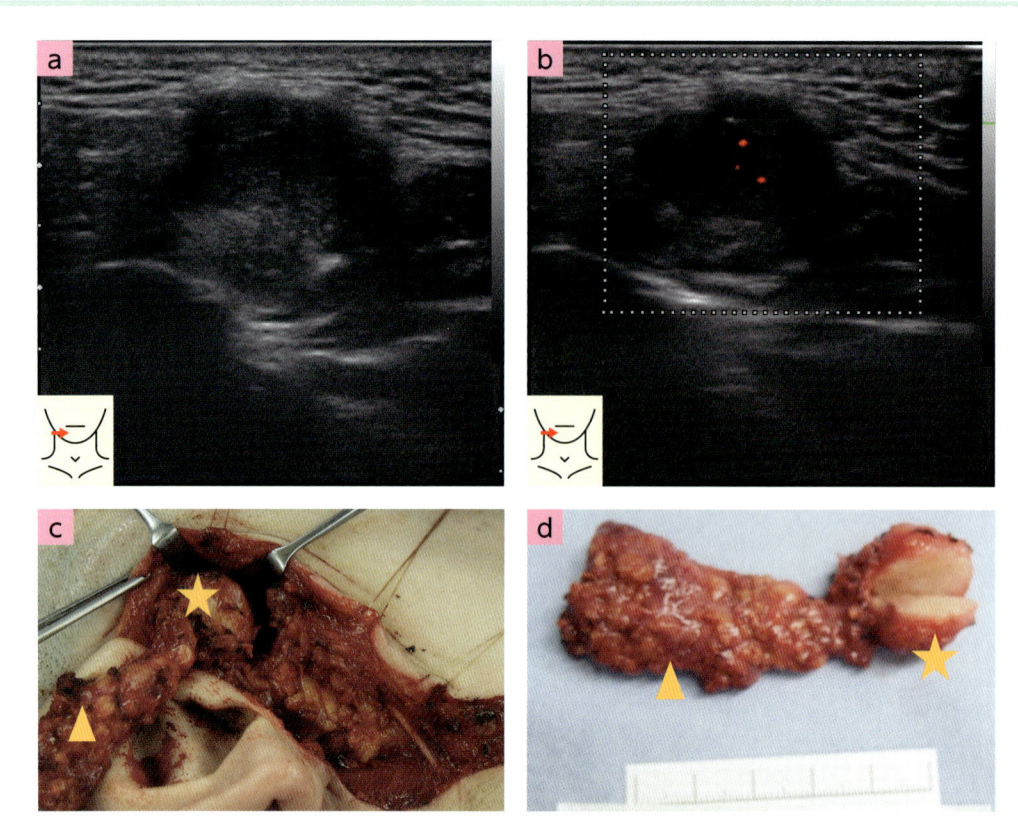

図4 副耳下腺多形腺腫症例（右側）

a：右頬部横断像（Bモード）．軽度の分葉傾向のある腫瘍を認める
b：右頬部横断像（カラードプラ）．腫瘍内部に血流シグナルをわずかに認める
c：手術所見．顔面神経より右耳下腺浅葉（▶）を耳下腺前縁まで剥離し腫瘍（★）を摘出した
d：摘出腫瘍．耳下腺浅葉（▶）と腫瘍（★）

とことん活用術

　副耳下腺は通常 CT や MRI ではその存在を示すこともむずかしいが，エコーでは耳下腺被膜から連続する筋膜や耳下腺管を顔面前方に追跡することでその存在を容易に確認できる．また，副耳下腺が存在する部位が歯牙にも近い部であり，歯科金属の影響を受けず病変そのものを描出できるところもエコーがすぐれているところである．

　副耳下腺腫瘍は，耳下腺に発生しうる良性悪性ほぼすべての組織型である可能性があり，悪性腫瘍の占める率も通常の耳下腺腫瘍よりも高率とされている．良悪性診断のほか，手術可能かどうか，手術する場合，どのようなアプローチが最適かを判断するのにもエコー所見が有用である．さらに，必要時にはエコー下に穿刺吸引細胞診を施行することで，良性悪性鑑別や組織型推測に役立つ情報を得ることもできる．

　副耳下腺内もしくは近傍を耳下腺管が走行することから，唾液腺細胞由来の充実性腫瘍だけでなく耳下腺管由来の囊胞性腫瘍も発生しやすく，囊胞が緊満している場合，触診では充実性

腫瘍との区別がむずかしい．この場合も，エコー所見で内容液の性状や動きをみることで嚢胞性腫瘍であると容易に診断できる（図 5）．嚢胞の場合穿刺吸引にていったん縮小し触知しにくくなるが，再度腫脹することも多く，その経過観察においてもエコーが有用である．

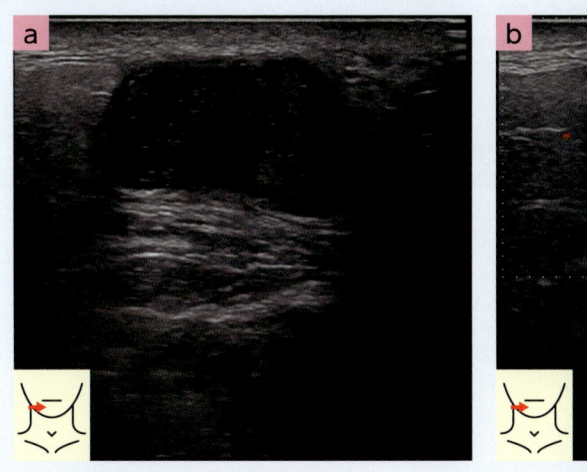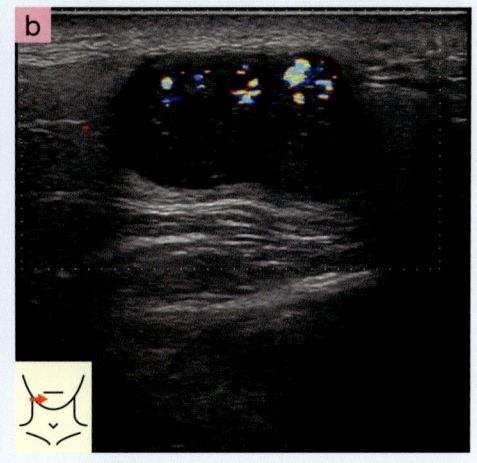

図5　副耳下腺嚢胞性腫瘍症例

a：右頬部横断像（B モード）．後方エコーの増強がある境界明瞭な腫瘤像で，内部に浮遊物を有する囊胞性腫瘍と診断できる
b：右頬部横断像（カラードプラ）．浮遊物の動きがカラーシグナルとして描出されているが，血流は認められない

G▶顎下腺の診療

1 顎下腺炎

鳥取大学医学部附属病院耳鼻咽喉・頭頸部外科／松田枝里子

顎下腺炎ケース紹介

> 20 歳代男性
>
> 主訴：右顎下部の腫脹
>
> 病歴：3 日前から右顎下部の腫脹が続き近医を受診し，CT で右顎下腺の唾石を指摘された．
>
> 加療目的に紹介となった．
>
> 既往歴：特記なし．
>
> 生活歴：機会飲酒，喫煙歴なし．
>
> 身体所見：腫脹は改善．右顎下部に石を触れる．

エコー画像と所見

エコー画像と所見を図 1 に示す．

他の検査

CT：右顎下腺の腺管移行部に 13 mm の唾石を認める（図 2）

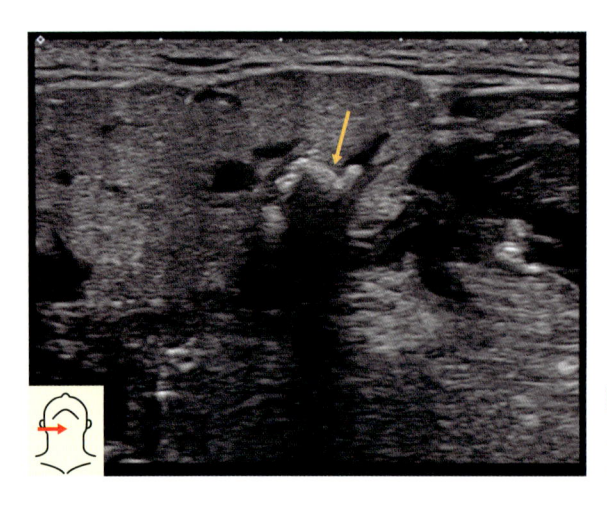

図1 右顎下腺の B モード像

右顎下腺と顎下腺管の移行部に音響陰影を伴う粗大高エコー（➡）を認める

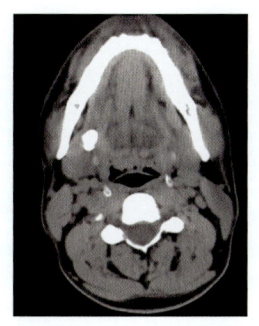

図2 頸部 CT

血液検査：アミラーゼ 84 U/L，CRP 0.03 mg/dL，白血球数 8,100/μL

以上より，右顎下腺唾石症の診断となった．

治療および治療経過

初診時には症状は改善していたが，その後も腫脹を繰り返すため，治療を行う方針となった．唾石は腺管移行部にあり口内法では摘出困難であるため，右顎下腺全摘術を施行した．

病理組織では，唾液腺導管の拡張と，小葉内では導管周囲に慢性炎症細胞浸潤を散見した．

とことん活用術

顎下腺炎の代表的な疾患に唾石症がある．唾石症のエコー診断は，メタアナリシスでは感度89.9％，特異度96.6％とされ，その有用性が報告されている[1]．唾石のエコー検査所見は，粗大な高エコーで後方に音響陰影を伴う．しかし，顎下腺外の唾石では，高エコー所見は周囲の高輝度な構造物と区別がつきにくいため，音響陰影を探すとよい．

唾石の存在部位の情報は，摘出方法を決定するのに重要である．顎下腺唾石症の約半数は腺管移行部，次いで Wharton 管内，顎下腺内に認められる．図3の症例は，Wharton 管内の唾石で顎下腺から離れた位置にあり，唾石より顎下腺側の管は拡張している（図3）．口腔側にあるため口内法での摘出を検討することができる．

ただし，唾石のサイズが 2～3 mm 未満と小さい場合や，Wharton 管内の口腔側にある場合などは，エコー検査で同定できない場合があり，CT が参考になる症例もある．

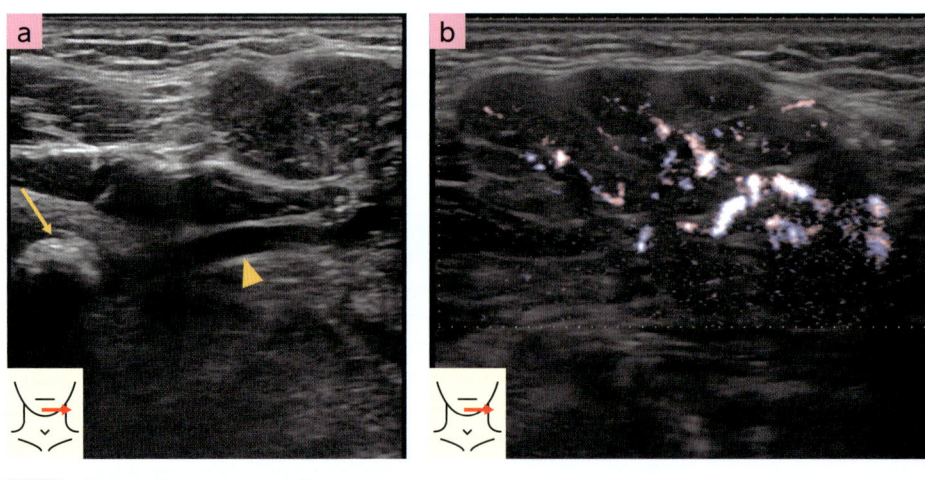

図3 左顎下腺のエコー画像

a：左顎下腺の B モード像
b：左顎下腺のカラードプラ
顎舌骨筋の背側にある無エコーな管状構造物（▶）は Wharton 管の拡張で，その末梢の音響陰影を伴う粗大な高エコー（➡）は唾石である（a）．顎下腺は低エコー不均質で慢性炎症を疑う所見であり，血流も亢進している（b）

◆文献

1）Kim DH et al.：Utility of Ultrasonography for Diagnosis of Salivary Gland Sialolithiasis：A Meta-Analysis. Laryngoscope 2022；132：1785-1791.

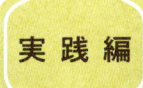
2 顎下腺良性腫瘍

国立病院機構四国がんセンター頭頸科・甲状腺腫瘍科／橋本香里

1 顎下腺腫瘍

　耳下腺腫瘍と同様に，良性・悪性ともに多彩な組織型が存在するが，耳下腺腫瘍と比べて悪性腫瘍の占める割合が高く，かつ高悪性の割合が高いとされている．これらを念頭において詳細な所見をとりつつ診断を進めるが，各組織型をエコー検査で鑑別することは困難である．そのため，顎下腺腫瘍におけるエコー診断においてはわずかでも良性典型像から外れるものは悪性を疑うことが重要である（表1)[1]．また顎下部にはリンパ節が多く存在し，顎下腺と接して存在すると顎下腺腫瘍と間違うこともあり，また長期経過で悪性転化した腫瘍の場合，腫瘍の一部分のみが悪性所見を呈するものも少なくなく，全体をくまなく観察することが必要である[2, 3]．

2 顎下腺良性腫瘍

　多形腺腫が圧倒的に多く，次いで基底細胞腺腫をみる．

a 多形腺腫

i) ケース1（図1）

　内部エコー均質，低エコー，分葉傾向の腫瘍をみる．後方エコーの増強を認め，内部にやや太めの直線的血管をみるが全体の血流シグナルは多くない．多形腺腫では粘液腫や軟骨様組織を避ける

表1　顎下腺腫瘍の超音波診断基準

	形状	境界	内部エコー	後方エコー	血流
良性	円形，類円形，分葉形，多角形	平滑明瞭	均質	増強	疎（ただしワルチン腫瘍では細かい血流豊富）
悪性	不整形	粗造，不明瞭	不均質	減弱，消失	豊富（浸潤傾向の強い悪性腫瘍では，腫瘍浸潤部辺縁から周囲にかけての血流が豊富）
備考	くびれが不規則な分葉形や，かどが鋭角な多角形は悪性の可能性を疑う		粗大高エコーを有する場合は悪性疑う		腫瘍内部に囊胞や壊死があると，その部分では血流が見られなくなる

〔橋本香里：頸部エコーによる唾液腺疾患診断．ENTONI 2023；287：13-21〕

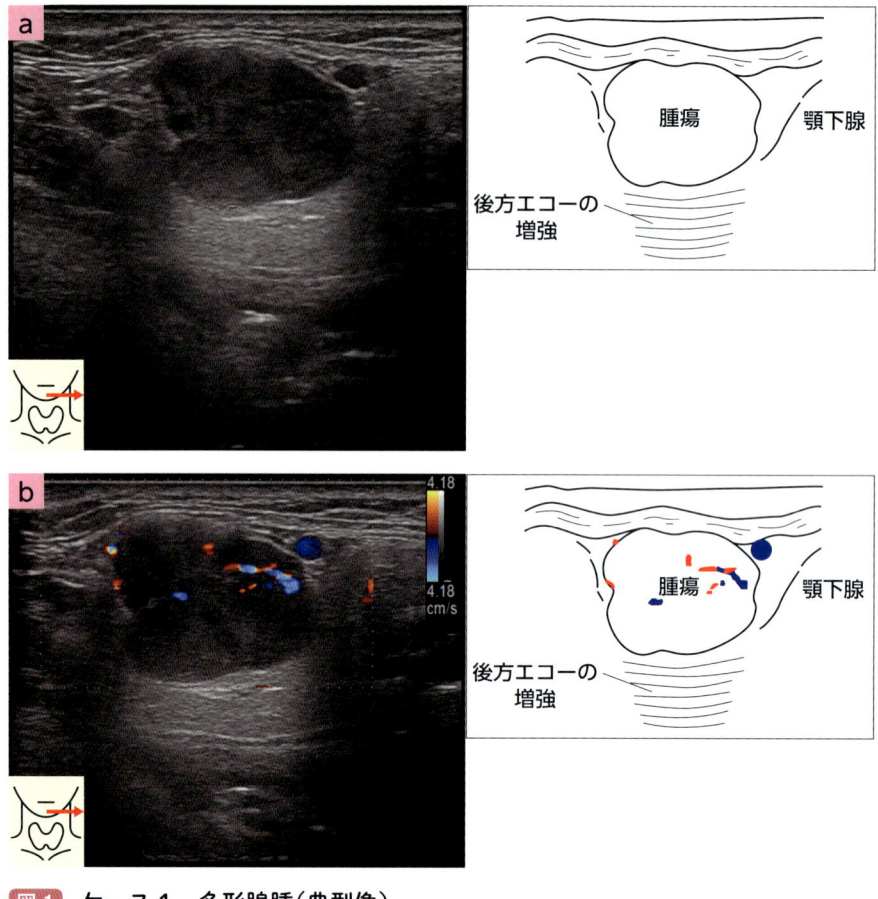

図1　ケース1　多形腺腫（典型像）
a：Bモード　横断像
b：カラードプラ　横断像

ように血管が走行するため，直線的に追うことができる．比較的，典型的な多形腺腫のエコー像を呈している．

ii）ケース2（図2）

　40年前から徐々に増大する顎下部腫瘤を主訴に受診．腫瘍左半分は内部エコーが異なり増殖する様子をみるが，分葉傾向は規則的かつ辺縁は平滑である．内部血流は所々に認めるのみで，一部に直線的血流をみる．腫瘍部分は周囲の顎下腺組織よりもやや硬く表示される．腫瘍の一部に増殖する様子がみえることから，多形腺腫の悪性転化も疑われたが良性成分のみであった．

iii）ケース3（図3）

　顎下腺内に境界明瞭，内部比較的均質，低エコー，後方エコーの増強をみる腫瘤を認める．血流シグナルは内部にやや目立ち，悪性の可能性を疑ったが多形腺腫であった．

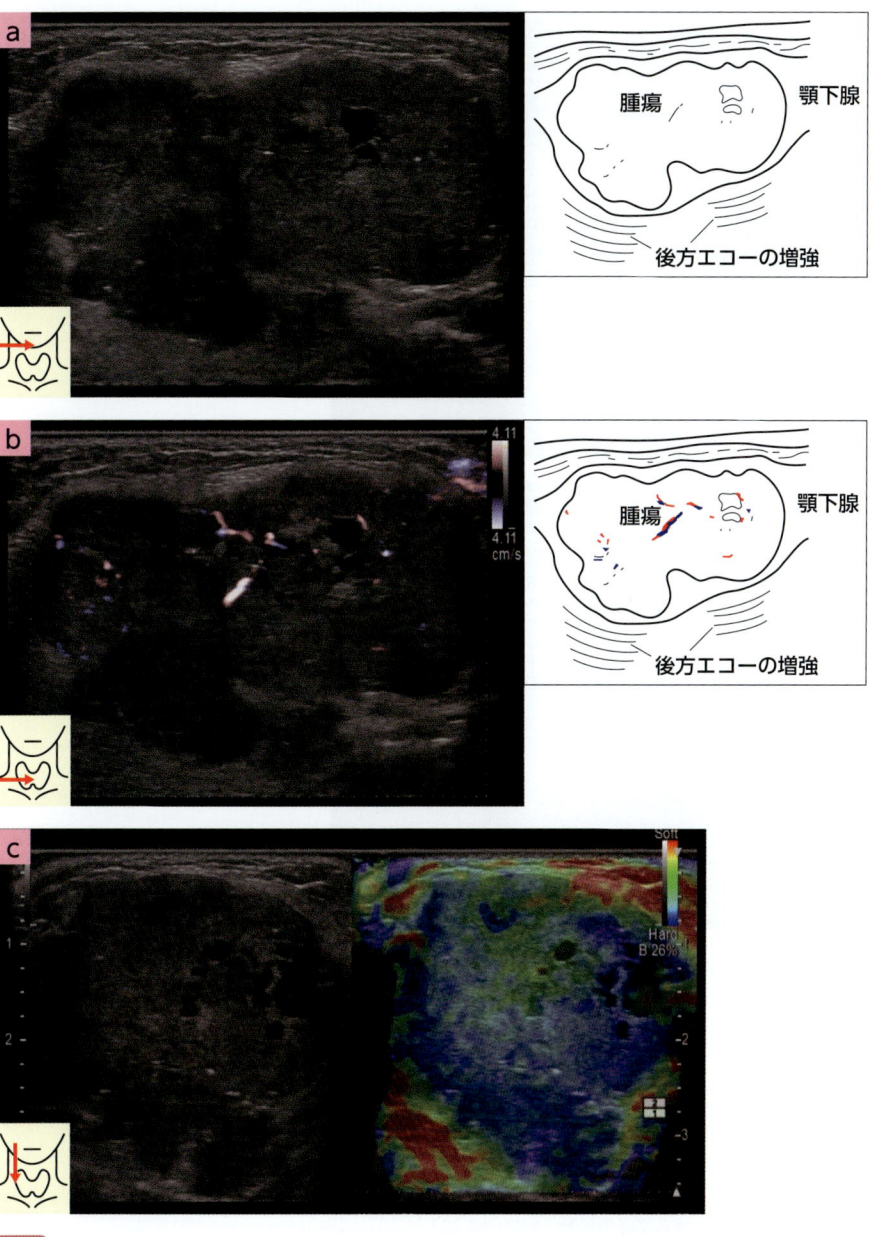

図2 ケース2

a：Bモード　横断像
b：カラードプラ　横断像
c：エラストグラフィ　縦断像

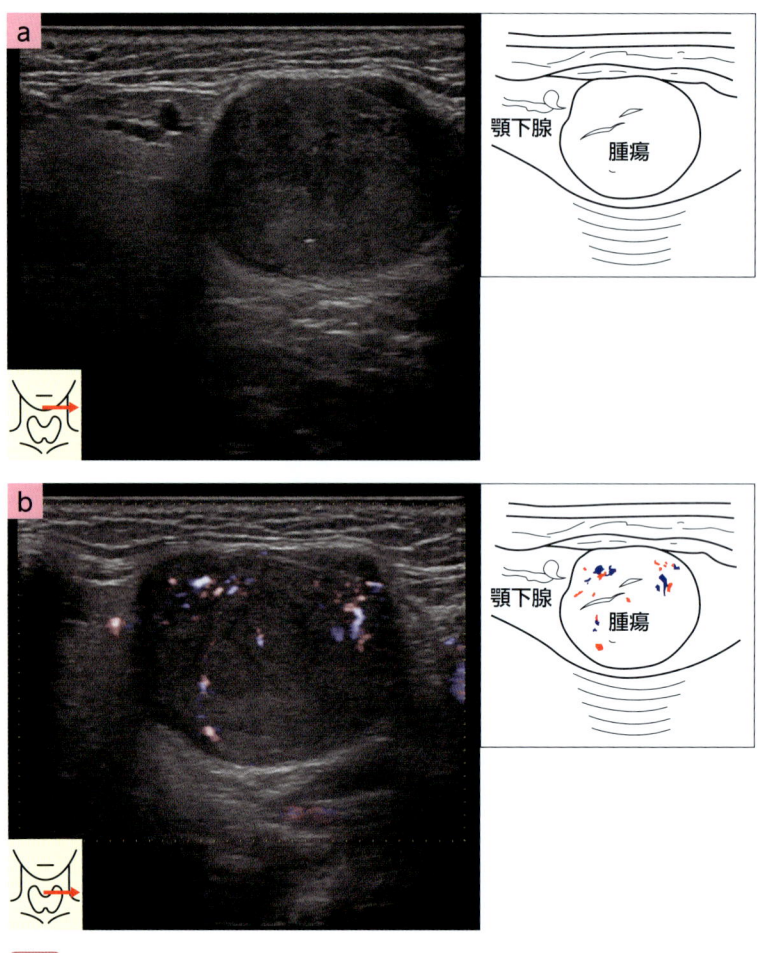

図3 ケース3

a：Bモード　横断像
b：カラードプラ　横断像

◆文献

1）橋本香里：頸部エコーによる唾液腺疾患診断．ENTONI 2023；287：13-21.

2）古川まどか：唾液腺癌の超音波診断のコツと pitfall．ENTONI 2017；202：60-66.

3）古川まどか：頸部腫瘤の画像診断－超音波検査－．JOHNS 2018；34：1653-1659.

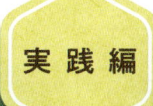
3 顎下腺悪性腫瘍

国立病院機構四国がんセンター頭頸科・甲状腺腫瘍科／橋本香里

はじめに

　顎下腺がんは耳下腺がんと比較し症例が少なくまとまった報告が少ないが，組織型として腺様囊胞がん，唾液腺導管がん，多形腺腫由来がん，粘表皮がんが多くを占めるとされている[1]．

　各々に特徴的なエコー像はなく，また同じ組織型でも悪性度によりかなりの違いを示す．一般的な悪性腫瘍のエコー所見（p.137 の表 1 参照）を呈するものは半数以下であり，特に低悪性度がんは良性の形態を示すことも多い[2]．可動性や硬さ，腺内や頸部リンパ節なども含めて評価し，総合的に診断に結びつける．一方浸潤傾向が非常に強いがんの場合，炎症性や変性疾患との鑑別が困難なものもある[3]．

a 腺様囊胞がん（図 1）

　中悪性度（筋状・管状型）と高悪性度（充実型）に分類される．緩徐な経過をとるが，浸潤性発育を呈し，予後不良の腫瘍である．

b 唾液腺導管がん（図 2）

　急速増大を示すことが多く，非常に悪性度の高い腫瘍で，高齢男性に多い．頸部リンパ節転移や遠隔転移をきたしやすい．病理組織学的には乳管がんに類似した組織像を呈する．

c 多形腺腫由来がん（図 3）

　良性の多形腺腫ががん化したものであり，高悪性度と低悪性度に分類される．以前の多形腺腫手術部位に認めることもある．多形腺腫部分がある程度の大きさを有する場合は，エコーにて良性部分と悪性部分の性状が異なってみえる[4]．

d 腺がん NOS（図 4）

　線上皮への分化を示すなかで他の組織型の特徴的な所見を欠くもので，発生頻度は 8.8〜44.7 ％と報告に幅がある[5]．初診時よりリンパ節転移や遠隔転移を有することが多く，悪性度とエコー像が一致することが多い[4]．

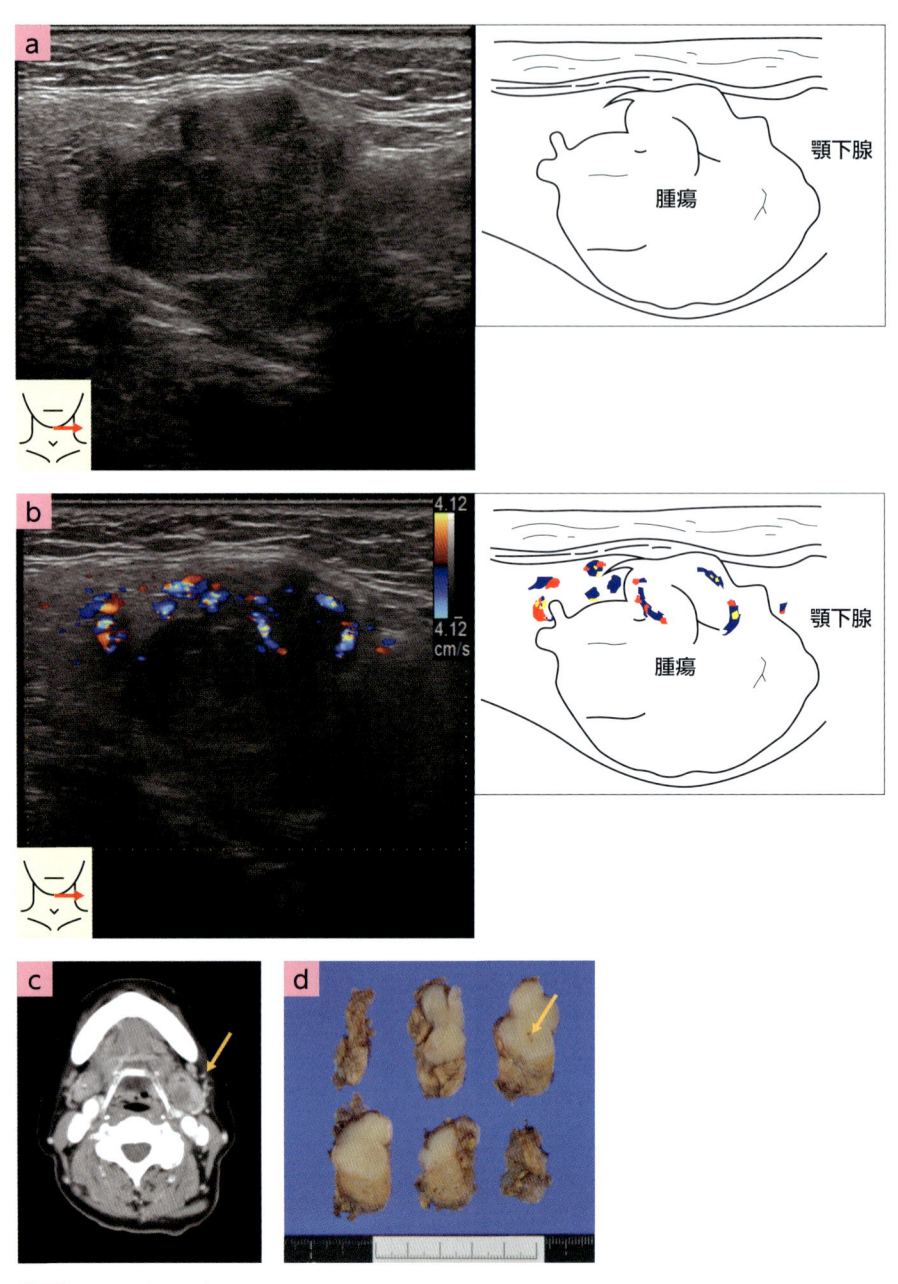

図1 腺様囊胞がん

a：Bモード　横断像．顎下腺内に不規則な分葉傾向を示し，低エコーで比較的均質な腫瘤を
　認める
b：カラードプラ　横断像．腫瘤辺縁に血流増加を認める
c：造影 CT　軸位断．左顎下腺内に内部低濃度域を有する結節を認める
d：摘出標本．顎下腺内部に白色調腫瘤を認め，内部に穿刺によると思われる内出血を認めた

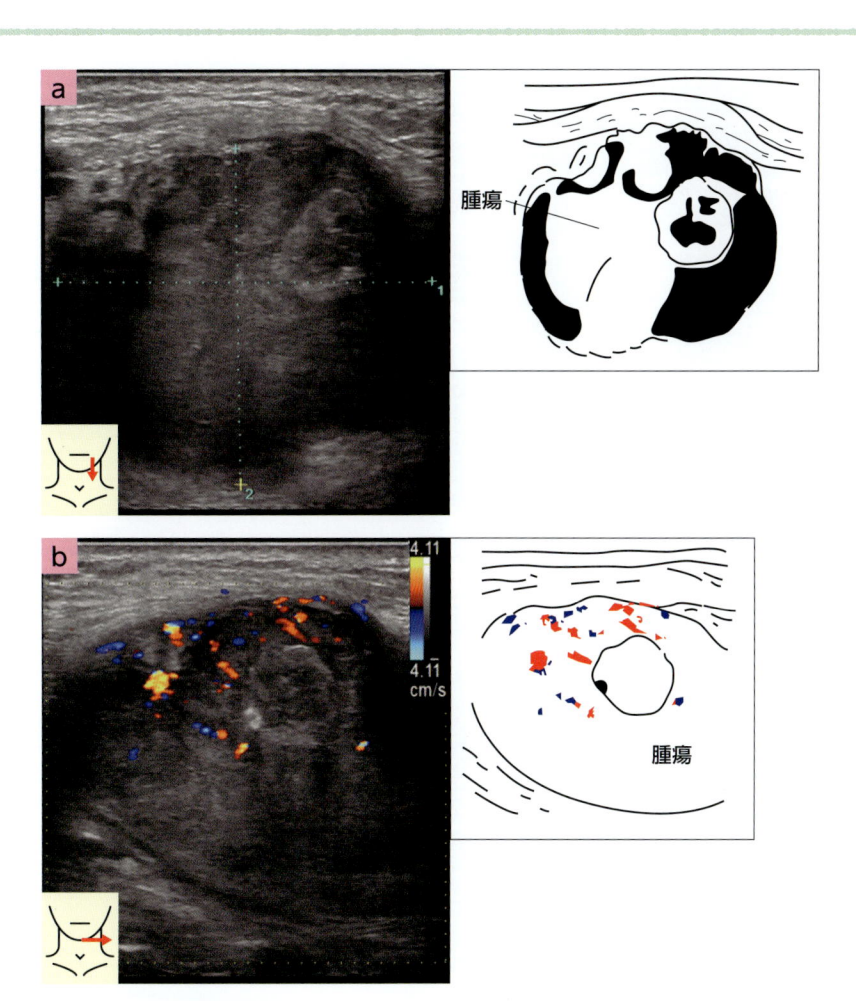

図2 唾液腺導管がん

a：Bモード　縦断像
b：カラードプラ　横断像
境界不明瞭, 形状不整な腫瘍内部に発生母地と思われる高エコー腫瘤が確認できる.
周囲の低エコー領域に豊富な血流を認める

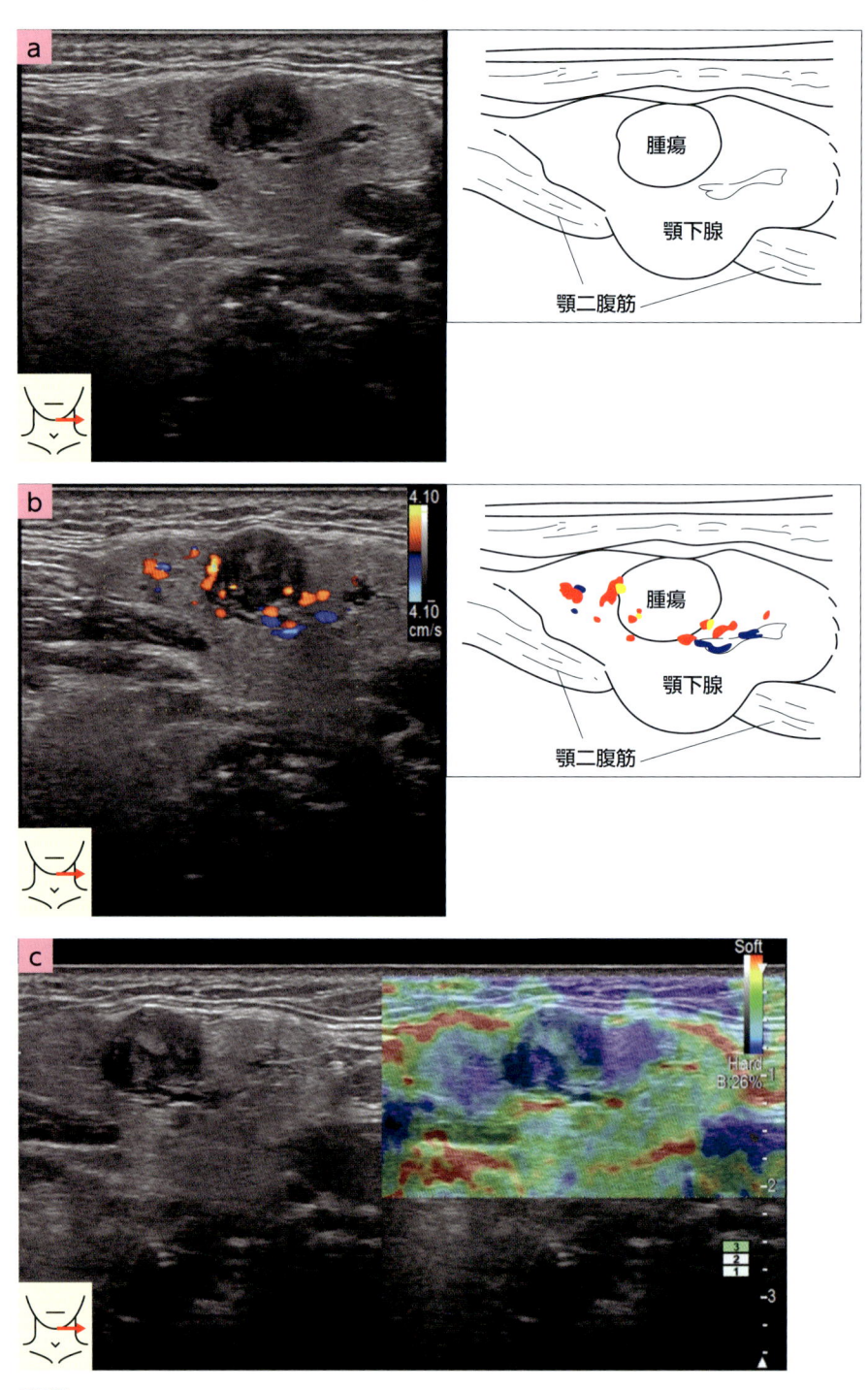

図3 多形腺腫由来がん

a：Bモード　横断像．顎下腺内に内部不均質，辺縁血流豊富な腫瘍を認める
b：カラードプラ　横断像．内部の血流は多形腺腫と同様に乏しい
c：エラストグラフィ　横断像．腫瘍内部の低エコー部分は特に硬く描出されている

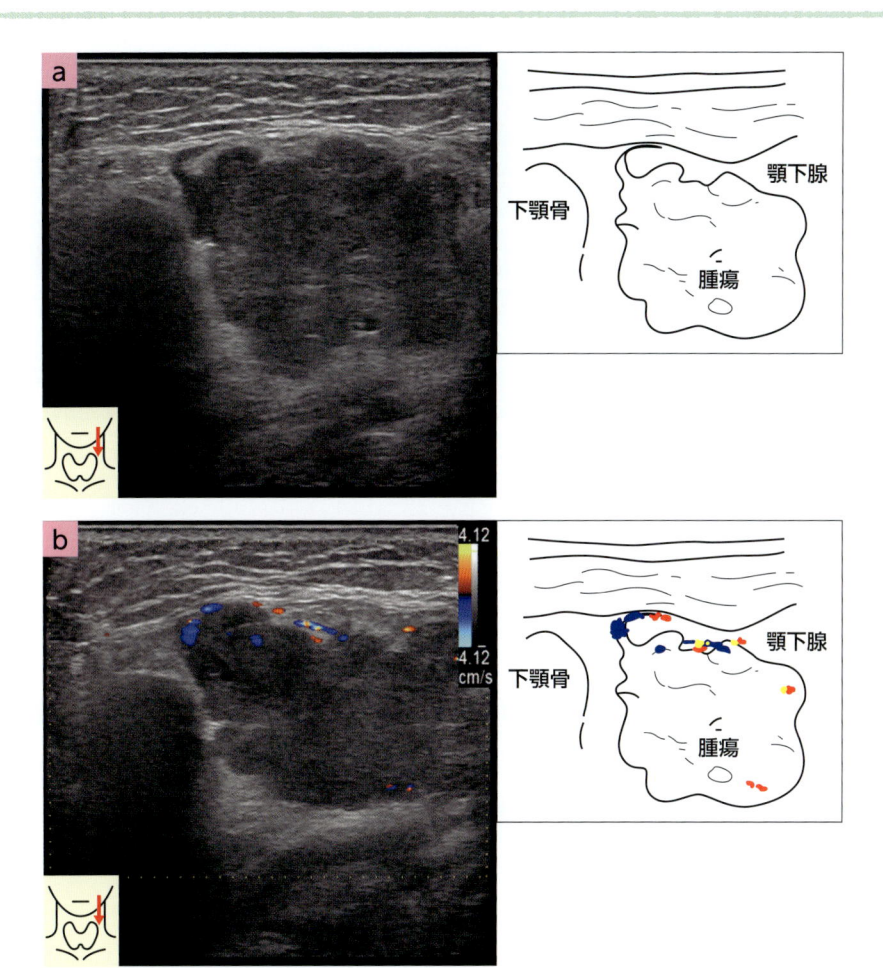

図4 腺がん NOS

a：Bモード　縦断像．不規則な分葉傾向を有し，一部顎下腺外に突出する内部不均質な腫瘍をみる

b：カラードプラ　縦断像．腫瘍内部の血流は乏しく，辺縁に血流増加をみる

◆文献

1）石永　一，他：当科における顎下腺癌 22 症例の検討．頭頸部外 2020；30：285-290.

2）橋本香里：頸部エコーによる唾液腺疾患診断．ENTONI 2023；287：13-21.

3）古川まどか：唾液腺癌の超音波診断のコツと pitfall．ENTONI 2017；202：60-66.

4）古川まどか，他：頭頸部エコーアトラス．診断と治療社，2016：1-182.

5）森永正二郎，他（編）：腫瘍病理鑑別診断アトラス　頭頸部腫瘍 I　唾液腺腫瘍．文光堂，2015：1-247.

G▶顎下腺の診療

4 IgG4 関連疾患

鳥取大学医学部附属病院耳鼻咽喉・頭頸部外科／松田枝里子

IgG4 関連疾患ケース紹介

70 歳代男性

主訴：両側顎下部の腫脹

病歴：1 年前から両側顎下部の腫脹があり，口腔内乾燥症状も出現したため近医受診した．血液検査で血清 IgG4 が 961 mg/dL と上昇しており，IgG4 関連疾患の疑いで紹介となった．

既往歴：慢性胃炎，アレルギー性鼻炎，高血圧症，脂質異常症

身体所見：口腔・咽喉頭に特記所見は認めない．顎下腺は両側性に腫脹し，触診で硬く可動性は良好である．

エコー画像と所見

エコー画像と所見を図 1 に示す．

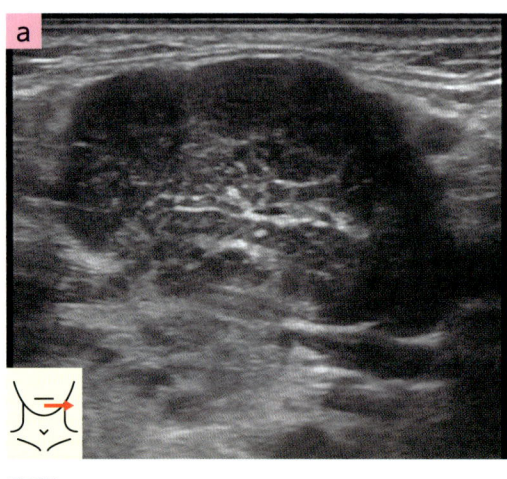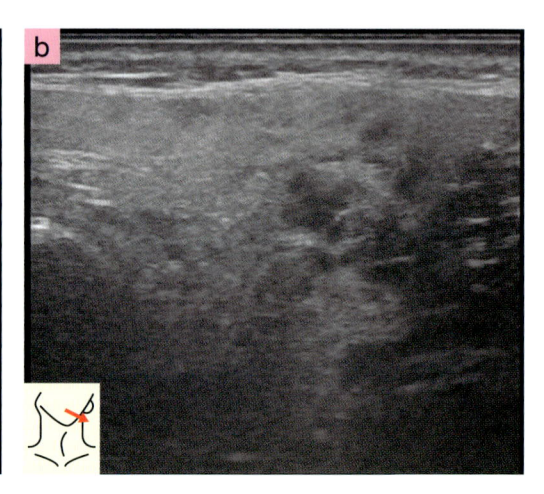

図1 唾液腺のエコー画像

a：左顎下腺の B モード像
b：左耳下腺の B モード像
顎下腺は両側性のびまん性腫大で，実質は不均質で低エコーとなっている（a）．耳下腺は実質が不均質で低エコー域を散見する（b）

他の検査

CT：両側顎下腺の腫大を認める．耳下腺と涙腺に明らかな腫大は認めない．

血液検査：抗 SS-A 抗体陰性，抗 SS-B 抗体陰性，IgG 2,193 mg/dL，血清 IgG4 961 mg/dL，可溶性 IL-2 レセプター 538.9 U/mL

顎下腺生検：高度の慢性炎症細胞浸潤により腺房細胞は萎縮して見える．一部に striform fibrosis がみられる．IgG4 陽性形質細胞は形質細胞の過半数を占め，100 個 /high power field（HPF）を占める．

以上より，IgG4 関連涙腺・唾液腺炎の診断となった．

治療および治療経過

全身精査を行い，他の領域に臓器病変は認めなかった．症状は口腔内乾燥が軽度あるのみであり，無治療経過観察の方針となった．

とことん活用術

　IgG4 関連疾患は，高 IgG4 血症と罹患臓器への IgG4 陽性形質細胞の浸潤を特徴とする全身性の疾患であり，病変が涙腺や唾液腺に生じるものを IgG4 関連涙腺・唾液腺炎とよぶ．エコー検査での異常所見は顎下腺に高頻度で生じることが知られている．顎下腺の所見の特徴は，両側性の腫大と実質の不均質性，網目状または結節状の低エコー域，低エコー域の血流亢進である．ポイントは，両側性に生じることと，低エコー域が腺の深部よりも表層側にみられやすいことである（図 2）[1, 2]．一方で耳下腺の所見は，多発低エコー域がみられることがあるが，変化がみられないことも少なくない．エコー検査でこのような所見を認めたら，IgG4 関連疾患を鑑別にあげて，血清 IgG4 値の測定など診断に必要な検査を追加していく．また上記の所見は，IgG4 関連疾患の治療開始によって軽快もしくは消失するとされ，エコー検査は経過観察にも有用である[1]．

　鑑別を要する疾患として，Sjögren 症候群では顎下腺の境界不明瞭や萎縮が目立つ点が，両疾患の鑑別ポイントとなる[2]．

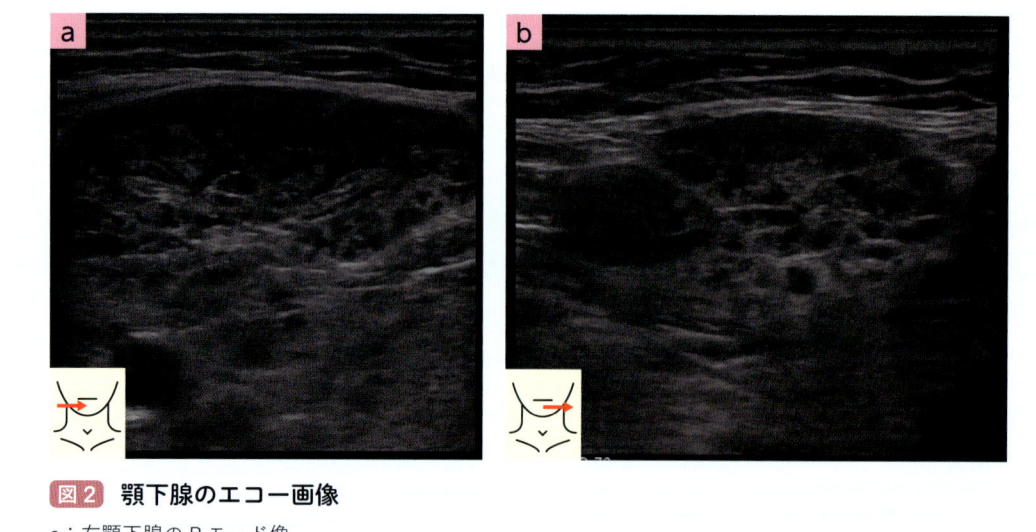

図2 顎下腺のエコー画像

a：右顎下腺のBモード像
b：左顎下腺のBモード像
顎下腺は両側性のびまん性腫大で，実質は特に浅い部分で低エコー域が広がっている（a，b）

◆文献

1）Li W et al.：Ultrasonographic Features of Immunoglobulin G4-Related Sialadenitis. Ultrasound Med Biol 2016；42：167-175.

2）Asai S et al.：Sonographic appearance of the submandibular glands in patients with immunoglobulin G4-related disease. J Ultrasound Med 2012；31：489-493.

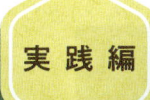

実践編

H▶舌下腺の診療

1 ガマ腫

大阪医科薬科大学耳鼻咽喉科・頭頸部外科／東野正明

ガマ腫ケース紹介

ガマ腫とは，舌下腺が破綻することにより生じる粘液嚢胞であり，口腔底およびその周囲に発生する．若年者に好発し，通常一側性である．ガマ腫は舌下腺部から顎舌骨筋の後方もしくは顎舌骨筋の裂隙から顎下部へ進展し[1]，口腔底に限局する舌下型が約 80％，顎下部に突出する顎下型が約 5％，口腔底にも顎下部にも腫脹を認める顎下舌下型が約 15％とされる[2]．舌下型は頸部から触知はむずかしく，口腔底の粘膜下腫脹のみである（図 1）．顎下部に進展すると，柔らかい弾力性のある無痛性腫脹を認める（図 2）．診断には MRI が最も有用であるが，エコーでも下顎下縁に平行に顎下部に探触子を当てると描出できる．

エコーでは内部が均質な低エコーを示す．ガマ腫は間隙に進展するため，辺縁がいびつな形をしているのが特徴である．穿刺吸引をすると，黄色い粘液状の内容液が採取できる．鑑別診断は嚢胞状リンパ管腫や類皮嚢胞などがあげられる．

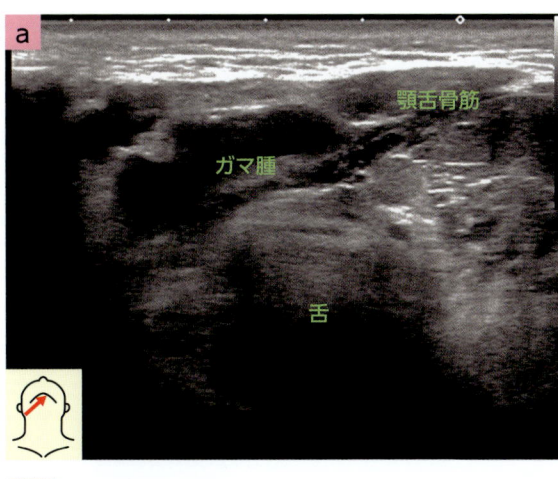
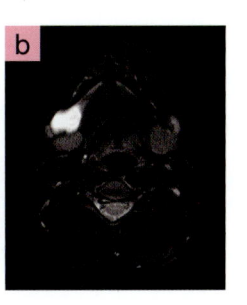

図1 舌下型ガマ腫

a：エコー像
b：MRI（T2 強調画像　軸位断）

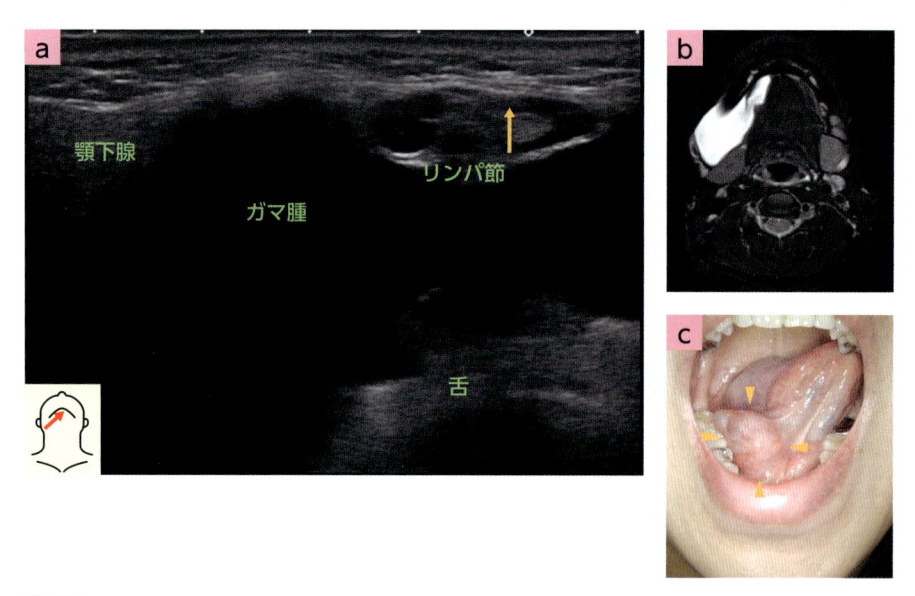

図2 顎下舌下型ガマ腫

a：エコー像
b：MRI（T2 強調画像　軸位断）
c：口腔内写真

　ガマ腫の治療法としては舌下腺全摘出術と，内容液を吸引して OK-432（ピシバニール®）を注入する硬化療法がある．

◆文献

1）篠原正徳，他：顎下型ガマ腫（Plunging ranula）の臨床的，組織学的検索．日口腔外会誌 1984；30：222-230.

2）市村恵一：ガマ腫．犬山征夫，他（編），耳鼻咽喉科・頭頸部手術アトラス（下巻）．医学書院，2000：7-9.

実践編

H▶舌下腺の診療

2 舌下腺がん

愛知県がんセンター頭頸部外科／寺田星乃

舌下腺がんケース紹介

70歳代女性

主訴：口腔内腫脹

病歴：口腔内腫脹を自覚し，前医を受診．悪性の疑いで当院へ紹介となった．

飲酒：なし

喫煙：なし

現病・既往歴：高血圧症，脂質異常症，圧迫骨折

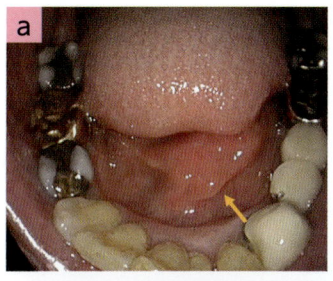

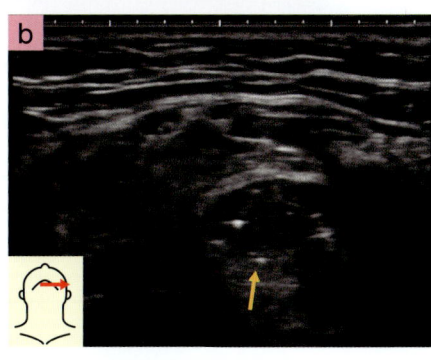

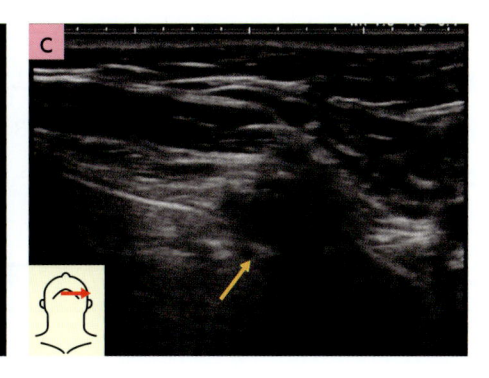

図1　舌下腺がん

a：口腔内所見．b・c：頸部エコー　Bモード
口腔底に腫瘍を認めた．粘膜の不整はなかった．頸部からのエコー検査では顎舌骨筋背側に腫瘍を認めた．顎舌骨筋への浸潤はなかった．bの地点から探触子をやや外側へずらしてcの地点で観察を行うと，腫瘍が舌神経の走行に沿って，進展しているのが観察された

エコー画像と所見（図1）

エコー画像と所見を図1に示す.

検査（図2）

生検を施行したところ，腺様嚢胞がんの診断であった．精査の結果，腫瘍は舌神経に沿って実質外進展しており，舌下腺がん cT3N0M0 ステージ III と診断した.

治療

手術の方針となり口腔底切除術＋両側予防的頸部郭清術＋前外側大腿皮弁再建術＋喉頭挙上術＋気管切開術を施行した.

病理診断は pT2N0M0 ステージ II の診断であった．術後治療として放射線治療を施行した．その後再発なく，経過観察中である.

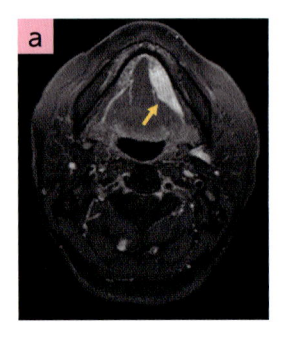
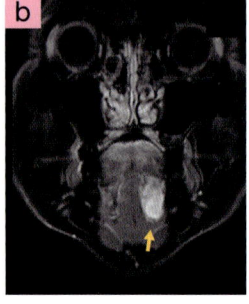

図2 舌下腺がんの MRI

a：MRI 軸位断
b：MRI 冠状断
MRI では舌下腺に腫瘍を認め，舌神経に沿って進展していた

とことん活用術

　舌下腺がんは口腔底に病変を認めるが，口腔底がんではなく大唾液腺がんの亜部位として分類される．唾液腺から発生する腫瘍のため，口腔底の粘膜病変は認めないことも多い．口腔がん（口腔底がん）ではないため，病期分類に深達度の測定は必要なく，腫瘍の最大径と周囲組織への浸潤の程度で病期が決定される．エコー検査は，口腔内，頸部のどちらからでも観察可能であり，腫瘍の進展範囲によって観察しやすい方法で行う．周囲の筋肉や神経に沿った浸潤が観察されると，実質外進展ありと判断し，T3 以上の病期となる．さらに下顎骨や皮膚に浸潤するような腫瘍は T4a と診断される．エコー検査では下顎骨への浸潤も観察できることがある．皮質骨は高エコーとして観察されるため，腫瘍により皮質骨の破壊を伴うのは骨の連続性（高エコーの連続性）が途絶えているのが観察される.

1 橋本病

公立穴水総合病院耳鼻咽喉科，金沢医科大学頭頸部外科学講座／下出祐造

1 疾患概念

　臓器特異的な自己免疫性疾患の中で最も頻度が高い自己免疫性甲状腺疾患で慢性甲状腺炎ともいわれる．成人女性の 30 人に 1 人は橋本病が存在するといわれ，家族内発生がしばしば認められる．触診では甲状腺は固く，びまん性腫大を認め，採血では抗サイログロブリン抗体（thyroglobulin antibody：TgAb）や抗 TPO 抗体（thyroid peroxidase antibody：TPOAb）が陽性となる．多彩な病態や治療による変化を示し，初期では触診が硬くなくびまん性腫大も認めない症例から，進行すると高度に甲状腺が萎縮し甲状腺濾胞細胞の萎縮・変性，濾胞構造の破壊により甲状腺機能低下症を呈すると考えられる[1]．

2 エコー所見

　甲状腺びまん性病変の超音波診断フローチャートが示されており（図 1）[2]，それに従って診断を行う．図 2 は血流亢進所見に乏しく，一部に高エコー結節状所見を呈する橋本病の症例である．この高エコー所見は "white knight" とよばれ，橋本病における再生結節と考えられている．図 3 は血流亢進を認めた橋本病の症例であり，次項の Basedow 病とエコー画像では鑑別が困難である．このようにエコー検査以外の情報（問診，視診，触診，採血検査や他のモダリティなど）もあわせることで診断精度の向上が期待でき（図 4）[3]，他の甲状腺疾患の項ともあわせてご覧いただきたい[3, 4]．

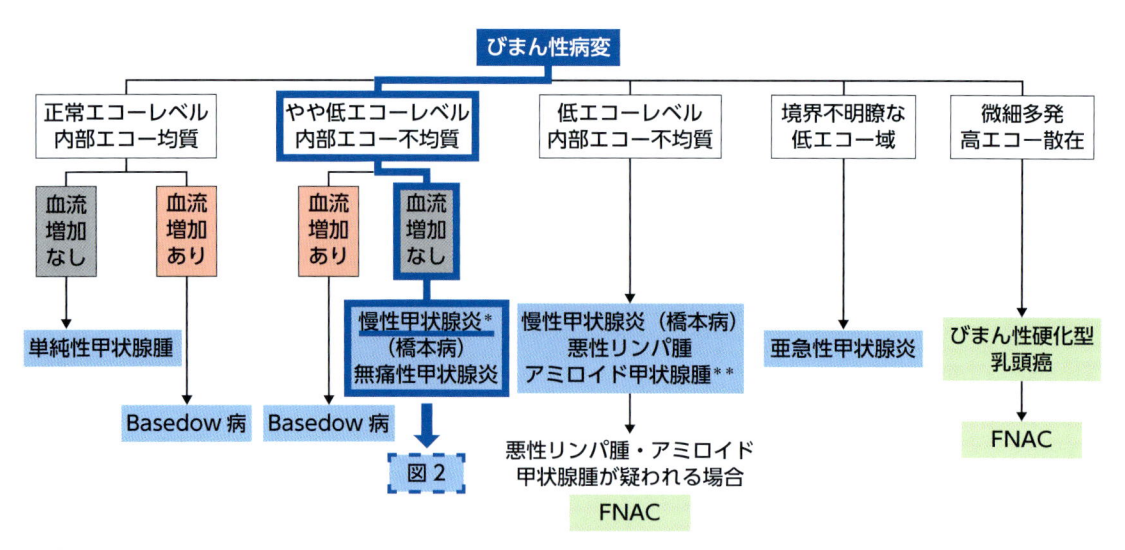

図1 びまん性病変の超音波診断フローチャート

*機能低下の例では血流が増加することがある（図3）
**脂肪沈着があれば高エコーレベルを示すことがある
FNAC：穿刺吸引細胞診
〔日本乳腺甲状腺超音波医学会　甲状腺用語診断基準委員会（編）：甲状腺超音波診断ガイドブック．改訂第3版，南江堂，2016：47-48 より作成〕

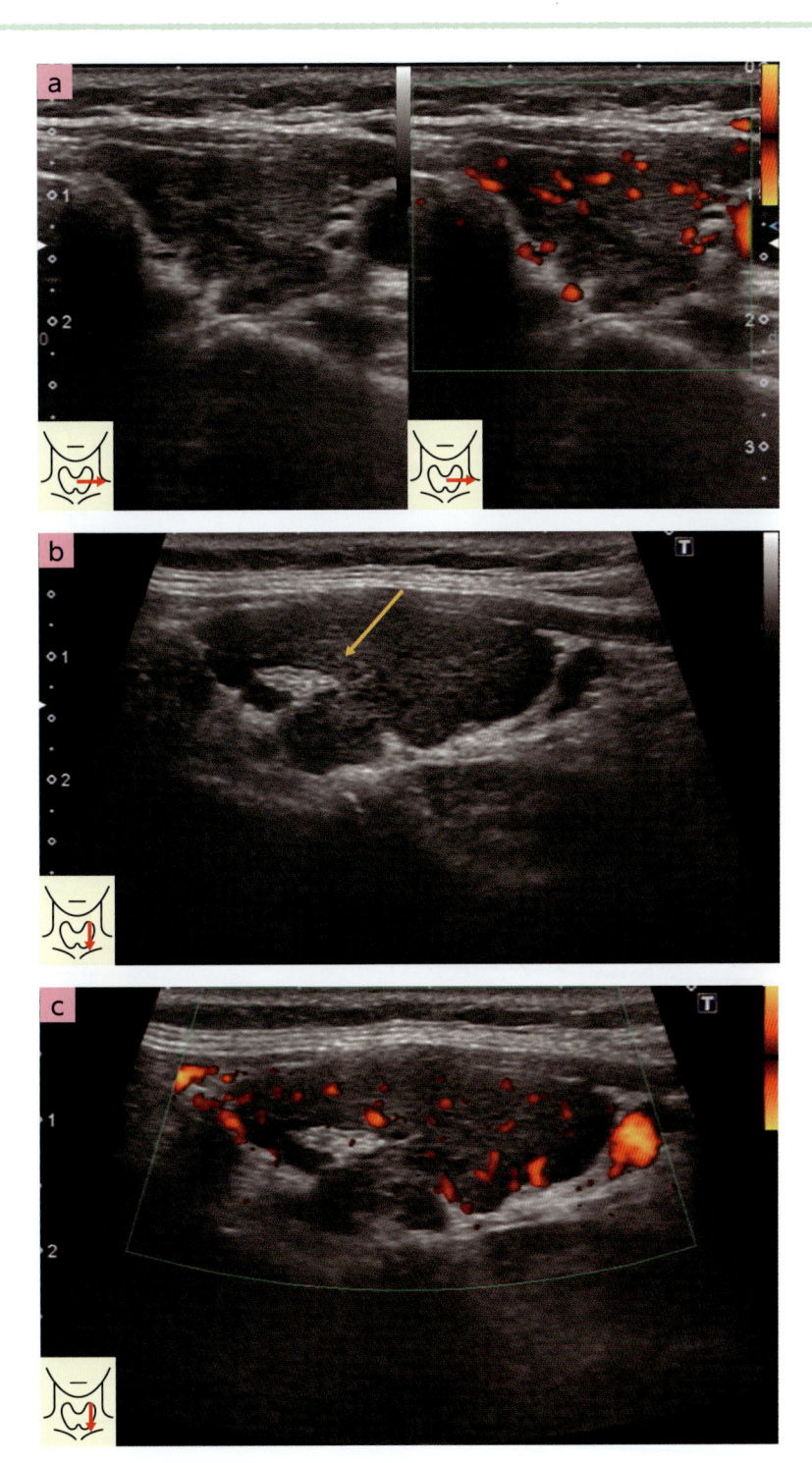

図2 血流亢進所見に乏しい橋本病

a：（左）Bモード　横断像．（右）カラードプラ　横断像（いずれも左葉）
軽度の甲状腺萎縮をきたし，表面は凹凸で分葉状構造，内部エコーレベルは低下
している．甲状腺ホルモンは正常化しており血流所見は乏しい
b：Bモード　縦断像．c：カラードプラ　縦断像（いずれも左葉）
高エコー所見 "white knight" を認める

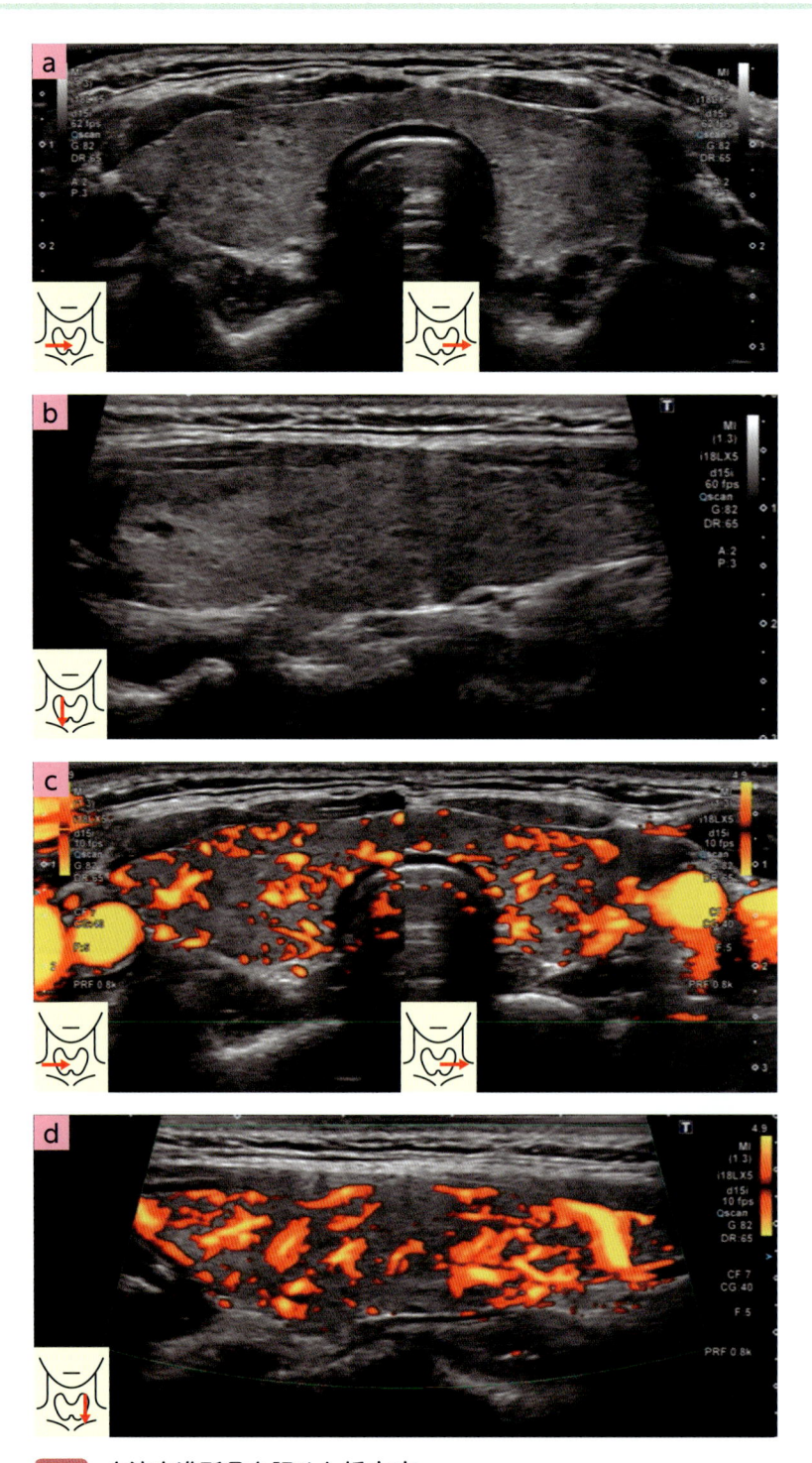

図3 血流亢進所見を認めた橋本病

a：Bモード　横断像．b：Bモード　縦断像（右葉）
軽度の甲状腺びまん性腫大を認め，内部に小班状低エコー領域がみられる
c：カラードプラ　横断像．d：カラードプラ　縦断像（左葉）
TSH（甲状腺刺激ホルモン）上昇による甲状腺機能低下状態で，甲状腺全体に血流
亢進を認める

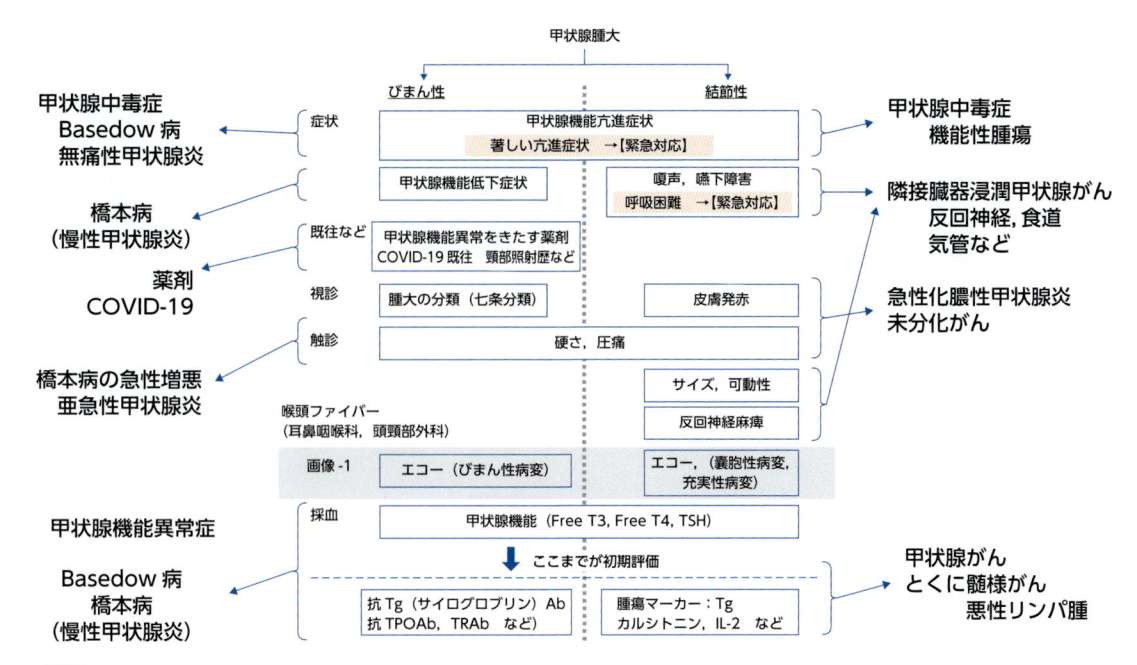

図4　甲状腺疾患の診断におけるポイント

COVID-19：新型コロナウイルス感染症，Free T3：遊離トリヨードサイロニン，Free T4：遊離サイロキシン，
TSH：甲状腺刺激ホルモン，抗 TgAb：抗サイログロブリン抗体，抗 TPOAb：抗甲状腺ペルオキシダーゼ抗体，
TRAb：TSH レセプター抗体，IL-2：インターロイキン -2
〔下出祐造：頭頸部外来における甲状腺エコー．ENTONI 2023；287：1-12/ 下出祐造：超音波診断─検査結果記録，甲状腺─．
e.SONIMAGE　耳鼻咽喉頭頸部ルーム　クリニカル情報．コニカミノルタジャパン．https://www.konicaminolta.jp/healthcare/
e-sonimage/index.html より作成〕

◆文献

1）　日本乳腺甲状腺超音波医学会　甲状腺用語診断基準委員会（編）：甲状腺超音波診断ガイドブック．改訂第 3 版，南江堂，
　　2016：58-66．

2）　日本乳腺甲状腺超音波医学会　甲状腺用語診断基準委員会（編）：甲状腺超音波診断ガイドブック．改訂第 3 版，南江堂，
　　2016：47-48．

3）　下出祐造：超音波診断─検査結果記録，甲状腺─．e.SONIMAGE　耳鼻咽喉頭頸部ルーム　クリニカル情報．コニカミノ
　　ルタジャパン．
　　https://www.konicaminolta.jp/healthcare/e-sonimage/index.html　（2024 年 1 月確認）

4）　下出祐造：頭頸部外来における甲状腺エコー．ENTONI 2023；287：1-12．

I
甲状腺・副甲状腺の診療

2 Basedow 病

公立穴水総合病院耳鼻咽喉科，金沢医科大学頭頸部外科学講座／下出祐造

1 疾患概念

　甲状腺中毒症のうち，甲状腺自体のホルモン合成分泌過剰が原因である疾患を甲状腺機能亢進症という．Basedow 病は甲状腺機能亢進症であり，甲状腺中毒症の原因疾患として最も多い．女性は男性の 4 倍多く，若年から高齢に幅広い年齢に発症する．遊離トリヨードサイロニン（free triiodothyronine：Free T3），遊離サイロキシン（free thyroxine：Free T4）の上昇，甲状腺刺激ホルモン（thyroid stimulating hormone：TSH）抑制に加えて抗 TSH 受容体抗体（TSH receptor antibody：TRAb），または甲状腺刺激抗体（thyroid stimulating antibody：TSAb）の検出によって甲状腺機能が亢進し，びまん性甲状腺腫大をきたす．TRAb が陰性のことも 3〜4％で認めることから放射性ヨウ素の取り込みがびまん性に亢進していれば Basedow 病と診断できる．甲状腺外症

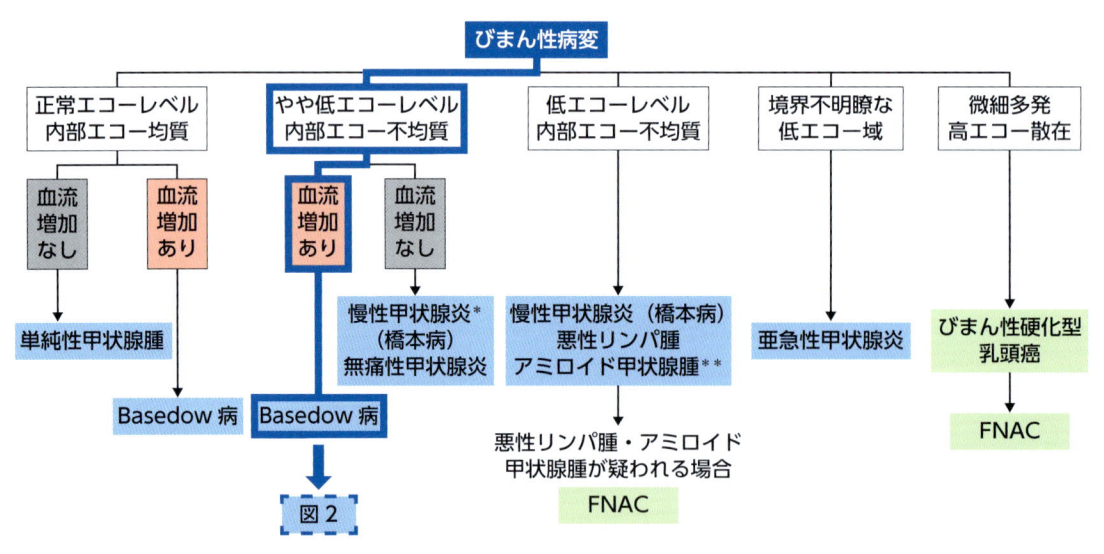

図1 びまん性病変の超音波診断フローチャート

＊機能低下の例では血流が増加することがある
＊＊脂肪沈着があれば高エコーレベルを示すことがある
FNAC：穿刺吸引細胞診
〔日本乳腺甲状腺超音波医学会　甲状腺用語診断基準委員会（編）：甲状腺超音波診断ガイドブック．改訂第 3 版，南江堂，2016：47-48 より作成〕

状として眼球突出，脛骨前粘液水腫などの皮膚症状を伴うことがある[1].

2 エコー所見

　甲状腺びまん性病変の超音波診断フローチャートが示されており（図1）[2]，それに従って診断を行う[2]．図2は未治療のBasedow病でびまん性甲状腺腫大と甲状腺全体の血流亢進を認める．

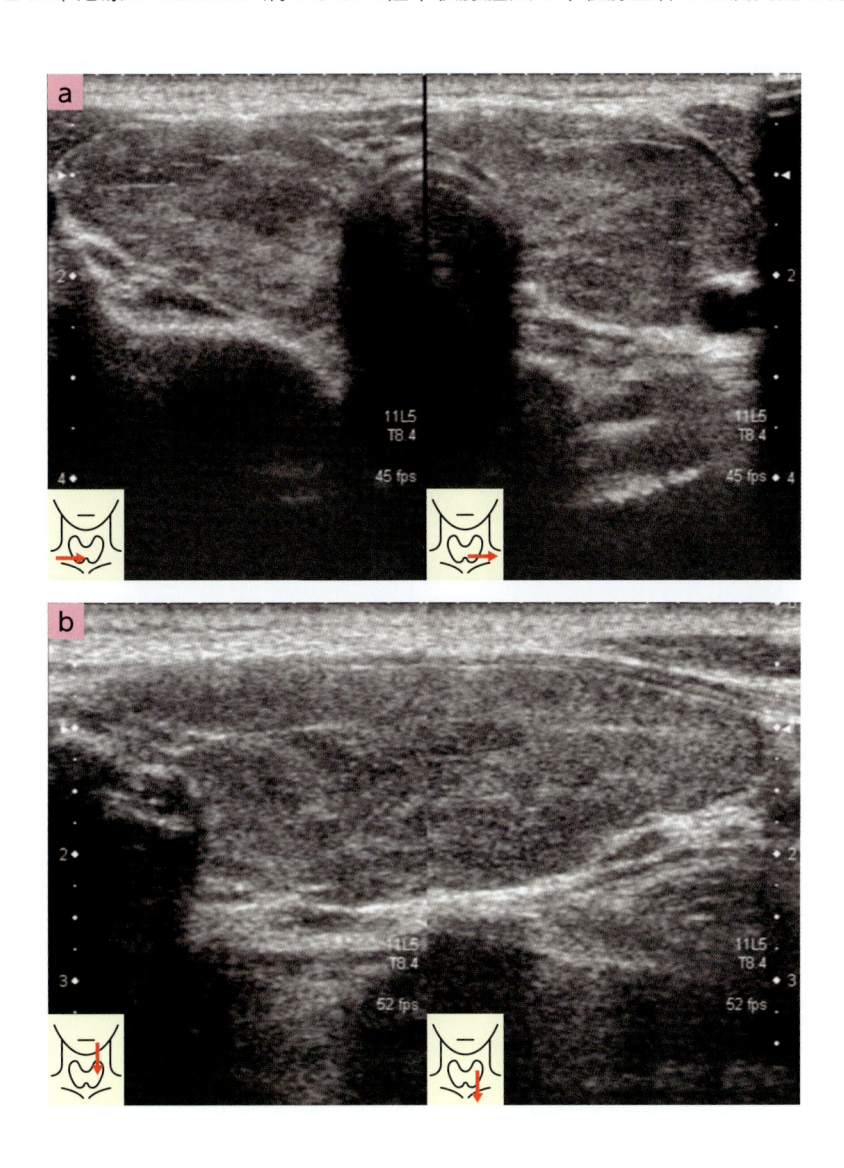

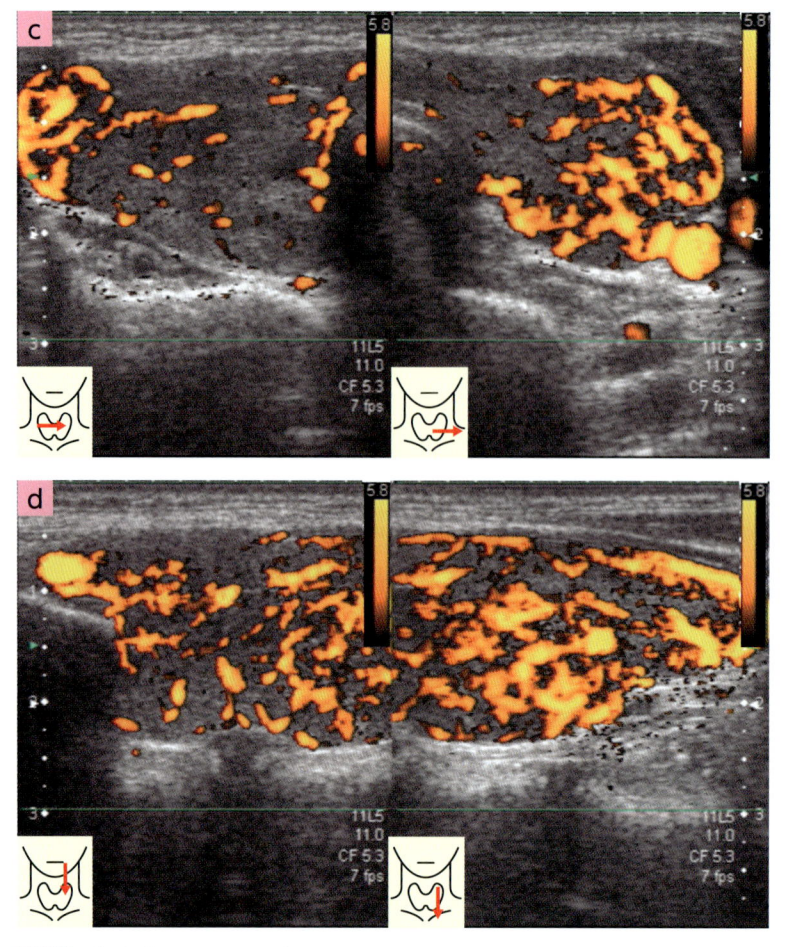

図2 未治療 Basedow 病

a：Bモード　横断像．b：Bモード　縦断像（左葉）
甲状腺はびまん性腫大を認め，内部はやや低エコーでやや不均質である
c：カラードプラ　横断像．d：カラードプラ　縦断像（左葉）
甲状腺全体に血流亢進を認める

◆文献

1）日本乳腺甲状腺超音波医学会　甲状腺用語診断基準委員会（編）：甲状腺超音波診断ガイドブック．改訂第3版，南江堂，2016：55-57.

2）日本乳腺甲状腺超音波医学会　甲状腺用語診断基準委員会（編）：甲状腺超音波診断ガイドブック．改訂第3版，南江堂，2016：47-48.

3 破壊性甲状腺炎

公立穴水総合病院耳鼻咽喉科，金沢医科大学頭頸部外科学講座／下出祐造

1 疾患概念

　甲状腺中毒症のうち，甲状腺組織の破壊が起こりその結果甲状腺ホルモンが血中に漏出して起こる疾患を破壊性甲状腺炎という．無痛性甲状腺炎と亜急性甲状腺炎はいずれも破壊性甲状腺炎であり，甲状腺中毒症における頻度は前者が約10〜30％，後者が約10％を占める．両者をそれぞれ以下に説明する．

2 無痛性甲状腺炎

　疼痛を伴わない甲状腺腫でおもに橋本病(慢性甲状腺炎)など自己免疫性甲状腺炎に合併することが多い．原因として出産後，ステロイド内服中止のほか，薬剤性甲状腺機能障害（アミオダロン，免疫チェックポイント阻害薬など）の形で起こる場合もある．血液検査で遊離サイロキシン（free thyroxine：Free T4）高値，甲状腺刺激ホルモン（thyroid stimulating hormone：TSH）低値，抗TSH受容体抗体陰性，さらに放射性ヨード甲状腺接種率が抑制される[1]．

a エコー所見

　甲状腺びまん性病変の超音波診断フローチャートが示されており（図1）[2]，それに従って診断を行う[3]．無痛性甲状腺炎は甲状腺に軽度のびまん性腫大を認め，背景に橋本病がみられることが多く内部エコーレベルは低下しやや不均質である．炎症部位に一致した低エコー域を認め，カラードプラでは血流増加はみられず，Basedow病との鑑別に有用である（図2）．

3 亜急性甲状腺炎

　上気道感染が先行する場合が多く，ウイルス感染が原因とされている．好発年齢は30〜60歳で男女比は1：10で女性に多い．発症初期には一側葉に限局した炎症と疼痛を認め，経過中に対側葉に出現する変化（クリーピング現象）がみられることがある．血液検査では遊離トリヨードサイロニン（free triiodothyronine：Free T3），Free T4の高値，TSH測定感度以下に加えてC-反応性蛋白（C-reactive protein：CRP）陽性，白血球増多，肝機能（アスパラギン酸アミノトランスフェラーゼ〈aspartate aminotransferase：AST〉，アラニンアミノトランスフェラーゼ〈alanine

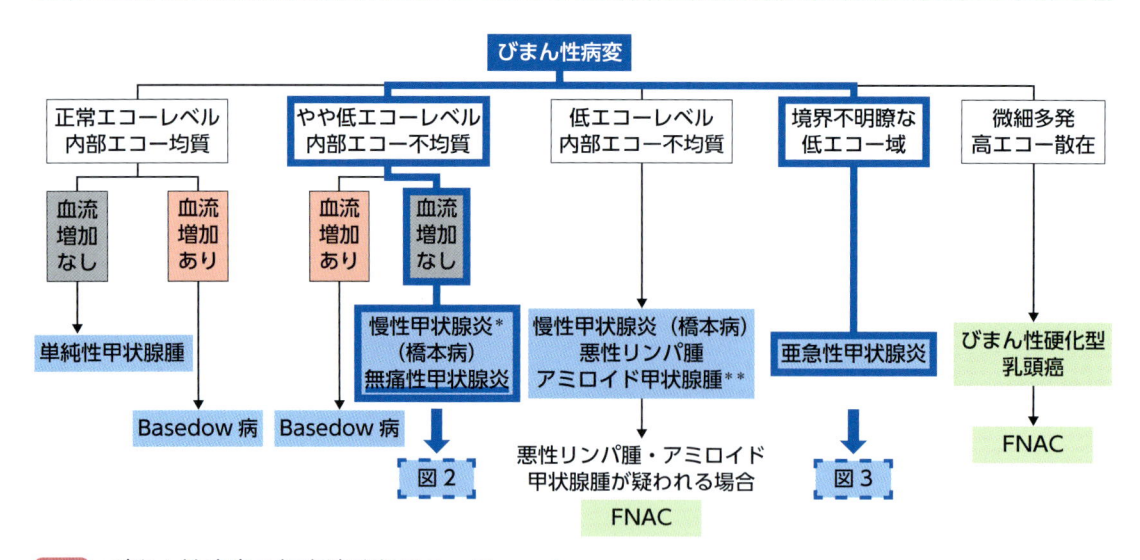

図1 びまん性病変の超音波診断フローチャート

*機能低下の例では血流が増加することがある
**脂肪沈着があれば高エコーレベルを示すことがある
〔日本乳腺甲状腺超音波医学会　甲状腺用語診断基準委員会（編）：甲状腺超音波診断ガイドブック．改訂第3版，南江堂，2016：47-48 より作成〕

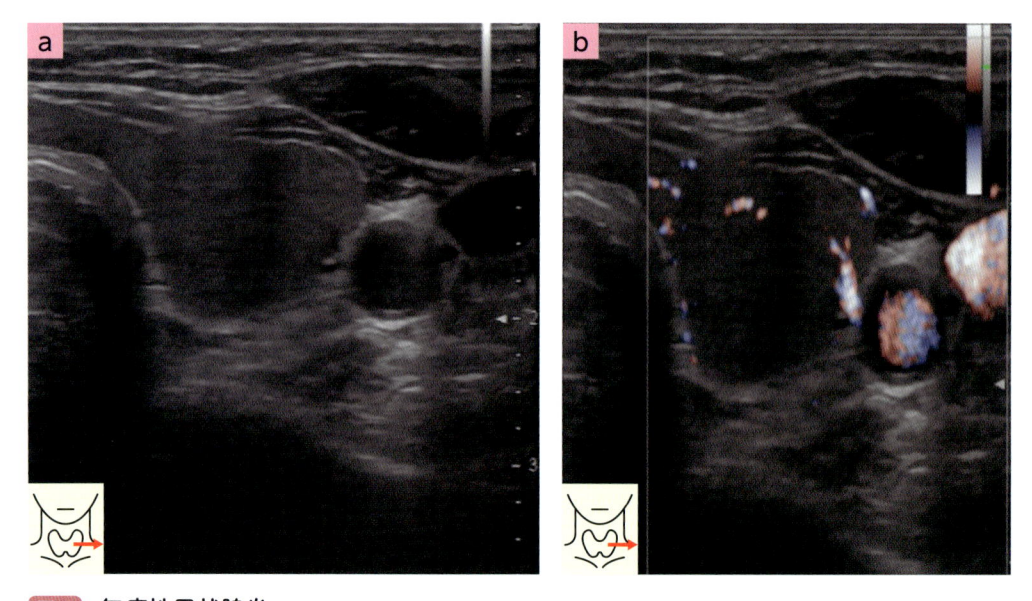

図2 無痛性甲状腺炎

a：Bモード　横断像（左葉）
b：カラードプラ　横断像（左葉）
甲状腺は軽度びまん性に腫大，内部エコーレベルは低下しやや不均質である．低エコー域は血流所見に乏しい

aminotransferase：ALT〉）の軽度増加などがみられる[3]．

a　エコー所見

　亜急性甲状腺炎は，圧痛，硬結部位に一致して境界不明瞭で内部不均質な低エコー域がまだら状に描出される．低エコー域の血流はほぼ消失し，その後，修復期には TSH 上昇に伴い血流の増加

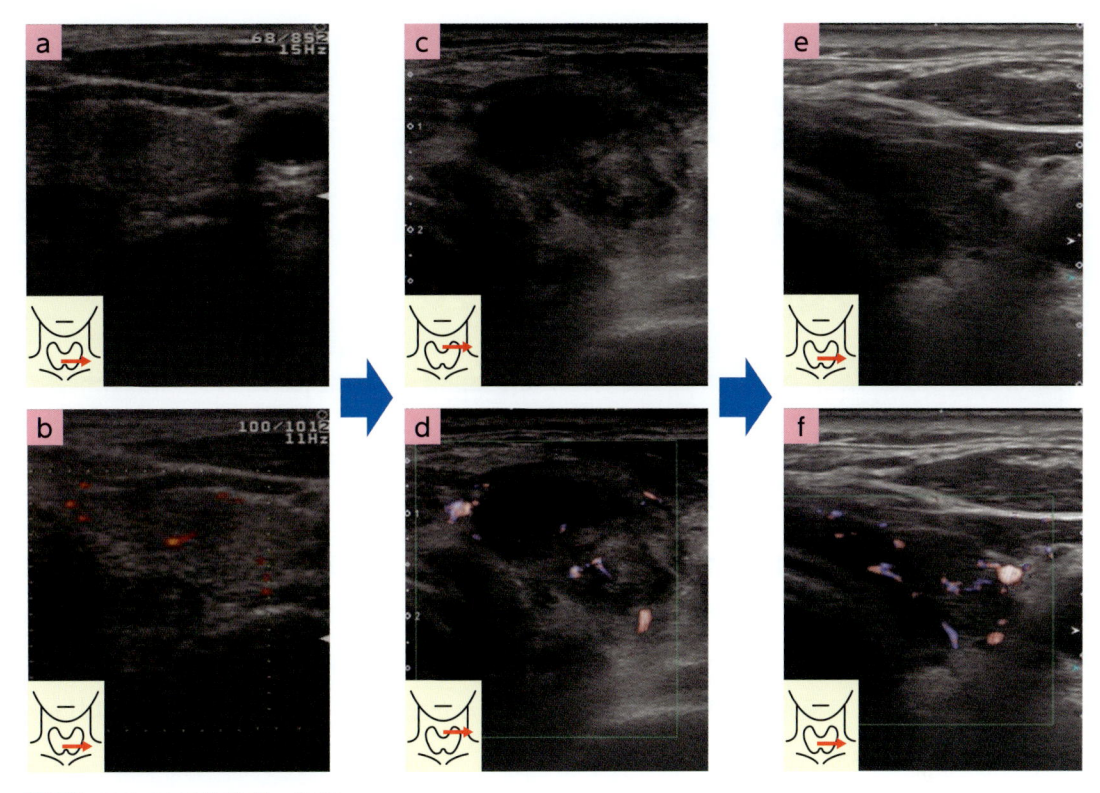

図3　亜急性甲状腺炎の経過

a：Bモード　横断像. b：カラードプラ　横断像（左葉　発症前）
c：Bモード　横断像. d：カラードプラ　横断像（左葉　発症直後）
甲状腺のびまん性腫大を認め，内側に境界不明瞭な低エコー領域がみられ，この部位に一致した圧痛を認めた．この低エコー領域は血流が欠如している
e：Bモード　横断像. f：カラードプラ　横断像（左葉　発症後3か月）
低エコー領域は縮小して甲状腺腫大は改善し，圧痛も消失した．発症時血流欠如した部位にも血流シグナルが確認できる

を示す（図3）．経過中に圧痛を伴う低エコー域は対側葉に出現する（クリーピング現象）を認めることがある．

◆文献

1）　日本乳腺甲状腺超音波医学会　甲状腺用語診断基準委員会（編）：甲状腺超音波診断ガイドブック．改訂第3版，南江堂，2016：69-70.
2）　日本乳腺甲状腺超音波医学会　甲状腺用語診断基準委員会（編）：甲状腺超音波診断ガイドブック．改訂第3版，南江堂，2016：47-48.
3）　日本乳腺甲状腺超音波医学会　甲状腺用語診断基準委員会（編）：甲状腺超音波診断ガイドブック．改訂第3版，南江堂，2016：67-69.

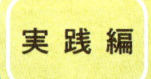
4 腺腫様結節，腺腫様甲状腺腫

公立穴水総合病院耳鼻咽喉科，金沢医科大学頭頸部外科学講座／下出祐造

1 結節性病変の取り扱いについて

エコー検査において結節性病変を見つけた場合は良悪性の鑑別が重要であり，両者の鑑別を目的に超音波診断基準（表1）が示されている[1]．また甲状腺がんの過剰診断の危険性が指摘されており，良性結節の穿刺吸引細胞診（fine needle aspiration cytology：FNAC）を減らしつつ悪性腫瘍のFNAC の適切な施行と積極的な経過観察に向けた取り組みがなされている[2]．まず本項ではおもに良性疾患について述べる．

表1 甲状腺結節（腫瘤）超音波診断基準

| | | <主> | | | <副> | |
| | 形状 | 境界の明瞭性・性状 | 内部エコー | | 微細高エコー | 境界部低エコー帯 |
			エコーレベル	均質性		
良性所見	整	明瞭平滑	高～低	均質	（－）	整
悪性所見	不整	不明瞭粗雑	低	不均質	多発	不整／なし

<付記>
1. 超音波所見として客観的評価の中から有用性が高い（明らかなもの）を「主」とした．また悪性腫瘍の90％を占める乳頭癌において特徴的であるが，主所見に比べ有所見率の統計学的差異が低い所見を「副」とした．
2. 内部エコーレベルが高～等は良性所見として有用である．
3. 粗大な高エコーは良悪性いずれにもみられる．
4. 所属リンパ節腫大は悪性所見として有用である．
5. 良性所見を呈する結節の多くは，腺腫様甲状腺腫，濾胞腺腫である．
6. 悪性所見を呈する結節の多くは，乳頭癌，濾胞癌，髄様癌，悪性リンパ腫，未分化癌である．
7. 良性所見を呈し得る悪性疾患は微少浸潤型濾胞癌および10 mm 以下の微小乳頭癌・髄様癌・悪性リンパ腫である．
   (1) 微少浸潤型濾胞癌は，良性所見を示すことが多い．
   (2) 10 mm 以下の微小乳頭癌は，境界平滑で高エコーを伴わないことがある．
   (3) 髄様癌は，甲状腺上極 1/3 に多く，良性所見を呈することがある．
   (4) 悪性リンパ腫は橋本病を基礎疾患とすることが多く，境界明瞭，内部エコー低，後方エコー増強が特徴的である．
8. 悪性所見を呈し得る良性疾患は，亜急性甲状腺炎，腺腫様甲状腺腫である．
   (1) 亜急性甲状腺炎は，炎症部位である低エコー域が悪性所見を呈することがある．
   (2) 腺腫様甲状腺腫では，境界部エコー帯を認めない場合や境界不明瞭なことがある．
〔日本超音波医学用語・診断基準委員会：甲状腺結節（腫瘤）超音波診断基準．超音波医 2011；38：667-670 より作成〕

2 疾患概念

a 囊胞

　甲状腺の囊胞性病変は腺腫様甲状腺腫や腺腫が囊胞変性した仮性囊胞がほとんどあり，濾胞にコロイドが充満したものと，出血や退行性変化よって囊胞化した場合が考えられる．囊胞内に充実成分が全く認められない囊胞は真性囊胞で，副甲状腺囊胞の可能性がある．囊胞内に乳頭状に隆起する充実部分がみられる場合は囊胞形成乳頭がんの可能性もあり注意が必要である[3]．

b 腺腫様甲状腺腫，腺腫様結節

　腺腫様甲状腺腫は，過形成（結節性過形成）であり，モノクローナルに増殖した濾胞腺腫とは基本的に異なる疾患だが鑑別困難な症例もみられる．単結節の場合は腺腫様結節とよぶ．

　成因は不明だが，甲状腺ホルモン合成障害をきたす遺伝性疾患や下垂体腫瘍に合併するものがある[1]．病理学的には，被膜を認めないか結節全周が包まれていないものが多い．組織所見は囊胞変性，石灰化，結節内結節，壊死，出血など多様である．また腫瘍周囲組織を圧排して増殖する傾向は少ない[4]．

3 エコー所見

　前述のごとく結節性病変の良悪性の鑑別を目的に超音波診断基準（表 1）[1] が示され，囊胞性と充実性に分けて超音波診断フローチャートが示されており（図 1，2）[2]，それらに従って診断を行う．

a 囊胞

　形状整，境界明瞭平滑で，内部無エコー，後方エコー増強，カラードプラでは血流信号を認めない．内壁には充実部分も存在し，囊胞内の成分がコロイドの場合は後方エコーの増強は軽度である（図 3）．コロイド囊胞では，コメットサインという多重反射などによって生じると考えられる点状高エコーが内部に描出され，乳頭がんの微細石灰化と間違わないように注意が必要である．本例はサイズが 20 mm 以上あるため FNAC の適応となる

b 腺腫様甲状腺腫，腺腫様結節

　図 4 に示すとおり，円形から楕円形，境界明瞭で境界部低エコー帯は認めないことが多い．内部の性状はほとんどを囊胞が占めるものから充実部分が占めるものまであり，内部エコーも前述の組織学的変化に伴い不均質で石灰化など多彩なエコー所見を呈する．多数の微小囊胞の集合体が腫瘤の 50% 以上を占める所見を spongiform pattern と呼び良性を示唆する所見であるが，まれに乳頭がんでもみられるため注意が必要である．血流は全体に乏しく，辺縁のみに血流を認めるものも多い．エラストグラフィでは一般的に柔らかい結節として描出される（図 4，5）．本例は両者とも良性所見を呈しているがサイズが 20 mm 以上あるため FNAC の適応となる．

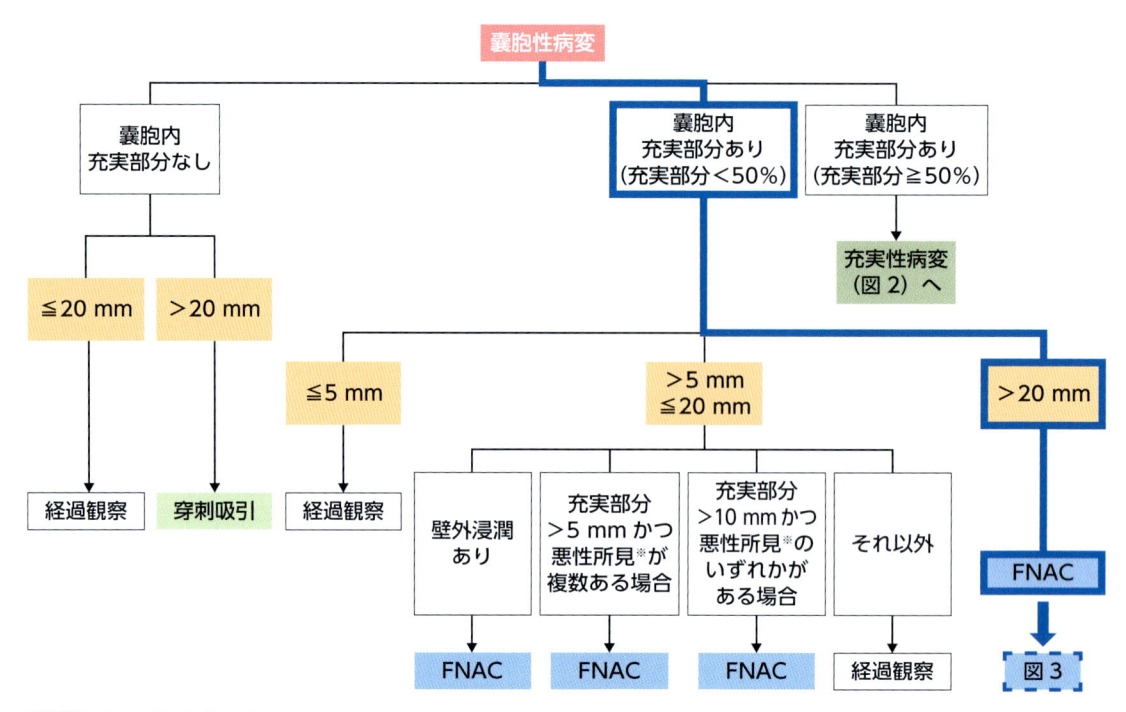

図1 嚢胞性病変の超音波診断フローチャート

※：充実部分の形状不整，微細多発高エコー，血流増加
〔日本乳腺甲状腺超音波医学会　甲状腺用語診断基準委員会（編）：甲状腺超音波診断ガイドブック．改訂第3版，南江堂，2016：48-53 より作成〕

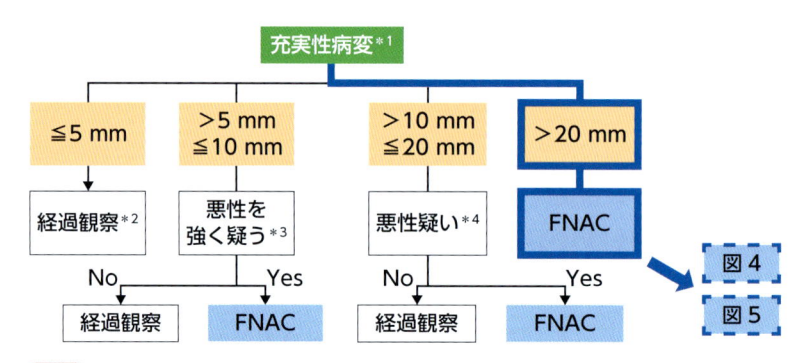

図2 充実性病変の超音波診断フローチャート

※1 多発性結節に関しては，個々の結節に対し，嚢胞，充実性結節の基準に従う．
　　しかし spongiform pattern や honeycomb pattern を呈する，いわゆる過形成結節（腺腫様結節，腺腫様甲状腺腫）は，20 mm までは超音波のみで経過観察するが，20 mm を超えたら一度は確認のために FNAC を施行する．
※2 頸部リンパ節転移や遠隔転移が疑われた場合や CEA，カルシトニンが高値で髄様癌が疑われる場合には穿刺する．
※3 甲状腺結節超音波診断基準に照らし合わせて，悪性を強く疑う場合（ほぼ全項目が悪性に該当する場合）．
※4 甲状腺結節超音波診断基準に照らし合わせて，いずれかの所見が1項目でも悪性であった場合やドプラ法で結節内への血流（貫通血管）を認めた場合．
〔日本乳腺甲状腺超音波医学会　甲状腺用語診断基準委員会（編）：甲状腺超音波診断ガイドブック．改訂第3版，南江堂，2016：48-53 より作成〕

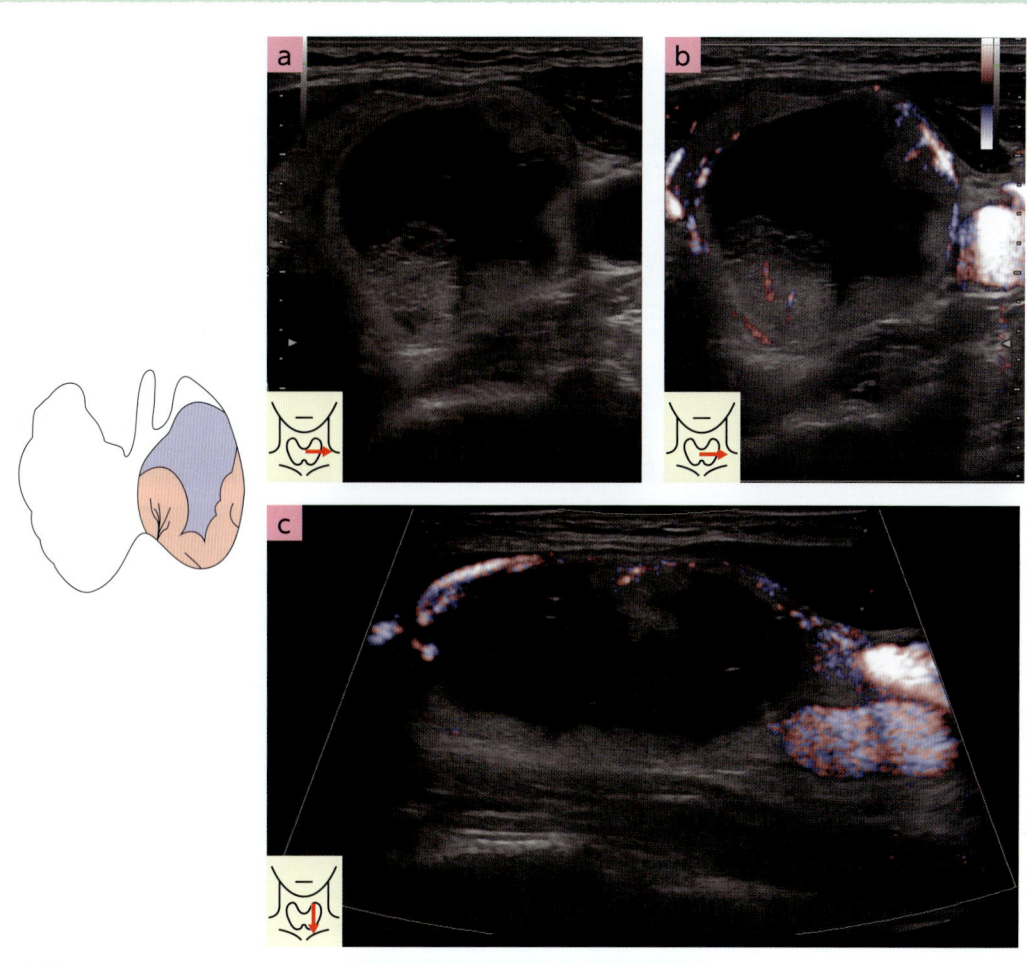

図3 甲状腺嚢胞（左葉）

a：Bモード　横断像
b：カラードプラ　横断像
c：カラードプラ　縦断像
左葉をほぼ占拠する 34 × 25 × 20 mm の嚢胞，楕円形，形状整，境界明瞭平滑，内部は嚢胞主体で約 30％充実性変化あり，嚢胞の境界部低エコー帯は整．内部充実部分はほぼ均質等エコーで形状やや不整，わずかに血流あり，高輝度なし

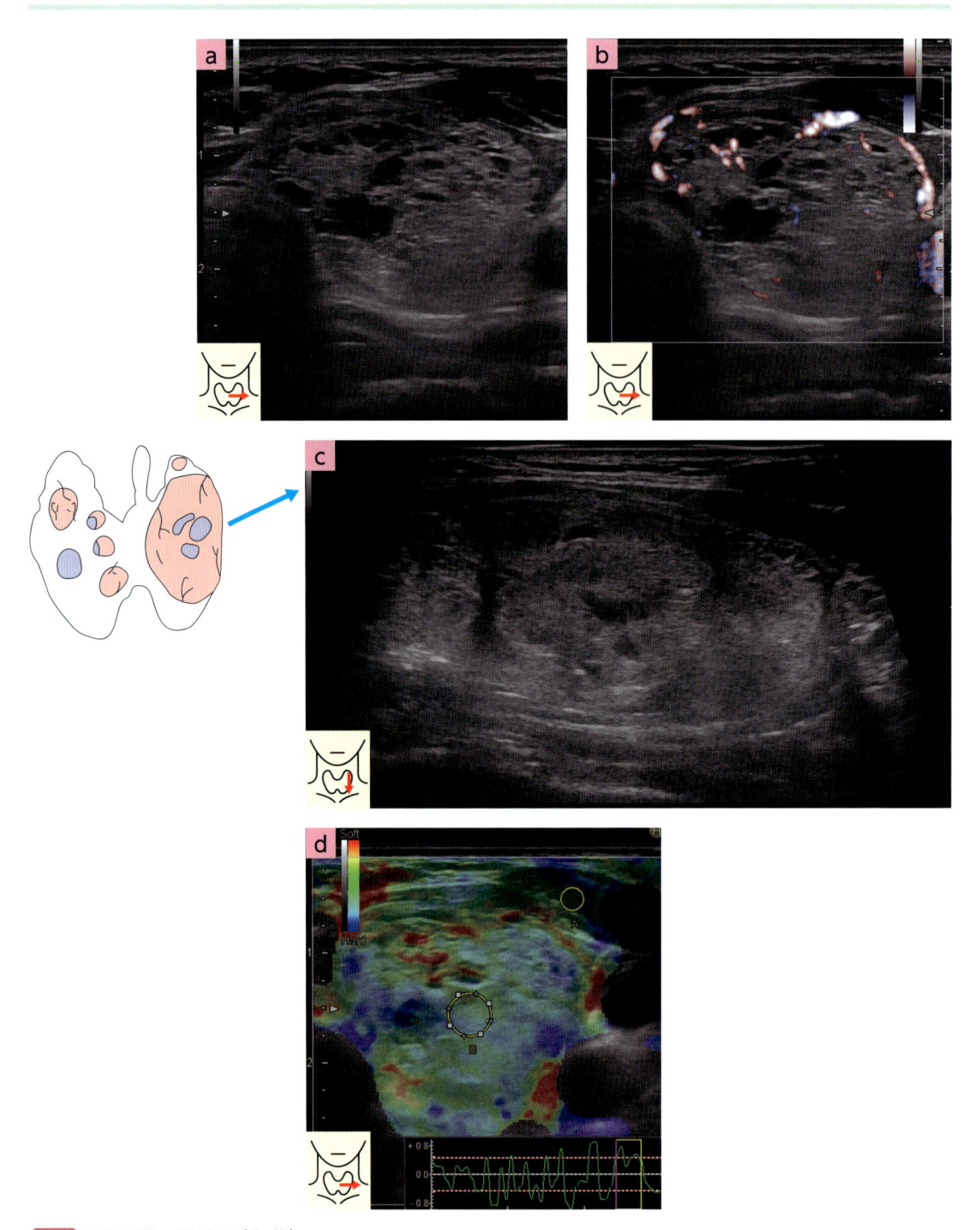

図4 腺腫様甲状腺腫（左葉）

a：Bモード　横断像
b：カラードプラ　横断像
c：Bモード　縦断像
d：ストレインエラストグラフィ
甲状腺両葉に同様のエコー所見を呈する多発結節性病変，最大結節は左葉中部の 35 × 21 × 17 mm の充実結節，楕円形，形状整，境界明瞭平滑，内部等エコー不均質で spongiform pattern を認める，境界部低エコー帯は整，辺縁優位に血流を認める，高輝度なし，エラストグラフィはひずみを生じ柔らかい所見

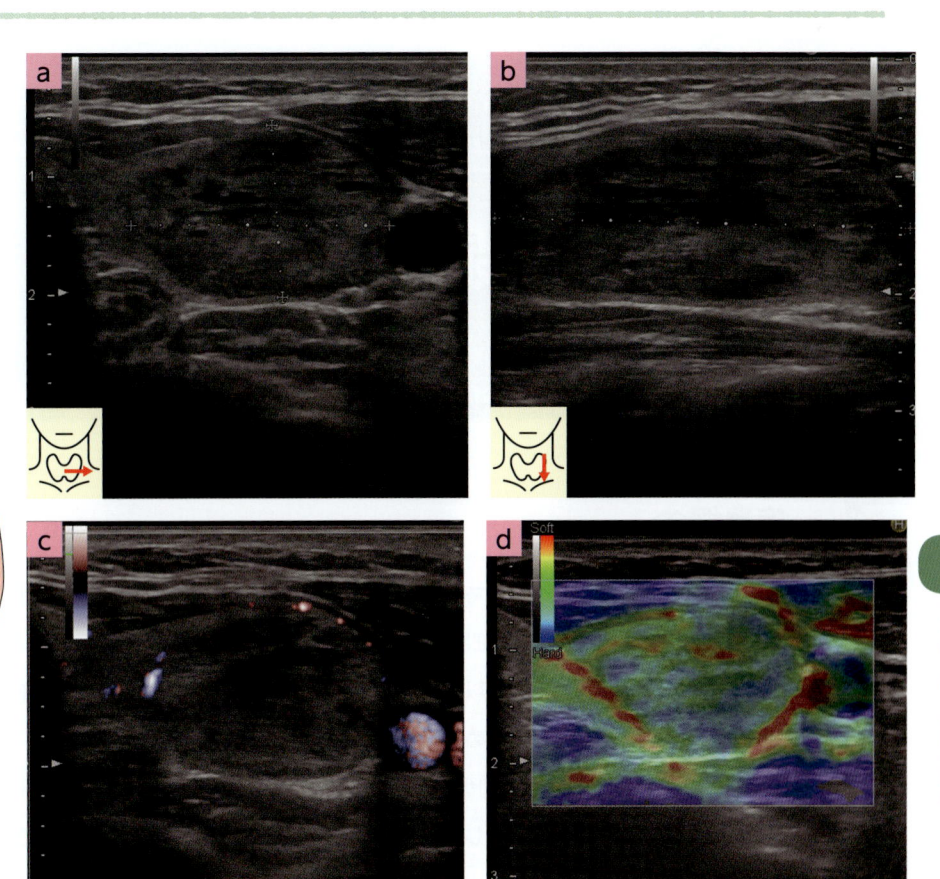

図5 腺腫様結節（左葉）

a：Bモード　横断像
b：Bモード　縦断像
c：カラードプラ　横断像
d：ストレインエラストグラフィ

左葉中部に 36 × 22 × 15 mm の単一性充実結節を認める，楕円形，形状整，境界明瞭平滑，内部等エコー不均質で微小囊胞の混在を認める，境界部低エコー帯は整，辺縁優位に血流を認める，高輝度なし，エラストグラフィはひずみを生じ柔らかい所見

◆文献

1）日本超音波医学用語・診断基準委員会：甲状腺結節（腫瘤）超音波診断基準．超音波医 2011；38：667-670.

2）日本乳腺甲状腺超音波医学会　甲状腺用語診断基準委員会（編）：甲状腺超音波診断ガイドブック．改訂第3版，南江堂，2016：48-53.

3）日本乳腺甲状腺超音波医学会　甲状腺用語診断基準委員会（編）：甲状腺超音波診断ガイドブック．改訂第3版，南江堂，2016：84-86.

4）日本乳腺甲状腺超音波医学会　甲状腺用語診断基準委員会（編）：甲状腺超音波診断ガイドブック．改訂第3版，南江堂，2016：75-79.

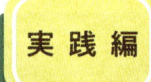
5 甲状腺濾胞性腫瘍

公立穴水総合病院耳鼻咽喉科，金沢医科大学頭頸部外科学講座／下出祐造

1 疾患概念

　臨床および画像診断上鑑別が困難である濾胞腺腫と濾胞がんを含め濾胞性腫瘍とよぶ．現時点では濾胞がんの最終診断は穿刺吸引細胞診（fine needle aspiration cytology：FNAC）では困難で永久病理標本のみで確定されるため，以下は病理診断が確定した症例について記載する．濾胞がんは甲状腺悪性腫瘍の約5〜10％を占め，おもに血行性転移により肺，骨などに遠隔転移をきたすことがある．浸潤様式から微小浸潤型，被包性血管浸潤型，広汎浸潤型の3つに分類される．腺腫が甲状腺ホルモンを過剰に合成し甲状腺機能亢進症をきたす場合，自律性機能性甲状腺結節（autonomously functioning thyroid nodule：AFTN）とよぶ．臨床的に中毒性をきたす多結節性結節は中毒性多発性甲状腺腫（toxic multinodular goiter：TMNG）とよばれる[1]．

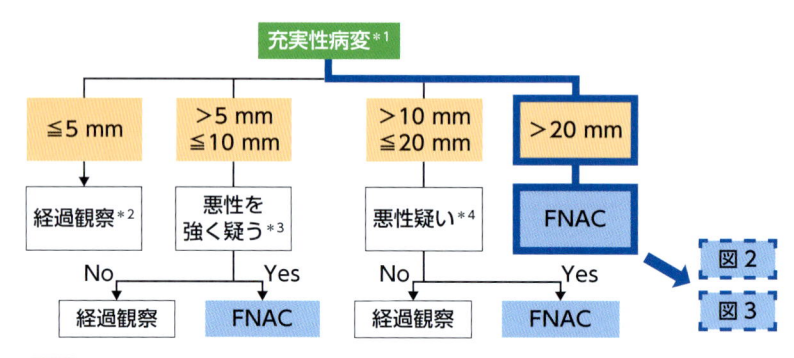

図1 充実性病変の超音波診断フローチャート

※1 多発性結節に関しては，個々の結節に対し，囊胞，充実性結節の基準に従う．
　　しかし spongiform pattern や honeycomb pattern を呈する，いわゆる過形成結節（腺腫様結節，腺腫様甲状腺腫）は，20 mm までは超音波のみで経過観察するが，20 mm を超えたら一度は確認のために FNAC を施行する．
※2 頸部リンパ節転移や遠隔転移が疑われた場合や CEA，カルシトニンが高値で髄様癌が疑われる場合には穿刺する．
※3 甲状腺結節超音波診断基準に照らし合わせて，悪性を強く疑う場合（ほぼ全項目が悪性に該当する場合）．
※4 甲状腺結節超音波診断基準に照らし合わせて，いずれかの所見が1項目でも悪性であった場合やドプラ法で結節内への血流（貫通血管）を認めた場合．
〔日本乳腺甲状腺超音波医学会　甲状腺用語診断基準委員会（編）：甲状腺超音波診断ガイドブック．改訂第3版，南江堂，2016；48-53 より作成〕

2 エコー所見

　甲状腺充実性病変の超音波診断フローチャートが示されており（図1)[2]，それに従って診断を行う．

　図2は濾胞腺腫の症例である．甲状腺左葉に形状整，境界明瞭，内部等エコーでほぼ均質，境界部低エコー帯を伴う充実性結節を認める．カラードプラでは結節内の豊富な血流信号を認める．抵抗指数（resistance index：RI）0.59，拍動指数（pulpability index：PI）0.88．エラストグラフィではひずみが大きく柔らかい．

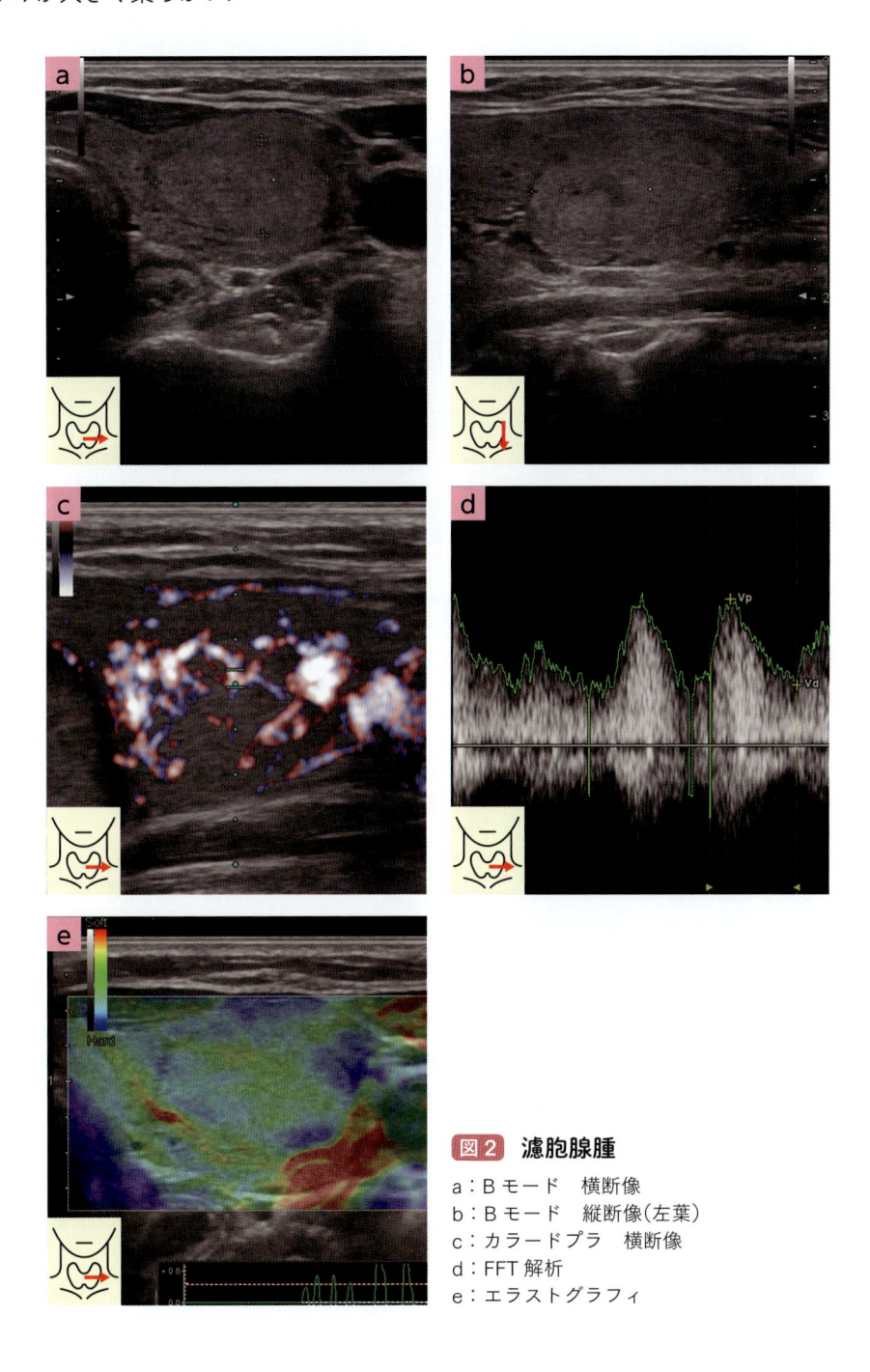

図2　濾胞腺腫
a：Bモード　横断像
b：Bモード　縦断像（左葉）
c：カラードプラ　横断像
d：FFT解析
e：エラストグラフィ

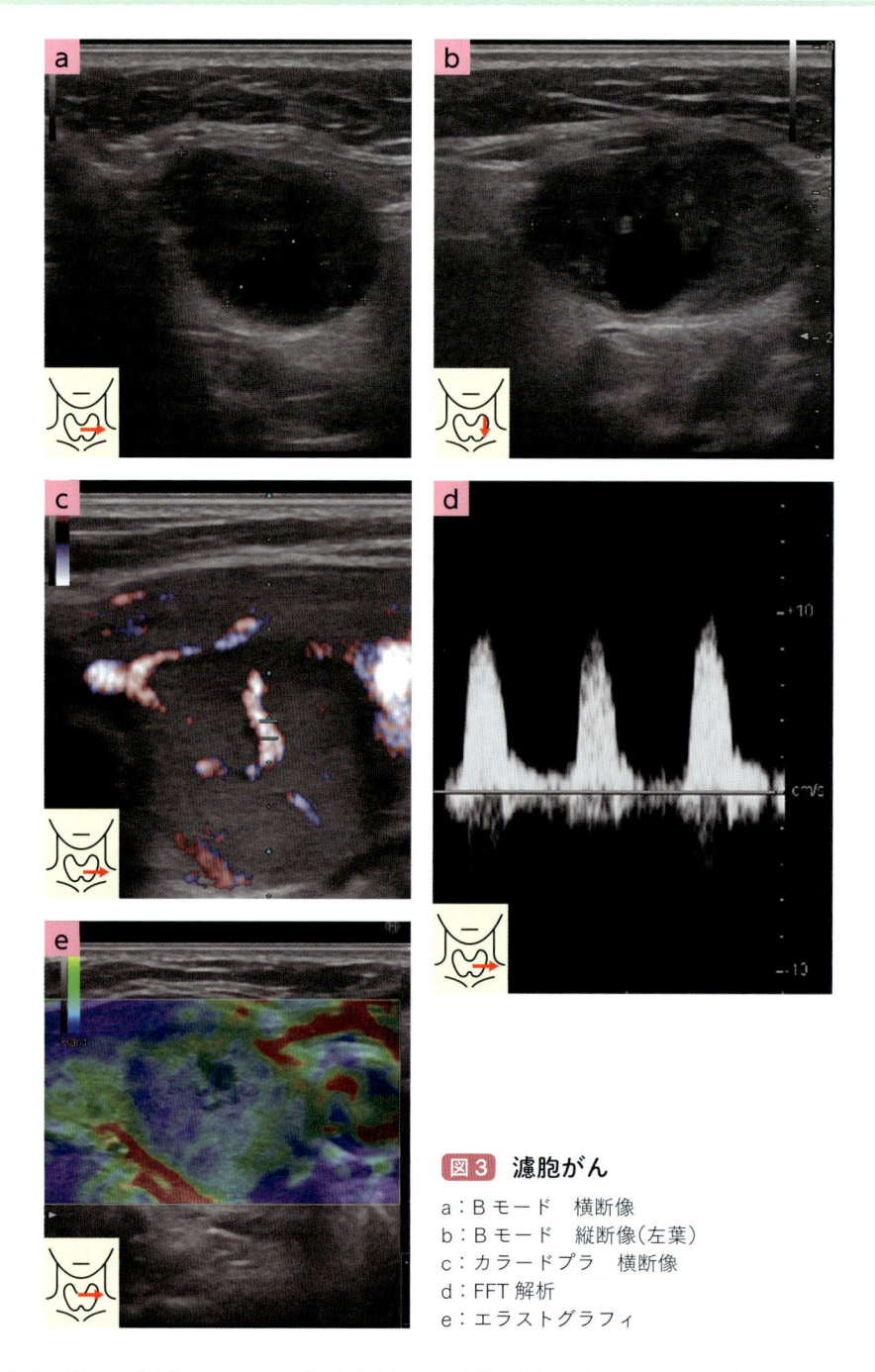

図3 濾胞がん

a：Bモード　横断像
b：Bモード　縦断像（左葉）
c：カラードプラ　横断像
d：FFT解析
e：エラストグラフィ

　図3は濾胞がんの症例である．甲状腺左葉に，形状不整，境界不明瞭，内部低エコーでやや不均質，囊胞混在する充実結節を認める．一部に境界部低エコー帯を認める．カラードプラにて貫通血管を認める．RI 0.92，PI 2.03．エラストグラフィではひずみが小さく硬い．

◆文献

1）日本乳腺甲状腺超音波医学会　甲状腺用語診断基準委員会（編）：甲状腺超音波診断ガイドブック．改訂第3版，南江堂，
　2016；100-106.

2）日本乳腺甲状腺超音波医学会　甲状腺用語診断基準委員会（編）：甲状腺超音波診断ガイドブック．改訂第3版，南江堂，
　2016；48-53.

6 甲状腺乳頭がん

公立穴水総合病院耳鼻咽喉科，金沢医科大学頭頸部外科学講座／下出祐造

1 疾患概念

　わが国における甲状腺がんで乳頭がんは最も多く約90％を占め，リンパ節転移をきたしやすい．すりガラス状核，核内封入体，核溝，核重畳など特徴的な核所見を示す細胞異型や砂粒小体を認めるため，穿刺吸引細胞診（fine needle aspiration cytology：FNAC）により診断が可能である．進行は緩徐で根治切除ができれば予後良好だが，隣接臓器浸潤や遠隔転移で予後不良となる．甲状腺腫瘍診療ガイドライン2018ではTNM分類を構成する各因子に基づき超低リスク，低リスク，高リスクに分類して管理方針を決定するRisk-adapted managementが提言されている[1]．甲状腺全摘術は放射性ヨウ素（radioactive iodine：RAI）内用療法の施行には必要だが，片葉切除よりも反回神経麻痺や副甲状腺機能低下症のリスクが高くなる．腫瘍径1cm以下の微小がんは検診で発見される機会が増えており，これらの多くは予後のよい乳頭がんで早期の手術における有用性が低い[2]．隣接臓器浸潤やリンパ節転移の疑いがない微小がんに対しactive surveillanceが行われるが，それには患者への十分な説明と定期的に欠かさずエコー検査を行い腫瘍の増大やリンパ節転移を発見しうる環境が必要である．

2 エコー所見

　甲状腺充実性病変の超音波診断フローチャートが示されており（図1）[3]，それらに従って診断を行う．リスク分類別管理方針はp.164の表1を参照．以下に各症例を提示する．

　図2は甲状腺右葉，最大径14mmの乳頭がんの症例である．充実性で形状不整，境界不明瞭，内部不均質低エコーで微細高エコーを認める．カラードプラでは結節内部に血流信号をわずかに認める．エラストグラフィではひずみが小さく硬い．

　図3は甲状腺左葉全体を占める，最大径33mmの乳頭がんの症例である．充実性で形状不整，境界不明瞭，内部低～等エコーで不均質，微細高エコーを認める．前頸筋との境界不明瞭，気管との可動性不良で浸潤が疑われる．

　図4は甲状腺右葉下極，最大径8mmの微小乳頭がんの症例である．充実性で，形状ほぼ精，境界ほぼ明瞭，内部低エコーで不均質，微細高エコーを内部に認める．カラードプラでは結節内部

の血流は乏しい．エラストグラフィではひずみが小さく硬い．

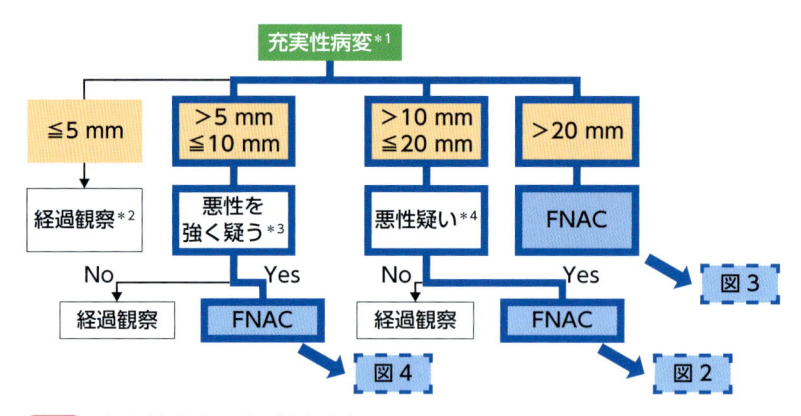

図1 充実性病変の超音波診断フローチャート

※1 多発性結節に関しては，個々の結節に対し，囊胞，充実性結節の基準に従う．しかし spongiform pattern や honeycomb pattern を呈する，いわゆる過形成結節（腺腫様結節，腺腫様甲状腺腫）は，20 mm までは超音波のみで経過観察するが，20 mm を超えたら一度は確認のために FNAC を施行する．

※2 頸部リンパ節転移や遠隔転移が疑われた場合や CEA，カルシトニンが高値で髄様癌が疑われる場合には穿刺する．

※3 甲状腺結節超音波診断基準に照らし合わせて，悪性を強く疑う場合（ほぼ全項目が悪性に該当する場合）．

※4 甲状腺結節超音波診断基準に照らし合わせて，いずれかの所見が 1 項目でも悪性であった場合やドプラ法で結節内への血流（貫通血管）を認めた場合．

〔日本乳腺甲状腺超音波医学会　甲状腺用語診断基準委員会（編）：甲状腺超音波診断ガイドブック．改訂第 3 版，南江堂，2016：48-53 より作成〕

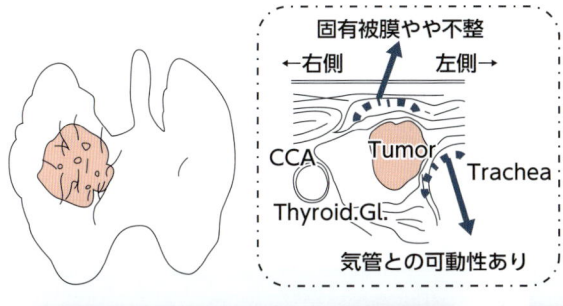

固有被膜やや不整
←右側　　左側→

CCA
Thyroid.Gl.
Tumor
Trachea
気管との可動性あり

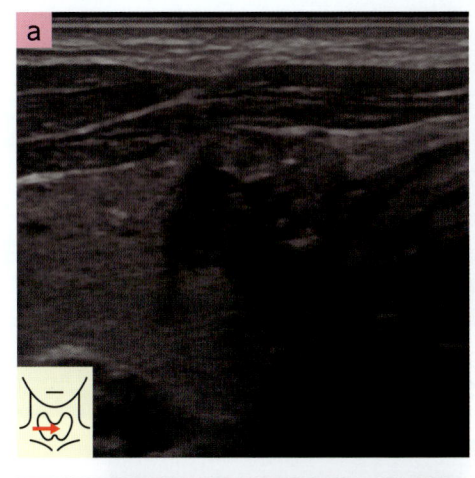
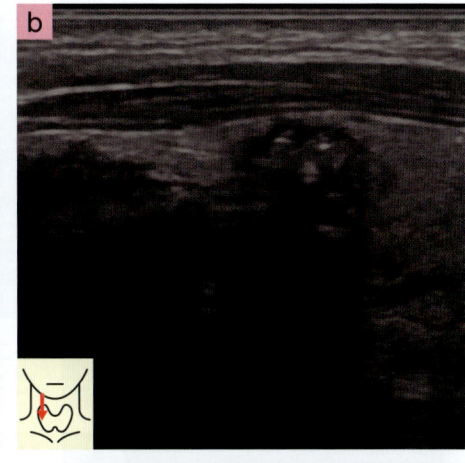
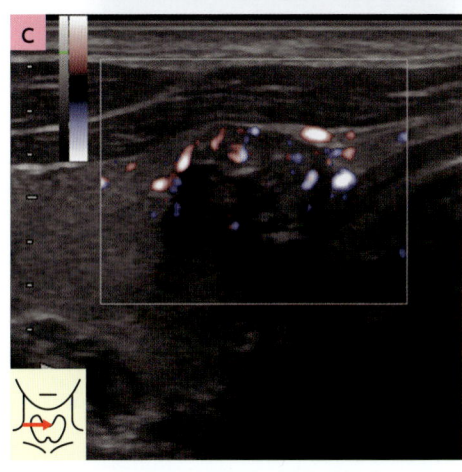
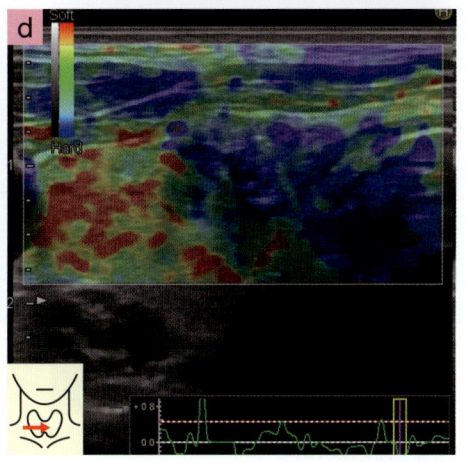

図2　乳頭がん①

a：Bモード　横断像
b：Bモード　縦断像（右葉）
c：カラードプラ　横断像
d：エラストグラフィ　横断像

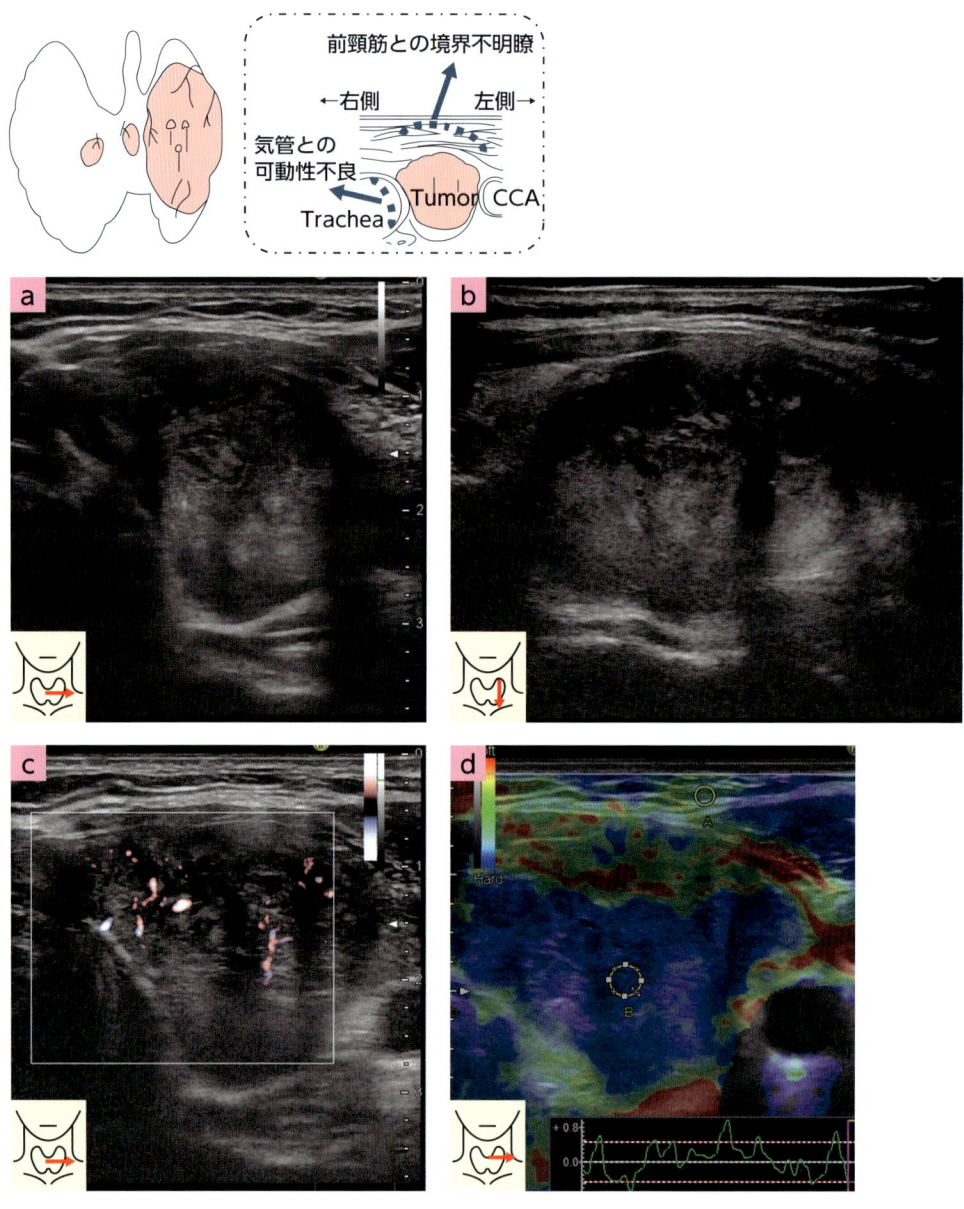

図3 乳頭がん②

a：Bモード　横断像
b：Bモード　縦断像（左葉）
c：カラードプラ　横断像
d：エラストグラフィ　横断像

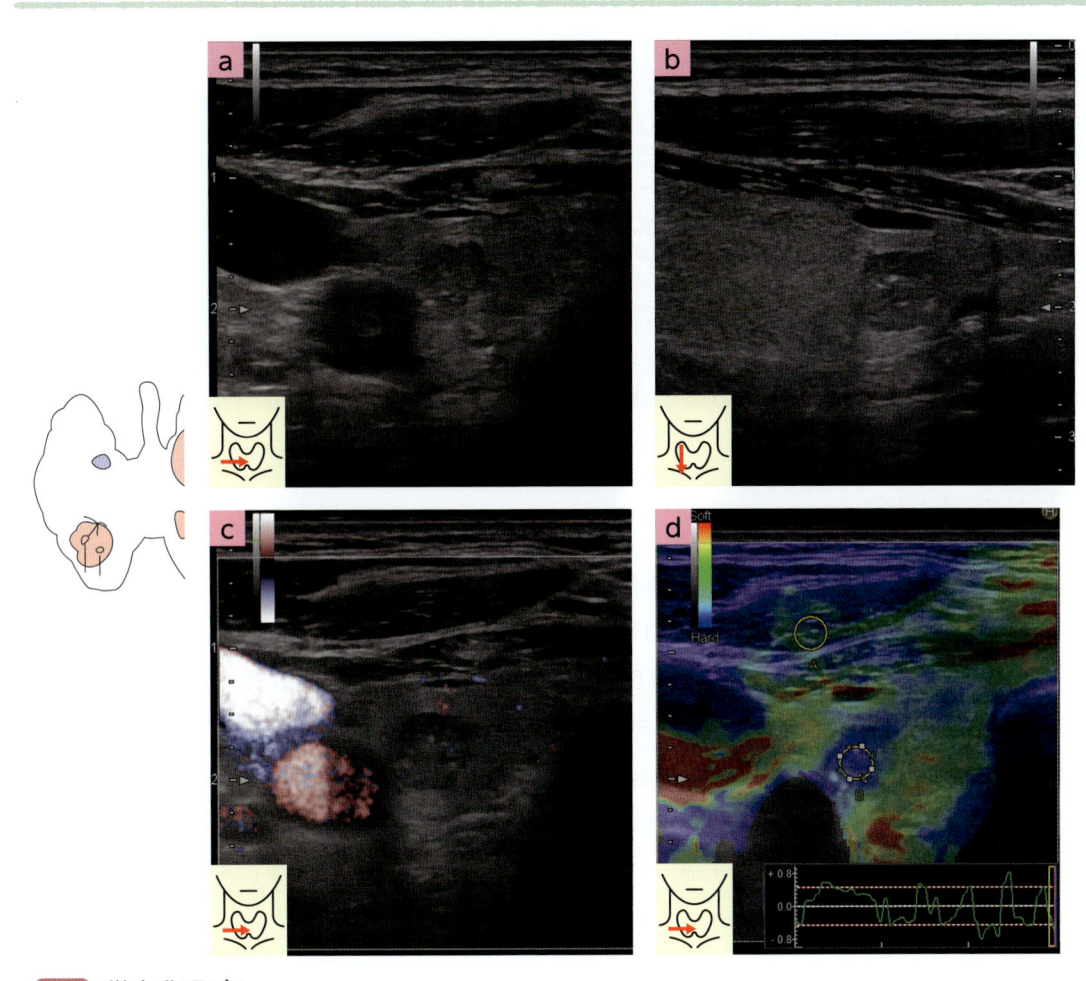

図4 微小乳頭がん

a：Bモード　横断像
b：Bモード　縦断像（右葉）
c：カラードプラ　横断像
d：エラストグラフィ　横断像

◆文献

1）甲状腺腫瘍診療ガイドライン作成委員会：甲状腺腫瘍診療ガイドライン 2018. 日内分泌・甲状腺外会誌 2018；35（Suppl.3）：1-87.

2）日本乳腺甲状腺超音波医学会　甲状腺用語診断基準委員会（編）：甲状腺超音波診断ガイドブック. 改訂第3版, 南江堂, 2016：87-99.

3）日本乳腺甲状腺超音波医学会　甲状腺用語診断基準委員会（編）：甲状腺超音波診断ガイドブック. 改訂第3版, 南江堂, 2016：48-53.

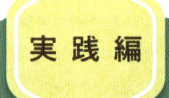
7 甲状腺未分化がん

公立穴水総合病院耳鼻咽喉科，金沢医科大学頭頸部外科学講座／下出祐造

1 疾患概念

　未分化がんは固形がんの中で最も予後不良ながんとされる．甲状腺がんの 1～2％を占め，高齢者に多く，臨床症状は急激に増大した甲状腺腫，頸部痛，皮膚の発赤，嗄声，嚥下障害や呼吸困難などである．検査所見として，微熱，軽度白血球上昇，CRP 上昇，赤沈亢進，急激な増大に伴う一過性の甲状腺機能亢進を認めることがある．甲状腺がんの中で最も予後の良好な乳頭がんと対照的であるが，長い経過をもつ乳頭がんや濾胞がんなどの分化がんから変化する未分化がん（未分化転化）もあるため注意が必要である[1]．また，頸部痛をきたす甲状腺疾患には亜急性甲状腺炎，急性化膿性甲状腺炎，甲状腺腫瘍内出血，慢性甲状腺急性増悪などがあり，常に未分化がんの可能性を念頭において診断を進める必要がある[2]．

2 エコー所見

　図1 は甲状腺左葉をほぼ占拠する大きな未分化がん．境界不明瞭，辺縁不整な内部不均質低エコーの腫瘍像で，高濃度の非定型石灰化や腫瘍中心部にカラードプラで血流信号が消失した壊死像，周囲臓器への浸潤も認める．

　図2 は同じ未分化がんの造影 CT，MRI T2 強調画像で気管への隣接臓器浸潤，PET/CT で FDG 集積が消失した壊死性変化を認める．

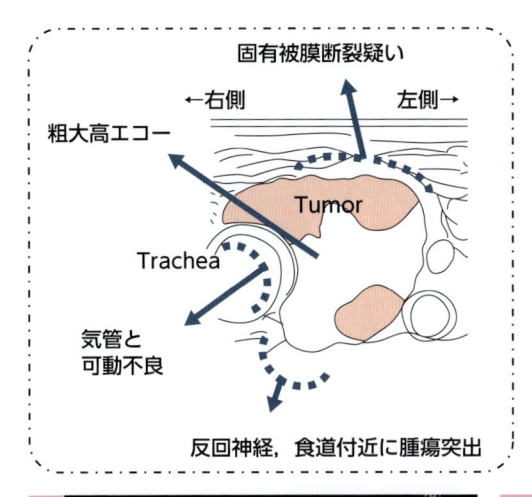

図中のラベル：
固有被膜断裂疑い
←右側　左側→
粗大高エコー
Tumor
Trachea
気管と可動不良
反回神経，食道付近に腫瘍突出

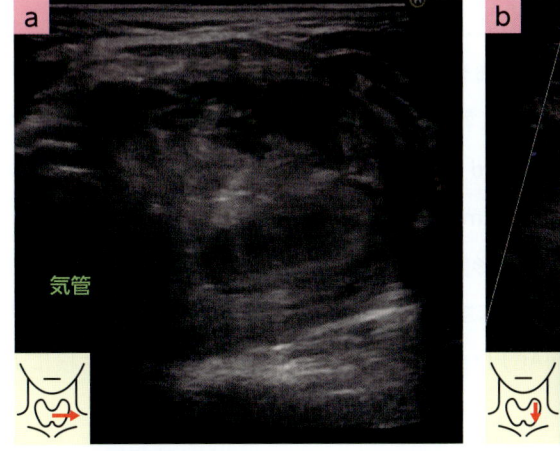
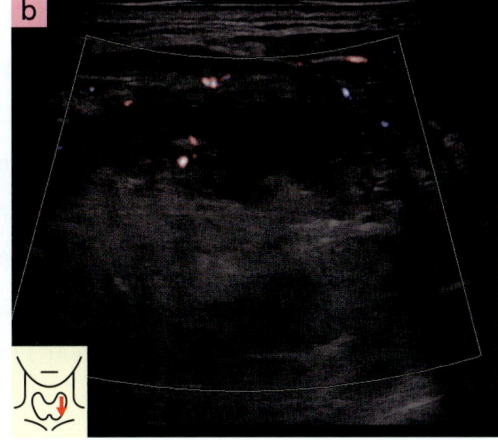

気管

図1　未分化がん①

a：Bモード　横断像．b：カラードプラ　縦断像（左葉）

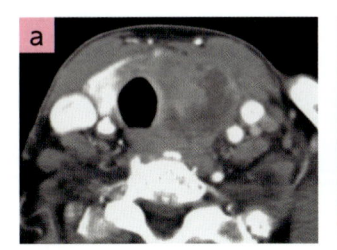
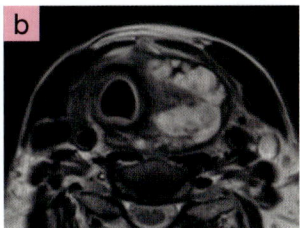
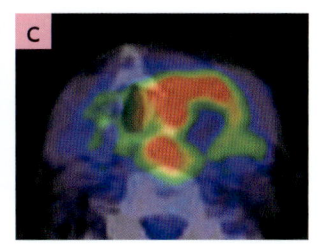

図2　未分化がん②

a：造影CT．b：MRI T2強調画像．c：PET/CT

◆文献

1）日本乳腺甲状腺超音波医学会　甲状腺用語診断基準委員会（編）：甲状腺超音波診断ガイドブック．改訂第3版，南江堂，2016：116-120．

2）野口仁志：未分化癌．村上　司（編著），野口病院　甲状腺エコー診断パーフェクトガイドブック，日本医事新報社，2020：102-104．

8　甲状腺リンパ腫

公立穴水総合病院耳鼻咽喉科，金沢医科大学頭頸部外科学講座／下出祐造

1　疾患概念

甲状腺悪性リンパ腫は甲状腺悪性腫瘍の 1〜5％を占め，高齢女性に多い．慢性甲状腺炎（橋本病）の患者では悪性リンパ腫の発生頻度が 60 倍と報告され，慢性甲状腺炎では定期的にエコー検査が必要とされる．組織型には mucosa-associated lymphoid tissue（MALT）リンパ腫と，びまん性大細胞型 B 細胞リンパ腫（diffuse large B-cell lymphoma：DLBCL）に大別される[1]．MALT リンパ腫は DLBCL よりも低悪性度だが，DLBCL へ形質転換し急速に増大するため注意が必要である[2]．診断には採血や CT をはじめ急激な増大を示す未分化がんなどの鑑別も必要であり穿刺吸引細胞診（fine needle aspiration cytology：FNAC）は必須である．さらに確定診断には生検による組織診が必要となる[1]．

2　エコー所見

図 1 は甲状腺左葉をほぼ占拠する DLBCL の症例で，左葉が腫大し内部は極めて低エコー，後方エコーの増強を認める．低エコー領域にはカラードプラで血流信号を認め嚢胞との鑑別に有用である．

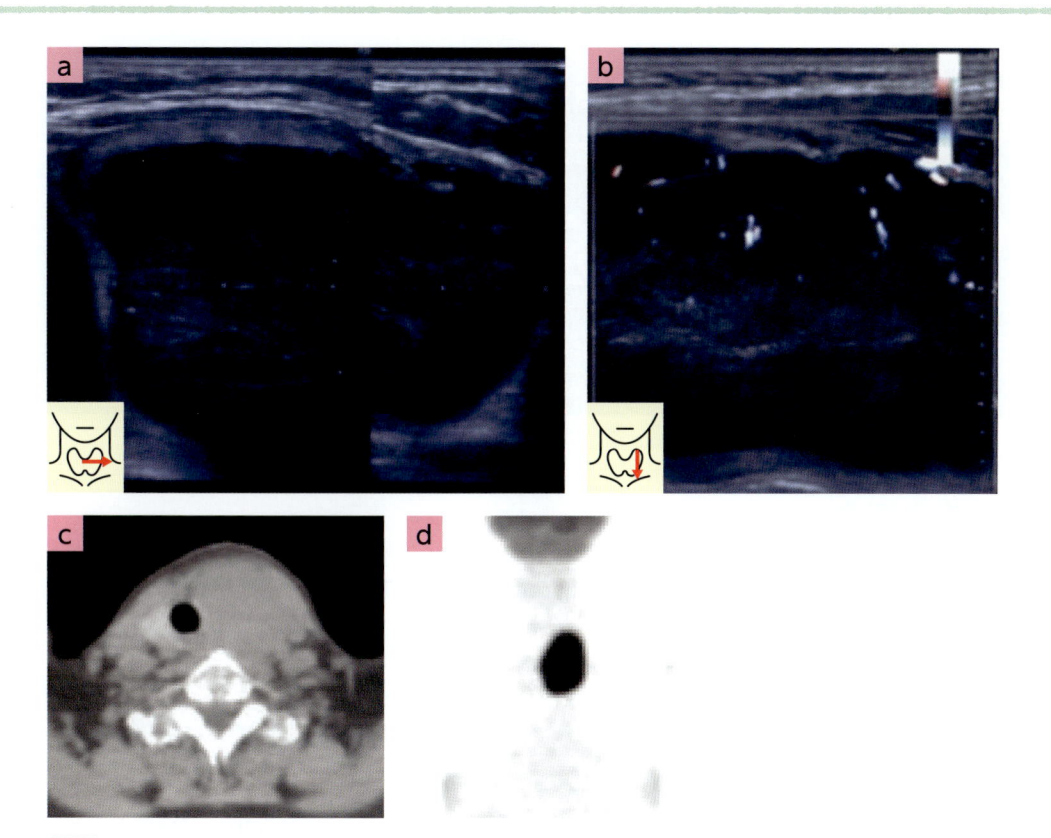

図1 悪性リンパ腫

a：Bモード　横断像（左葉）
b：カラードプラ　縦断像（左葉）
c：単純CT
d：PET/CT

◆文献

1）日本乳腺甲状腺超音波医学会　甲状腺用語診断基準委員会（編）：甲状腺超音波診断ガイドブック. 改訂第3版，南江堂，2016：116-120.

2）野口仁志：未分化癌. 村上　司（編著），野口病院　甲状腺エコー診断パーフェクトガイドブック，日本医事新報社，2020：102-104.

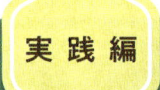

9 副甲状腺疾患

公立穴水総合病院耳鼻咽喉科，金沢医科大学頭頸部外科学講座／下出祐造

1 疾患概念

副甲状腺機能亢進症（primary hyperparathyroidism：pHPT）は内分泌疾患のなかでは比較的頻度の高い疾患で，50歳以上の女性に好発する．生化学検査で偶然高カルシウム血症を契機に発見される「生化学型」のほかに尿管結石を繰り返す「腎結石型」，骨粗しょう症や病的骨折をきたす「骨型」がある．組織分類としては約85％が単発性の副甲状腺腺腫，約10％は過形成，約1％が副甲状腺がんで，約4％は多発性腺腫である．血清，尿中 Ca 高値，intact PTH 高値によって診断される．原因病巣の検索のためエコー，CT，^{99m}Tc methoxy-isobutyl-isonitrile（MIBI）シンチなどが行われる[1]．

2 エコー所見

副甲状腺は，甲状腺両葉の上極と下極に計4腺存在することが多い．しかし異所性甲状腺腫や過剰，過小腺もまれに認めるためそれらを念頭に観察する．

図1は副甲状腺腺腫（単発性）である．24 × 11 × 11 mm，甲状腺左葉下極に隣接，甲状腺との境界は，甲状腺と副甲状腺腺腫の両方の被膜が重なるため，線状高エコーとして描出されている．カラードプラでは腫瘍周囲の血流信号の増強を認める．

図2は副甲状腺過形成である．右上腺と左下腺に腫大を認める．本例のように過形成では4腺すべてが均等な腫大とならない場合もある．

図3は副甲状腺がんである．20 × 17 × 15 mm，甲状腺右葉背面に隣接，充実性で不整形の低エコー結節，内部不均質で，周囲に血流信号の増強を認める．副甲状腺がんを思わせる所見として甲状腺との境界は浸潤により被膜が描出されていない．

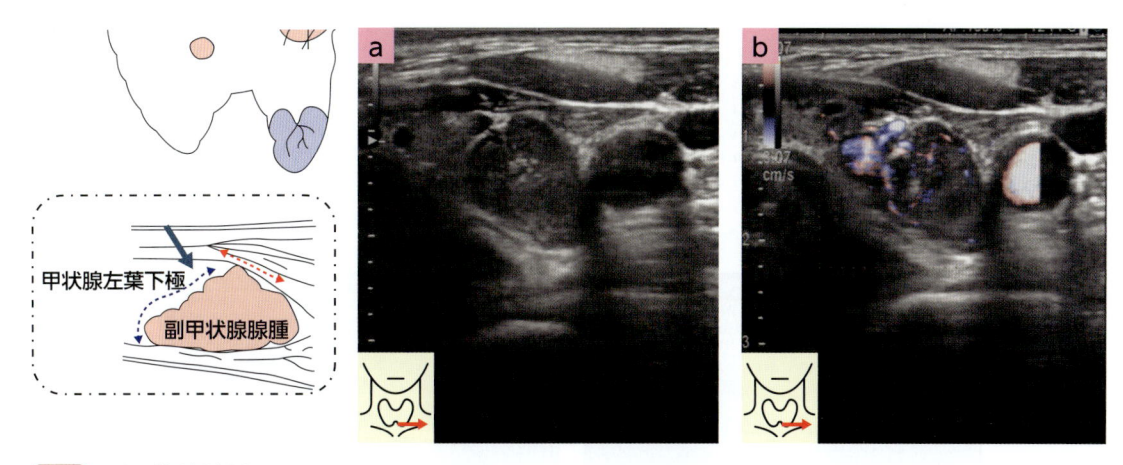

図1 副甲状腺腺腫

a：Bモード　横断像．b：カラードプラ　横断像

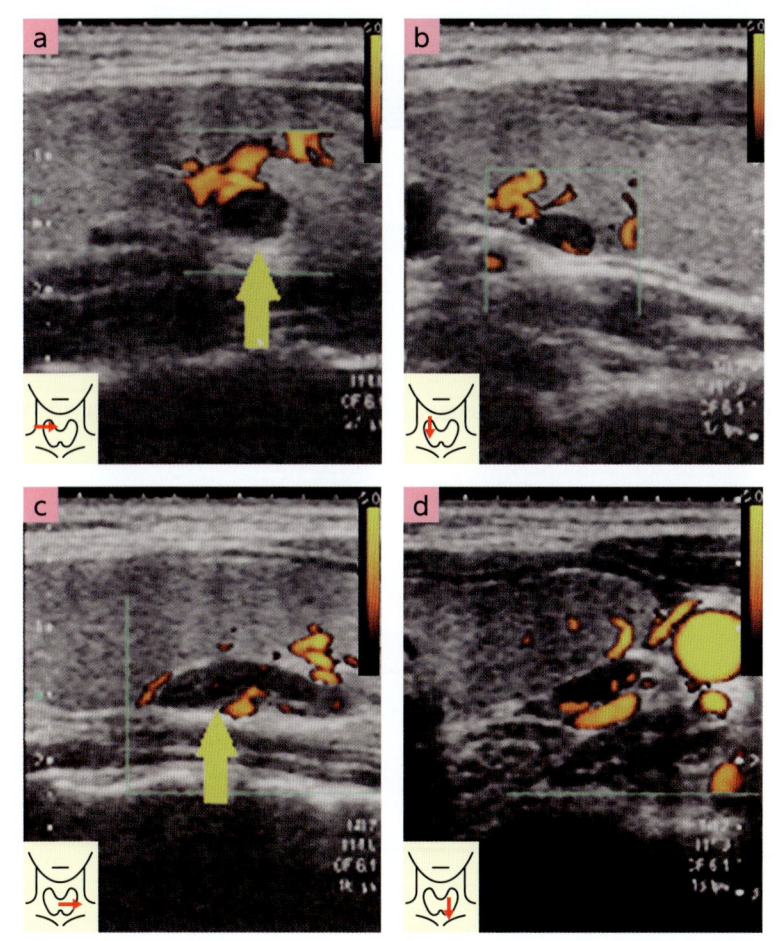

図2 副甲状腺過形成

a：カラードプラ　右上腺　横断像
b：カラードプラ　右上腺　縦断像
c：カラードプラ　左下腺　横断像
d：カラードプラ　左下腺　縦断像

甲状腺左葉下極

副甲状腺腺腫

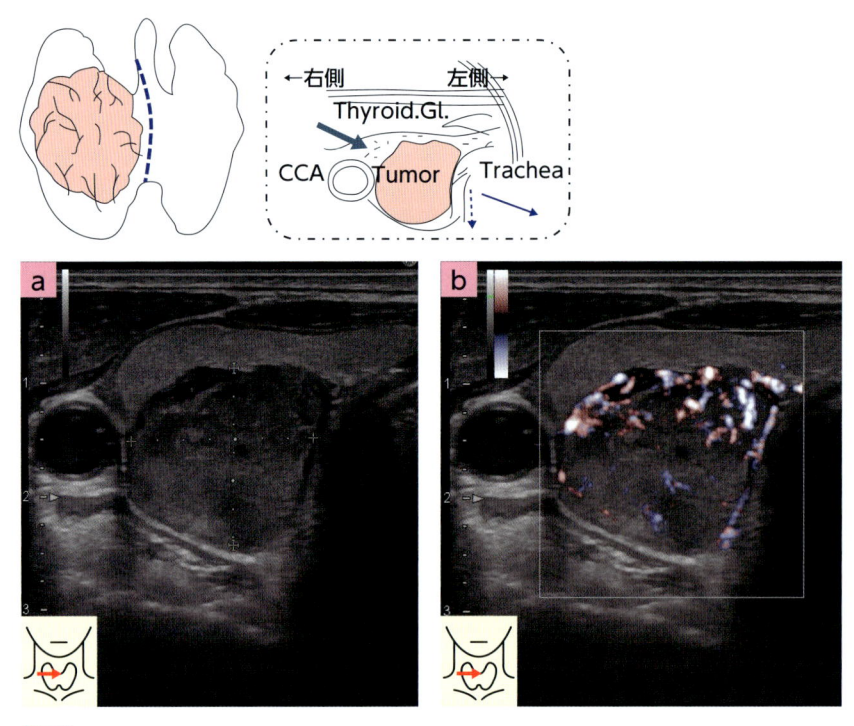

図3 副甲状腺がん

a：Bモード　横断像
b：カラードプラ　横断像

◆文献

1）日本乳腺甲状腺超音波医学会　甲状腺用語診断基準委員会（編）：甲状腺超音波診断ガイドブック．改訂第3版，南江堂，2016：135-147.

実践編　J▶頸部リンパ節・神経・その他の診療

1 リンパ節炎

鳥取大学医学部感覚運動医学講座耳鼻咽喉・頭頸部外科学分野／平　憲吉郎

1 リンパ節総論

　リンパ節は頸部に広く位置しており，その全体像を診て診断していく必要がある．

　腫瘍性疾患以外に，細菌性疾患，ウイルス性疾患，その他の原因によるものでも頸部リンパ節が腫脹する．炎症性や反応性リンパ腫脹ではリンパ節の構造が保たれたままリンパ節が腫大しはじめるが，臨床経過によって多彩なエコー像を呈する．腫脹したリンパ節を詳細に観察できることがエコー検査の利点であり，特徴的なエコー像を呈する疾患もあるため診断において非常に有用である．

　リンパ節は被膜に覆われたソラマメ型をしており，リンパ管系の途中に位置し異物が血管系に入ることを防ぐフィルターのような役割をもった小器官である．リンパ節実質は皮質領域，傍皮質領域，髄質からなる．皮質領域には小型リンパ球が集簇する一次濾胞と中心部に中型から大型リンパ球が集簇し，その周囲に小型リンパ球が帯状に取り囲む二次濾胞がある．

　リンパ節には被膜を貫通して入ってくる輸入リンパ管とリンパ節門から出る輸出リンパ管がある．正常リンパ節の血流はリンパ節門から出入りする．動脈はリンパ節門から流入したあと，傍皮質領域で血液中のリンパ球が実質内へ出て抗原提示を受けて血液中へ戻り静脈から出て循環する．リンパ節門はカラードプラで血流を確認することで比較的容易に観察することができる．リンパ流は皮質側から流入し，リンパ節門側から流出する．がんの転移は皮質側の辺縁洞部分からはじまる（図1）[1]．

2 リンパ節の診断

　頸部リンパ節腫脹を認める場合には特に悪性疾患の頸部リンパ節転移を見逃さないことが重要で

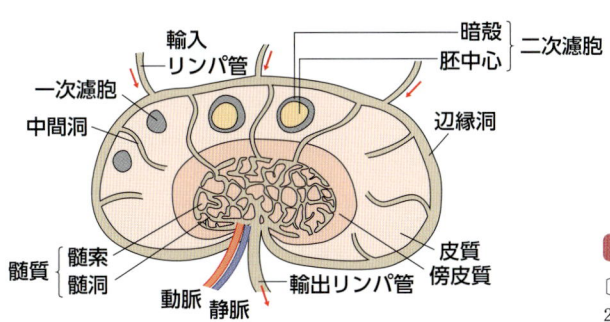

図1　リンパ節の構造

〔矢﨑義雄，他（総編集）：内科学．第12版，朝倉書店，2022；ⓒ図5-17-1〕

185

あり，頭頸部がんにおいては頸部リンパ節の領域が日本癌治療学会のリンパ節規約に準じて作成された日本頭頸部癌学会（編）「頭頸部癌取扱い規約」による分類が使用されることが多い（p.262 の図 2a 参照）．そのほかにも Academy's Committee for Head and Neck Surgery（ACHNSO）分類（図 2）[2]，American Academy of Otolaryngology-Head and Neck Surgery（AAO-HNS）分類（p.262 の図 2b 参照）が使用されることもある．

3　炎症性反応性・良性疾患のリンパ節腫脹

a　炎症性および反応性リンパ節腫脹（図 3）

複数のリンパ節腫脹を認めることがある．正常構造を保ちながら腫大するのが特徴である．ウイルスなどの感染や免疫応答などで腫脹するものから明らかな原因が特定できないものまである．B

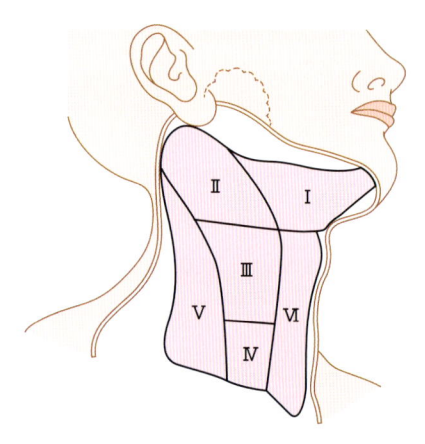

図2　ACHNSO 分類

頭頸部郭清の範囲を基本としたレベル分類として広く使用されている
〔Robbins KT, et al.:Standardizing neck dissection terminology. Offi cial report of the Academy's Committee for Head and Neck Surgery and Oncology. Arch Otolaryngol Head Neck Surg 1991; 117: 601-605 をもとに作成〕

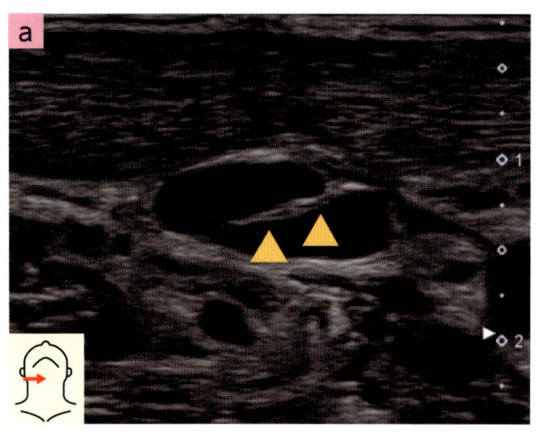

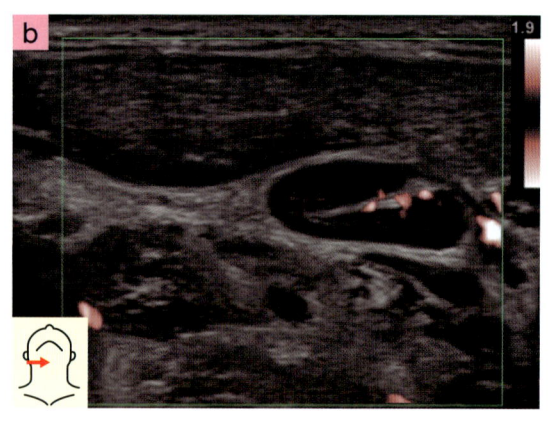

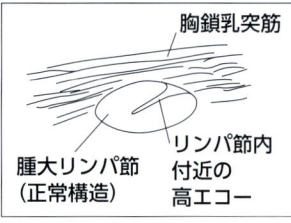

図3　反応性リンパ節腫脹

a：形状は扁平でリンパ節門付近に高エコー（fatty hilum）が認められる（▲）．周囲との境界は明瞭で低エコーで均質の実質を認める
b：カラードプラで観察するとリンパ節門に一致した血流を観察することができる

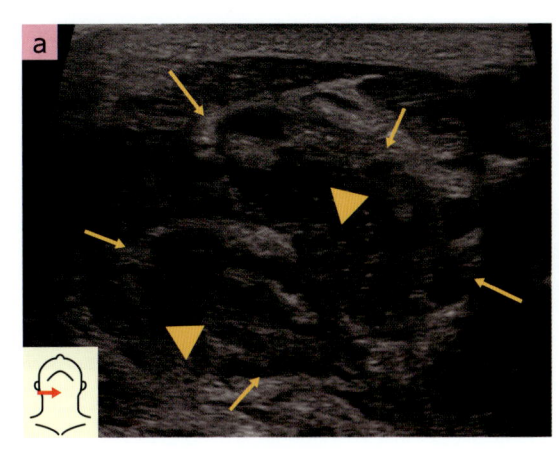
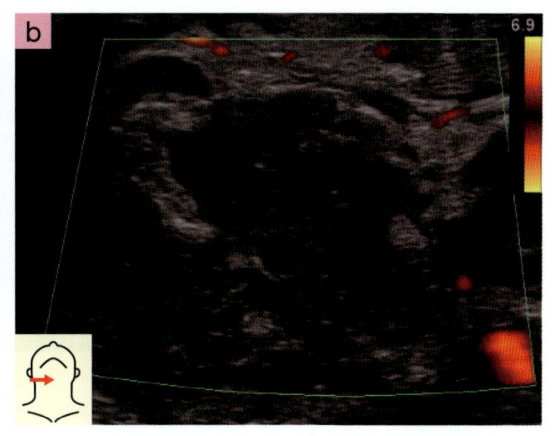

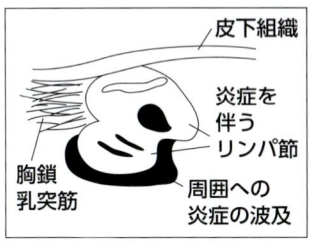

図4　急性化膿性リンパ節炎
a：周囲への炎症波及によりリンパ節の境界は不明瞭となり（➡），リンパ節内に低エコーと高エコーの混在する部位があり膿瘍形成を疑う所見を認める
b：この症例では低エコー像の辺縁に血流信号を認める

モードではリンパ節内部のリンパ節門が高エコーで線状に認められ，カラードプラによる血流ではリンパ節門付近またはリンパ節被膜に血流を認める．腫脹が強い場合，複数のリンパ節が連なる場合には，悪性リンパ節との鑑別が必要となることがある．

b　急性化膿性リンパ節炎（図4）

　リンパ節内の細菌感染によって生じる．自発痛や圧痛を伴うのが臨床的特徴である．エコー検査ではリンパ節門からの血流は亢進し，周囲組織への炎症波及によってリンパ節の境界は不明瞭となり，リンパ節内外へ膿瘍が形成されることがある．

c　亜急性壊死性リンパ節炎（組織球性壊死性リンパ節炎，菊池病）（図5）

　発熱や圧痛などの全身症状を伴い，頸部全体的に急速にリンパ節が腫脹する．リンパ節門が明瞭なものとそうでないものが混在することがある．長期間にわたる場合には悪性リンパ腫との鑑別を要することもある．エコー像ではリンパ節の構造は保たれたまま腫脹をきたしているのが特徴である．Bモードでリンパ節門がはっきりしない場合でもカラードプラでリンパ節門に一致した血流の亢進を確認できる．

d　結核性リンパ節炎（図6）

　病初期には孤立性腫瘤として認められ，形状は扁平から球形まで様々である．エコー像は反応性リンパ節腫脹などのリンパ節の構造を保ちながらリンパ節腫脹をきたす他の疾患と鑑別が困難なこともある．病勢の進行に伴い，周囲組織との癒着やリンパ節同士の癒合を認めるようになる．さらに進行すると膿瘍形成や皮膚の自壊を伴うが，化膿性リンパ節炎と比較して発赤や自発痛は軽度である．エコー像ではリンパ節内部の壊死と石灰化を認めるようになり，悪性腫瘍のリンパ節転移との鑑別が必要になる．

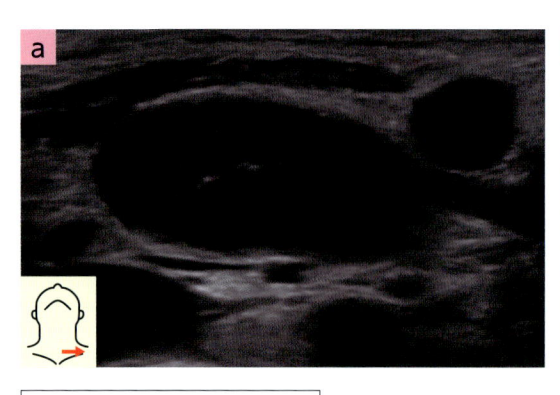

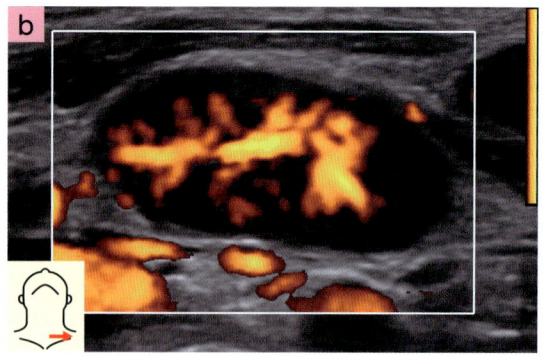

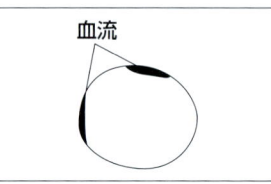

胸鎖乳突筋

リンパ節門付近の
亢進した血流

図5 **亜急性壊死性リンパ節炎（組織球性壊死性リンパ節炎，菊池病）**

a：リンパ節は境界明瞭でリンパ節門付近に細い線状高エコーを確認できる
b：Bモードではリンパ節門領域がやや不明瞭であったが，カラードプラで確認
するとリンパ節門領域の豊富な血流を確認できる

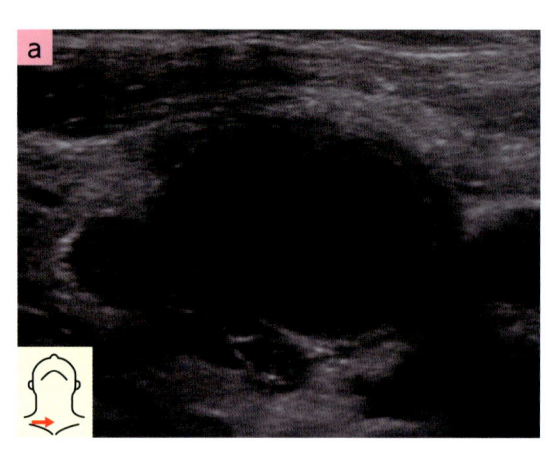

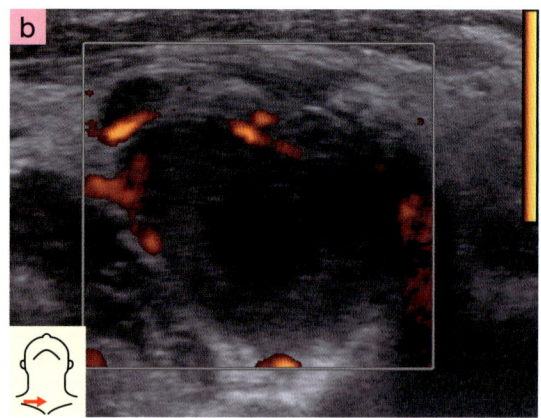

血流

図6 **結核性リンパ節炎**

a：境界は一部で不明瞭であるが概ね明瞭であり，複数個連なって腫脹している
b：リンパ節門の血流は確認できない，被膜周囲の血流を認める

　カラードプラでは初期には内部の血流を認めるが，進行とともに血流が乏しくなる．初回検査では鑑別困難なことも多く，経時的な変化をみることも診断の一助となることがある．治癒して陳旧性化するとリンパ節内に石灰化が残る．

◆文献

1）矢﨑義雄，他（総編集）：内科学．第12版，朝倉書店，2022：ⓔ図 5-17-1.

2）Robbins KT, et al.：Standardizing neck dissection terminology. Official report of the Academy's Committee for Head and Neck Surgery and Oncology. Arch Otolaryngol Head Neck Surg 1991；117：601-605.

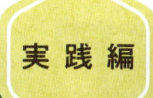

2 リンパ節転移

神奈川県立がんセンター頭頸部外科／古川まどか

1 リンパ節転移のケース紹介

症例：60歳代女性（右上顎歯肉がん　扁平上皮がん　T1N0M0　Stage I）

主訴：右顎下部腫瘤

病歴：他院にて右上顎歯肉がん切除術（口内法）施行後2か月で急激に右顎下部が腫脹．触診にて後発頸部リンパ節転移再発が疑われたため当科に紹介され受診した．

既往歴：特記すべきことなし

喫煙歴：なし

飲酒歴：なし

初診時所見

　口腔内の右上顎歯肉部には手術瘢痕のみで明らかな残存腫瘍や再発腫瘍は認めなかった．右顎下部腫脹を認めたため，まずエコー検査を行った（図1）．

エコー所見

　右顎下部および右中内深頸領域にリンパ節転移を認めた（図1）．顎下部のリンパ節転移は，リンパ節内部がほぼ転移病巣に置き換わっていたが，明らかな被膜外浸潤所見は認めなかった．また，中内深頸領域のリンパ節転移は触診では触知はされなかったが，エコーでは，厚み6mmで内部に転移病巣塊が確認でき，転移リンパ節と診断可能であった．

その他の診断

　造影CTおよびPET/CTでも右顎下部および中内深頸部領域のリンパ節転移が確認できたが，遠隔転移は明らかなものはなかった（図2）．

診断および治療

　右上顎歯肉がん切除術後の後発頸部リンパ節転移再発（rT0N2bM0）と診断し，右頸部郭清術を施行後，5年間再発なく経過している．

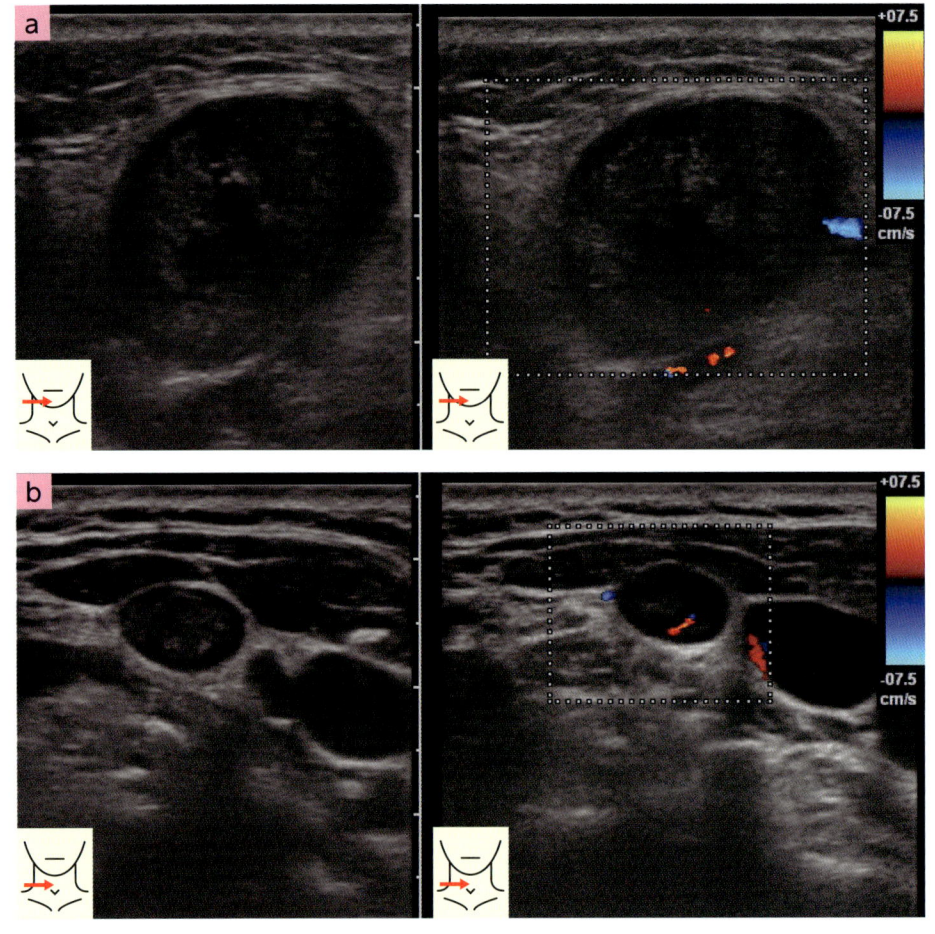

図1 症例　60歳代女性（右上顎歯肉がん　扁平上皮がん　T1N0M0　Stage I，口内法での腫瘍切除術2か月後の右頸部リンパ節転移再発）のエコー所見

a：右顎下部リンパ節転移（右顎下部横断像　左：Bモード，右：カラードプラ）．境界明瞭で内部エコーは壊死や液体貯留により不均質となり血流に乏しい．25 × 24 × 19 mm

b：右中内深頸リンパ節転移（右中頸部横断像　左：Bモード，右：カラードプラ）．境界明瞭で内部エコーは不均質であり，厚み6 mmでも十分エコーで転移と診断できる．15 × 9 × 6 mm

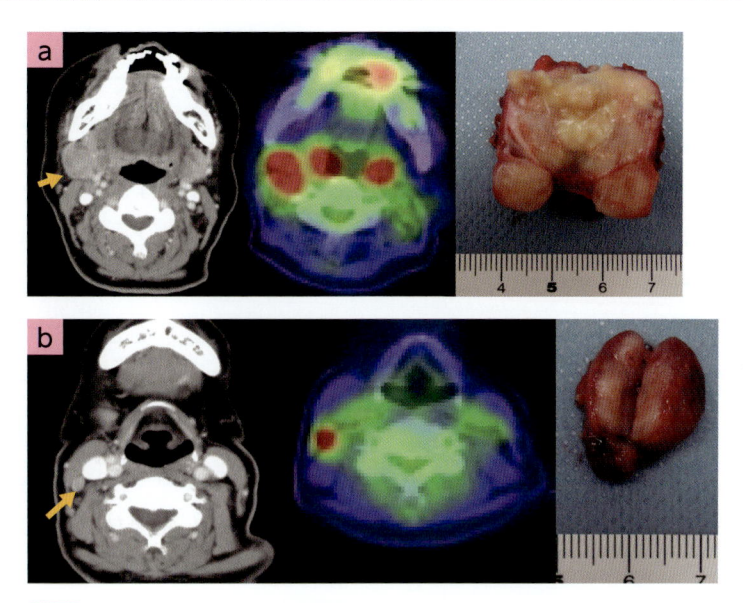

図2 図1と同じ症例の造影CT，PET/CT，摘出リンパ節（a・b それぞれ，左：造影CT，中：PET/CT，右：摘出標本）

a：右顎下部リンパ節転移（➡）．CT，PET/CT でも検出可能なサイズであるが顎下腺への浸潤の有無がわかりにくかったが，顎下腺への浸潤はなく剥離可能であった

b：右中内深頸リンパ節転移（➡）．厚み6mm．CT では有意とはとれないが，PET/CT では集積が認められ転移と診断可能であった．摘出標本ではリンパ節内部の一部に転移病巣が認められた

2 頭頸部がん頸部リンパ節転移のエコー診断

　腫大したリンパ節の位置を把握するため，総頸動脈，内頸静脈，胸鎖乳突筋，肩甲舌骨筋，甲状腺，顎下腺，耳下腺，顎二腹筋などを目印にしながら探触子を動かし，頸部横断像にて連続的に観察する．頸部全体を常に観察し，状態を把握することが重要であり，効率よく，さらに漏れがなく頸部を観察する「系統的頸部エコー検査」を行う必要がある．

　実際には，探触子を操作し動画像を見ながら様々なエコー所見をもとに診断を進める．たとえば，周囲組織との癒着の有無，部分的な被膜外進展，カラードプラによる血流分布などは動画像をみて探触子を少しずつずらしたり，圧迫の力を加減したりして判断する．画像の記録は静止画や短時間の動画像で行うが，カルテやレポートへの記録は静止画が中心になる．この場合，動画像で診断した所見を十分説明することができる静止画を残すことを心がける．また，静止画を取る際にはできる限り解剖学的位置関係や浸潤などの有無がわかるように，目印となる周囲臓器を含めた画像を記録していくことであとからみても説得力のある画像となり，頸部郭清術を施行する際にも非常に参考となる．

とことん活用術

　CT および PET/CT では，転移リンパ節の厚みが 10 mm 程度となり，リンパ節内部がある程度転移病巣に置換された状態にならないと転移として診断することができないが，エコーではリンパ節内部の一部に転移病巣が形成された時点から転移陽性として検出可能である．頸部リンパ節転移は厚み 10 mm 前後あたりから節外浸潤（被膜外進展）をきたすようになるため，その一歩手前のリンパ節内部に転移巣がとどまっている早期の段階で，エコーでリンパ節転移を診断することは臨床的には非常に大きな意義がある．リンパ節内部の一部分に転移病巣が出現した場合，厚みが 5〜6 mm 程度から明らかな転移としてエコーで捉えることができるため，早期口腔がんの局所切除術後の転移再発診断において非常に重要な役割を果たすことができる（図 3）．

　転移リンパ節内の転移病巣のエコー像は，原発巣の腫瘍の性質を表すことが多く，頸部リンパ節転移診断の際にも原発巣の病理診断を念頭におく必要がある．提示した歯肉がん症例や図 3 の舌がん，その他の分化傾向のある頭頸部扁平上皮がんではがん細胞同士の結合力が強いものが多く，転移病巣もリンパ節内部で塊を作り，角化壊死をきたしやすい特徴がある．したがって，リンパ節門構造およびリンパ節門からの血流が転移巣によって偏在する所見や，リンパ節内部の転移病巣塊を直接検出することで転移を診断することができる．しかし，同じ扁平上皮がんでも，p16 陽性（HPV 関連）中咽頭がんではがん細胞同士の結合が緩く，リンパ節転移内の転移病巣も塊を作らずリンパ節内部全体を埋め尽くすように転移巣を形成しリンパ節門構造や血流の偏位を伴わないことが多いため注意が必要である（図 4）．ある程度大きくなるまでは被膜浸潤をきたしにくいこと，転移病巣によってリンパ節内部のリンパ流が妨げられることで，リンパ液がうっ滞し液体貯留となりリンパ節の囊胞化をきたすことも，p16 陽性（HPV 関連）中咽頭がん頸部リンパ節転移の特徴としてあげられる．しかし，さらに，診断が遅れ進行した場合や穿刺をきっかけに転移リンパ節の被膜が破綻すると節外浸潤をきたし，形状不整，周囲臓器との境界が不明瞭となり浸潤の先進部での血流増加を認めるようになる（図 5）．

　唾液腺系のがん（図 6），悪性黒色腫（図 7）もがん細胞の結合が強くないためリンパ節全体を埋めるような転移をきたし，転移リンパ節が一見正常構造のリンパ節に見えることがあるため注意が必要である．

　甲状腺乳頭がんのリンパ節転移は，原発巣の腫瘍像に類似した転移病巣がリンパ節内に認められ，リンパ節内部に石灰化や囊胞化をなどの所見を見つけることで診断できるが（図 8），非常に小さいリンパ節やリンパ管の中で石灰化を形成するものなどはエコーで検出できない場合があることも知っておかなくてはならない．

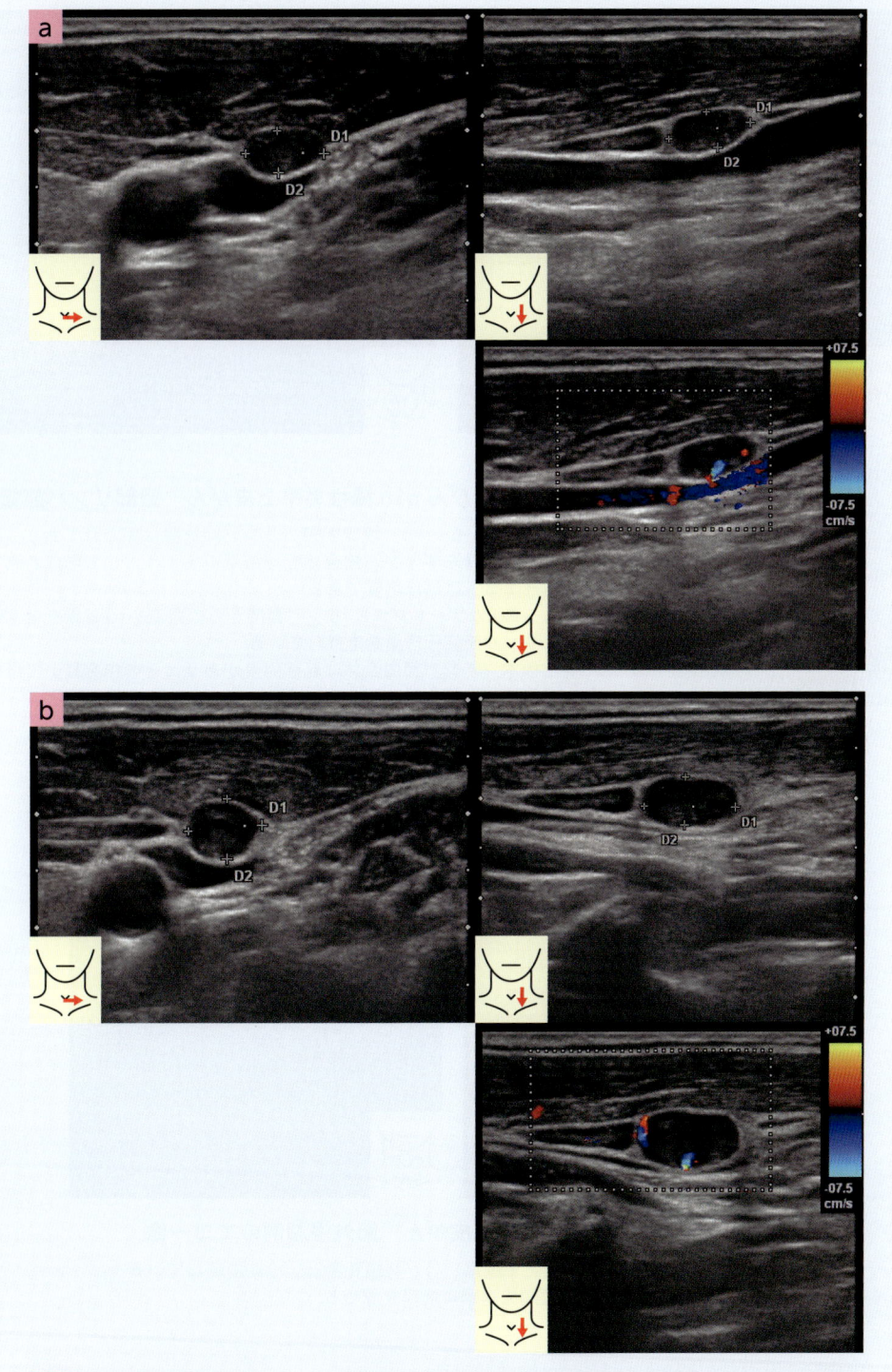

図3 舌がん後発頸部リンパ節転移（左側舌縁　T1N0M0　扁平上皮がん）のエコー像（a・bともに，上段左：Bモード横断像，上段右：Bモード縦断像，下段：カラードプラ縦断像）

a：術後1年9か月．左中内深頸領域に厚み3.8 mmのリンパ節が出現した．転移を強く疑い精査を開始した

b：術後1年10か月．1か月後の再検査で厚み5.2 mmとなっており，さらにリンパ節内部に転移巣を疑う高エコー部分を認めたため頸部リンパ節転移と診断した

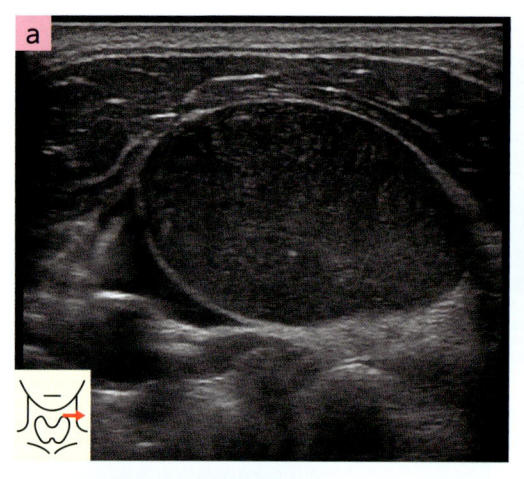
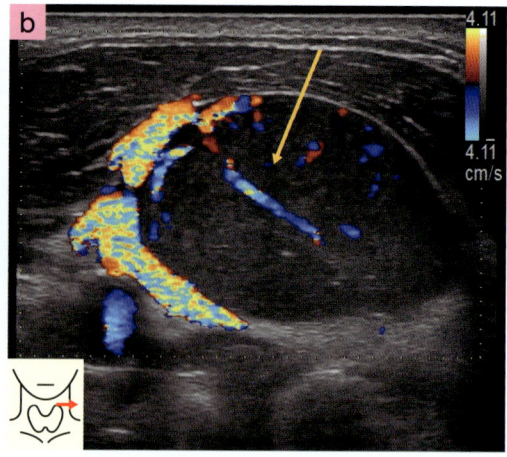

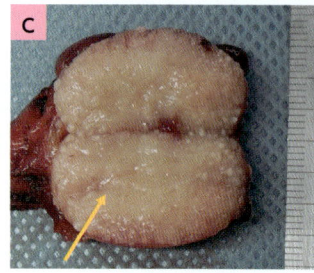

図4 中咽頭がん p16 陽性扁平上皮がん　頸部リンパ節転移

a：エコー像（Bモード）．境界明瞭でリンパ節被膜は保たれており，転移病巣が塊を作らずリンパ節全体を埋め尽くすようにして形成されるため内部エコーはほぼ均質である

b：エコー像（カラードプラ）．リンパ節門からの血流（➡）は偏在せず直線的にリンパ節転移病巣を走行している

c：摘出標本．リンパ節内全体に転移病巣があり，その中を貫いて直線的に走行する血管（➡）を認める

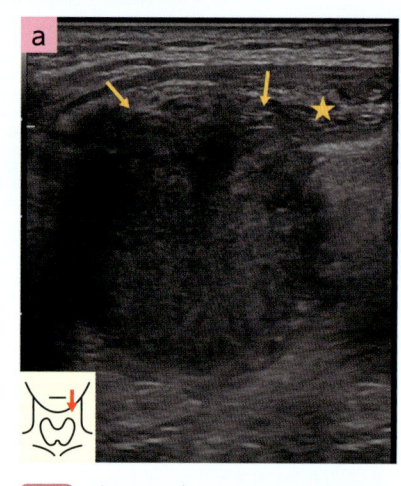
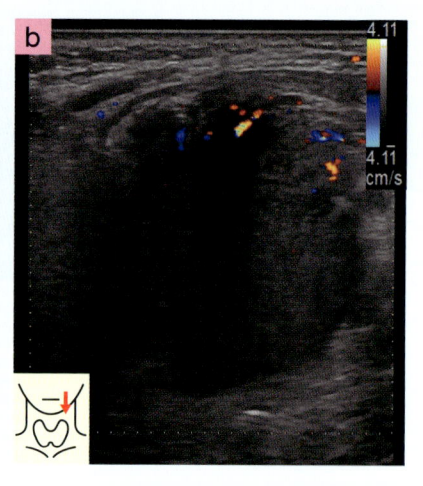

図5 中咽頭がん p16 陽性扁平上皮がん　節外浸潤例のエコー像

a：Bモード．リンパ節被膜を越えて腫瘍（➡）が胸鎖乳突筋（★）に浸潤している

b：カラードプラ．被膜外への浸潤先進部に血流を認める

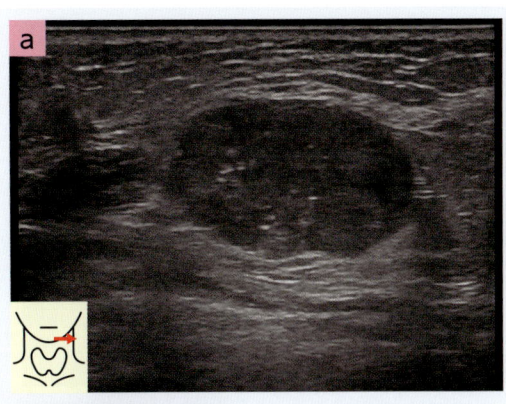
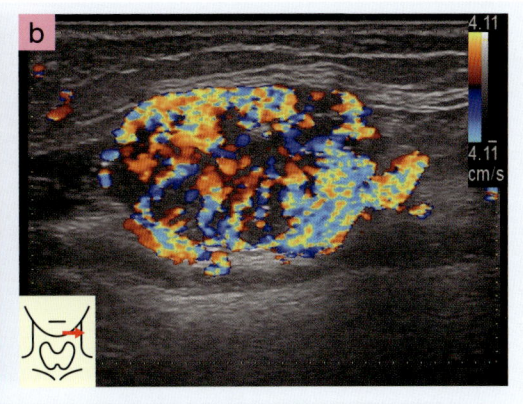

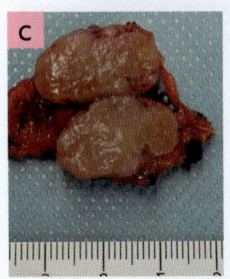

図6 口腔内小唾液腺由来粘表皮がんリンパ節転移（左顎下部横断像）

a：エコー像（Bモード）．転移病巣はリンパ節の中で塊を作らず全体にがん細胞が広がる傾向がある．粘液貯留部分が点状高エコーとなって観察される

b：エコー像（カラードプラ）．リンパ節全体に分布する豊富な血流シグナルを認める

c：摘出リンパ節．明らかな被膜外浸潤はなく，リンパ節内部はほぼ転移病巣に置き換わっている状態である．割面に染み出すように粘液が確認できる

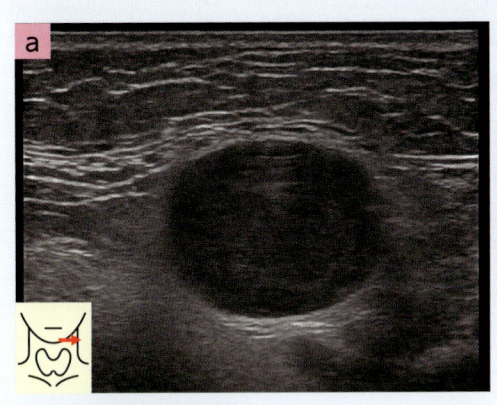
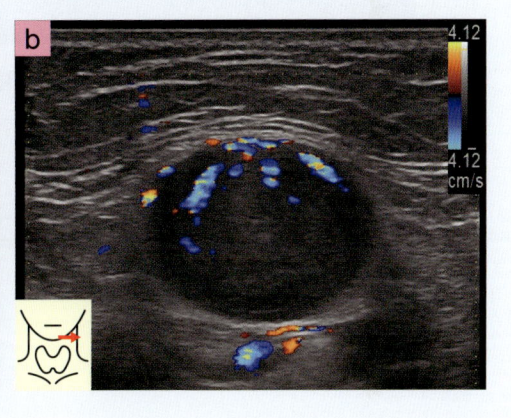

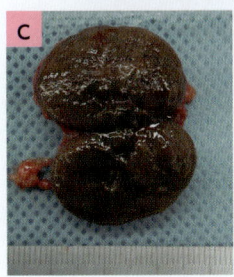

図7 鼻腔悪性黒色腫リンパ節転移

a：エコー像（Bモード）．境界明瞭なリンパ節で明らかな被膜浸潤はなく，転移病巣がリンパ節内で塊を作らずリンパ節内部全体に広がっている

b：エコー像（カラードプラ）．リンパ節門からの血流シグナルもリンパ節全体に分布している

c：摘出標本．割面所見では，リンパ節内部に黒色の転移細胞が分布し，ところどころにリンパ液の貯留を認める

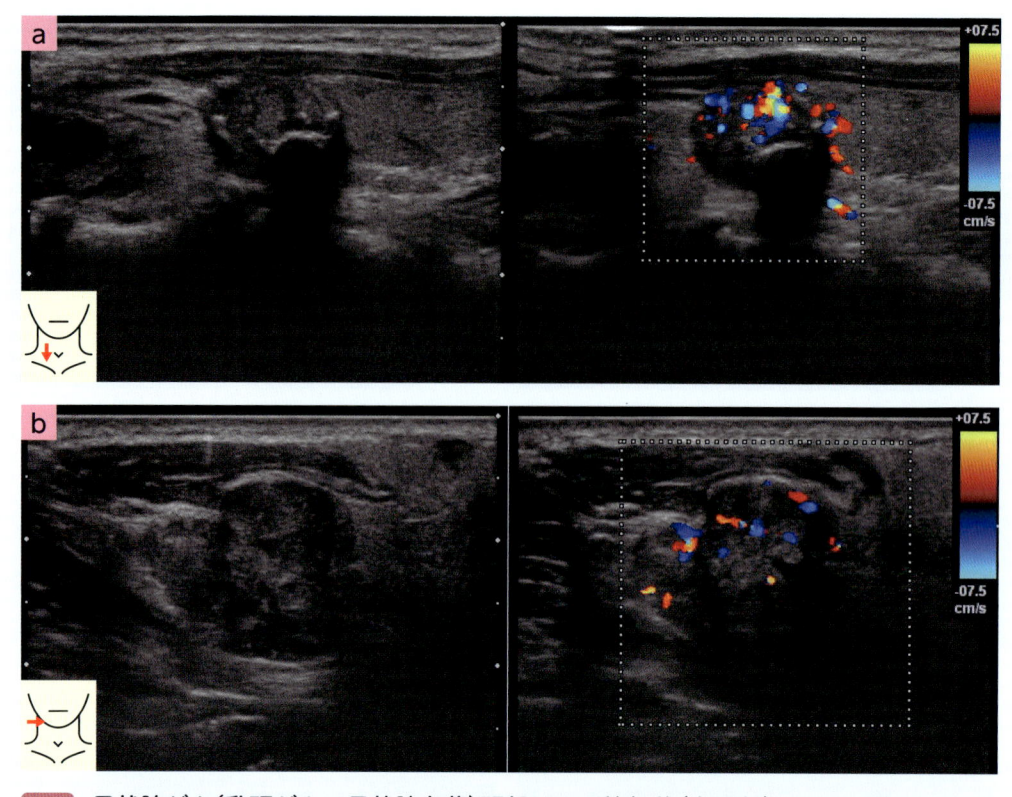

図8 甲状腺がん（乳頭がん　甲状腺右葉）頸部リンパ節転移（右頸部）のエコー像

a：甲状腺原発巣（右葉）（甲状腺縦断像　左：Bモード，右：カラードプラ）．微細〜粗大高エコーを伴う
　形状不整な腫瘍像を認める
b：頸部リンパ節転移（右上頸部横断像　左：Bモード，右：カラードプラ）．リンパ節内部の転移病巣は
　甲状腺原発巣に類似している

3 悪性リンパ腫

神奈川県立がんセンター頭頸部外科／古川まどか

1 悪性リンパ腫のケース紹介

> 症例：60歳代男性　（左頸部悪性リンパ腫　多発　びまん性大細胞型B細胞リンパ腫）
>
> 主訴：左頸部腫脹
>
> 病歴：何気なく自分で頸部を触った際に頸部の腫脹に気がついた．痛みや，そのほか耳鼻咽喉科，頭頸部領域の症状もなく，全身的にも特に気になる点はなかった．頸部腫脹が改善しないためかかりつけの内科クリニックを受診し，頸部リンパ節腫脹が疑われるため当院を紹介され受診した．
>
> 既往歴：特記すべきことなし．
>
> 喫煙歴：なし
>
> 飲酒歴：機会飲酒(ビール1杯/回)

初診時所見

咽喉頭診察では特に異常所見は認められなかった．頸部触診では，左鎖骨上に腫瘤を触知したが，自発痛，圧痛はともになかった．発熱や食欲低下もなく全身状態は良好であった．

エコー所見（図1）

左鎖骨上窩内側から上縦郭にかかる部位にリンパ節腫脹を認めた．腫大リンパ節は分葉状でややいびつな形状を呈していた．リンパ節門からの血管が発達し，カラードプラにおいてもリンパ節門から直線的にリンパ腫内部に流入する豊富な血流シグナルが認められたが（図1b），節外浸潤や周囲臓器への浸潤傾向はみられなかった．以上のエコー所見より，悪性リンパ腫の可能性が高いと判断した．

その他の診断

CT（図2）においても，左鎖骨上のリンパ節腫脹以外には異常所見は認められなかった．いっぽう，PET/CT（図3）では，左鎖骨上頸部リンパ節へのFDG集積のほか，腹部大動脈周囲リンパ節，腸間膜リンパ節にもFDGの集積を認めた．血清可溶性は345 U/mLと正常範囲内であった．

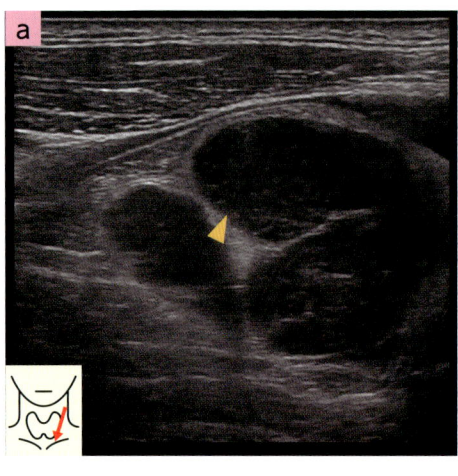 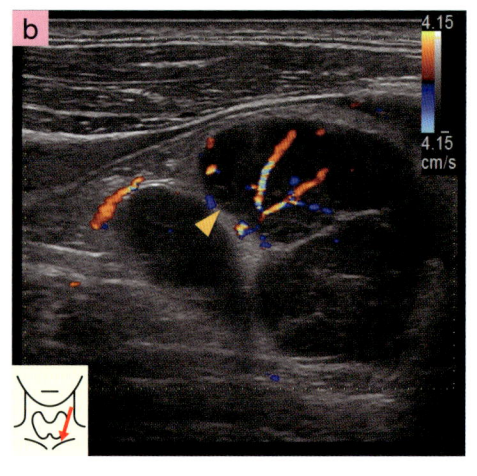

図1 症例　60歳代男性（左頸部悪性リンパ腫　びまん性大細胞型B細胞リンパ腫）のエコー所見（左鎖骨上窩　縦断像）

a：Bモード．腫大リンパ節は分葉状でややいびつな形状を呈していた．発育し顕著となったリンパ節門（▲）からの血管が発達し直線的となっている

b：カラードプラ．顕著になったリンパ節門（▲）から直線的にリンパ節内に分布する血流シグナルを認める

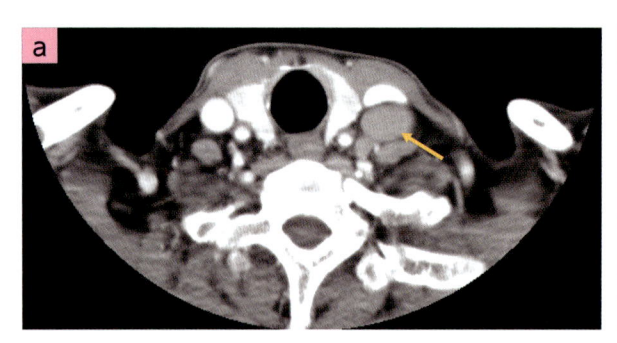 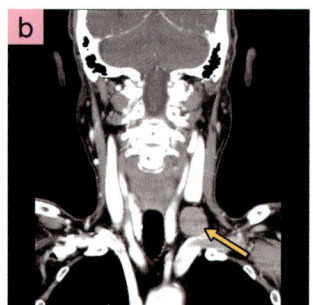

図2 図1と同じ症例の造影CT

a：頸部軸位断（鎖骨上窩レベル）．左内頸静脈よりも深部で背側にリンパ節腫脹（悪性リンパ腫）（➡）を認める．内頸静脈は腫大リンパ節によって前方，腹側に押し出されているのがわかる

b：頸部冠状断．左鎖骨上窩に腫大リンパ節（➡）を認めるが，それ以外の頸部には特に異常所見は認められない

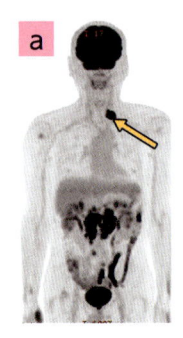 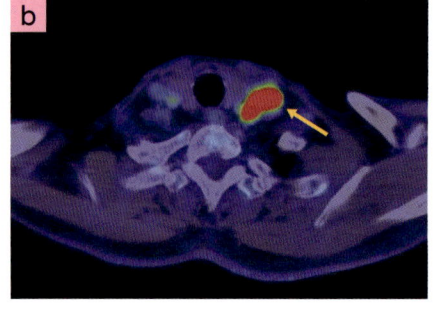

図3 図1と同じ症例のPETおよびPET/CT

a：PET．左鎖骨上窩に強いFDG集積を示す腫瘤（➡）を認めるとともに，腹部大動脈周囲リンパ節，腸間膜リンパ節にも強い集積を認めた

b：PET/CT．左鎖骨上窩に強いFDG集積を示す腫瘤（➡）を認める

IL-2受容体値はあまり高くなかったが，臨床経過やエコー所見からは悪性リンパ腫を強く疑ったため，全身麻酔下にリンパ節生検術を施行した．その結果，びまん性大細胞型B細胞リンパ腫と診断が確定された．

2 悪性リンパ腫のエコー診断

悪性リンパ腫は全身疾患であるが，最初に病変が見つかる部位が頭頸部領域であることが多い．頸部エコーで体表近くの腫大リンパ節を見つけた場合，個々のリンパ節の構造や，複数のリンパ節が腫脹している場合にはその連続性など，悪性リンパ腫に特徴的なエコー像を確認することで診断することができる．悪性リンパ腫では，リンパ節内部で腫瘍性にリンパ球が増殖する疾患であり，リンパ節は本来の構造を保ちながら腫大ししていく．増殖する異型リンパ球を養うため，リンパ節門から流入する血管系は太く直線的に発育し大量の血液をリンパ節内部に送り込むようになる（図4a）．

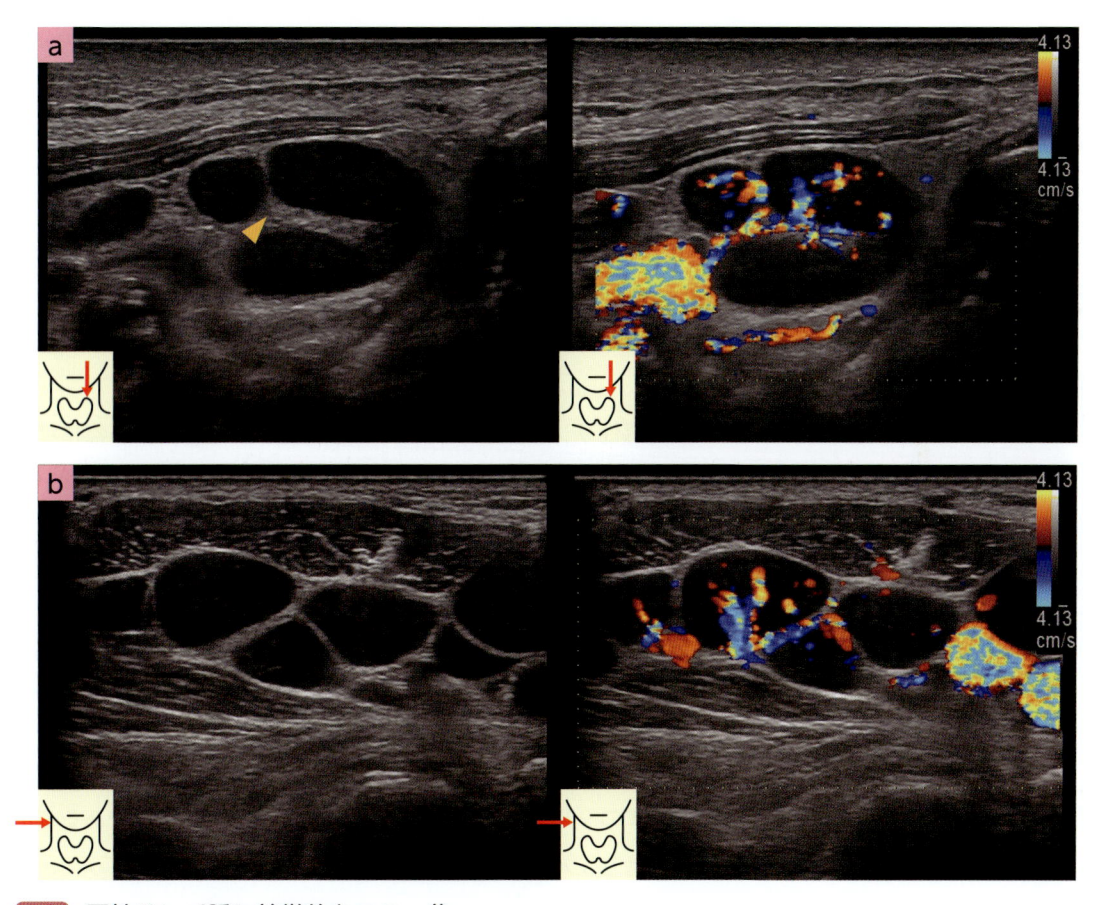

図4　悪性リンパ腫に特徴的なエコー像

a：リンパ節門の顕著化．リンパ節門構造（▲）およびリンパ節門の血管が発達する
b：リンパ節が連続で腫脹することも多く，隣のリンパ節と折り重なるように連続性に腫脹する．リンパ節門が四つ葉のクローバー状に分葉したリンパ節

　また，連続して複数のリンパ節が腫脹する場合，それぞれのリンパ節門に流入する血管を軸としながら連続してリンパ節が腫大するため，「敷石状」「ブドウの房状」，「四つ葉のクローバー状」に次々と重なりあいながら腫大していく（図4b）．これらの特徴的エコー所見が，頸部に広がる病変のごく一部にでも認められれば悪性リンパ腫を疑うべきである．エコーでは，任意の断面でリンパ節の連続性を動的に観察し，これらの悪性リンパ腫に特徴的所見を的確に検出できるところが最大の利点である．さらに，カラードプラで，リンパ節門からリンパ節被膜やリンパ節内部に分布する血流の連続性をみることでも，より悪性リンパ腫の特徴的な重なり具合を把握することができる（図4）．

　悪性リンパ腫におけるエコー診断の実際の検査手技としては，頸部全体の所見をもれなく観察すること，腫大したリンパ節を検出した際にはリンパ節の形態，リンパ節門の状態，複数ある場合にはその連続性や重なり具合を見て悪性リンパ腫に特徴的な所見があるかどうかを判断する．

　悪性リンパ腫の初期の段階では，リンパ節はリンパ節としての構造を保ちながら腫大していくため，各種病原体による感染症，アレルギー反応など，リンパ節腫脹を伴う良性疾患との鑑別がむずかしいことがある．リンパ増殖性疾患の確定診断のためには，組織生検が必要になるが，病変がリンパ節の場合組織採取も侵襲的手技となることが多い．したがって，鑑別が困難で，病状の進行が緩徐で患者の自覚症状が重篤でなければ，いきなりリンパ節生検を行うのではなく1〜2週程度の間隔をおき，経時的変化を観察してみることも考慮すべきである．すなわち，良性疾患のほとんどが，2週間の経過で軽快傾向を示すため，経過観察期間を設けることで非侵襲的に鑑別可能になることも少なくない．

とことん活用術

　悪性度が高く細胞の増殖速度が速い悪性リンパ腫では，リンパ節内部で腫瘍細胞が自然に壊死することがあり，内部が壊死に陥ったリンパ節を繰り返し摘出しても確定診断を得られないことがある．この場合，エコー像をみながら，壊死性変化が少なくリンパ節内部の血流が確認できるリンパ節を選ぶことで，穿刺吸引細胞診やリンパ節生検で効率よく正しい診断を得ることができる．さらに，生検術の最中にも術中エコーを用いれば，目標とするリンパ節を見失うことなく，最小の侵襲で確実に摘出することが可能となる（図5）．

　また，腫大リンパ節のエコー像の特徴的所見を捉えることで，ある程度，悪性リンパ腫組織型の推測が可能である．たとえば，びまん性大細胞型B細胞リンパ腫では腫大リンパ節の内部は発育したリンパ節門や血管像が高エコーに見えるほかは全体的に低エコーで均質であることが多い．一方で，濾胞性リンパ腫ではリンパ節内の異常に発育した濾胞構造を示すように，リンパ節門の高エコー構造以外は腫大リンパ節の内部が網の目状に構造に見える（図6）．

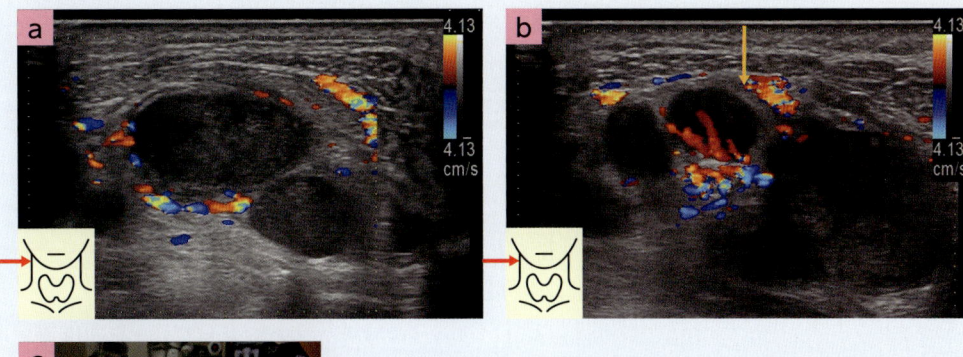

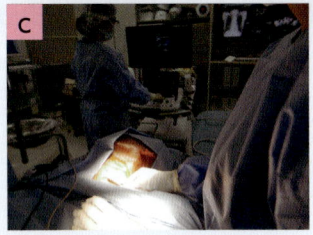

図5 リンパ節生検で確実な診断を得るためのエコーの徹底活用（びまん性大細胞型 B 細胞リンパ腫症例）

a：内部がほぼ壊死に陥ったリンパ節．生検での組織診断に不適な検体である
b：リンパ節の構造が残りリンパ節門からの血流も確認できるリンパ節（➡）が，診断に適した検体である
c：術中エコーを用いることで，目的とするリンパ節を見失うことなく，少ない侵襲で診断に適したリンパ節を確実に摘出できる

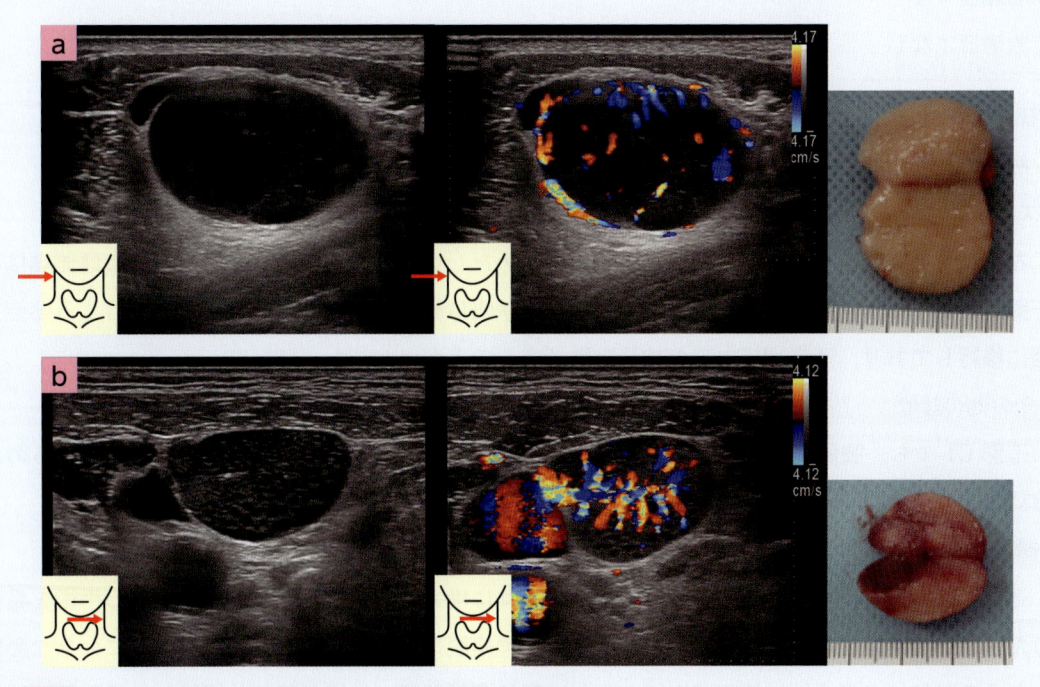

図6 エコー所見による悪性リンパ腫組織型の鑑別

a：びまん性大細胞型 B 細胞リンパ腫．リンパ節門構造や血管構造以外医は内部エコーは全体的に均質な低エコーを呈する．リンパ節割面も平滑である
b：濾胞性リンパ腫．発育した濾胞構造を示す網の目状の内部構造を全体的に認める．リンパ節の割面も，リンパ濾胞構造を示す顆粒状を呈している

4 神経鞘腫

神奈川県立がんセンター頭頸部外科／古川まどか

1 神経鞘腫のケース紹介

症例：60 歳代男性（左迷走神経由来神経鞘腫）

主訴：左頸部腫瘤

病歴：頸部を触っていて，偶然左右差があるのに気づいた．痛みなどの症状は何もなかった
　　　が，かかりつけ医を受診し頸部腫瘤を指摘され当科を受診した．

既往歴：特記すべきことなし

喫煙歴：なし

飲酒歴：なし

初診時所見

触診にて左中頸部に腫瘤を触知したため，まずエコー検査を行った（図 1）．

エコー所見

左中頸部に頭尾側方向に縦長の紡錘状腫瘤を認めた（図 1）．腫瘤の境界は明瞭でその頭側端は顎下腺と尾側端はともに策状物に移行し，尾側の索状物は総頸動脈と内頸静脈の間を走行する迷走神経に移行しており，迷走神経由来の神経鞘腫であることがわかった．

その他の診断

造影 CT でも，腫瘍は総頸動脈と内頸静脈の間で両者の間にはまり込むように存在しているのが確認できた．造影 MRI では腫瘍が紡錘状であることが確認できた（図 2）．

診断および治療

迷走神経由来の神経鞘腫と診断した．腫瘍が徐々に増大していることを患者が自覚し手術を希望したが，迷走神経由来であることがわかっており神経脱落症状出現による障害が生活に大きな影響を与える可能性も考え，被膜下摘出術とした．最終病理診断も神経鞘腫で，術後に神経脱落症状はなく，また，腫瘍の再増大もなく経過している．

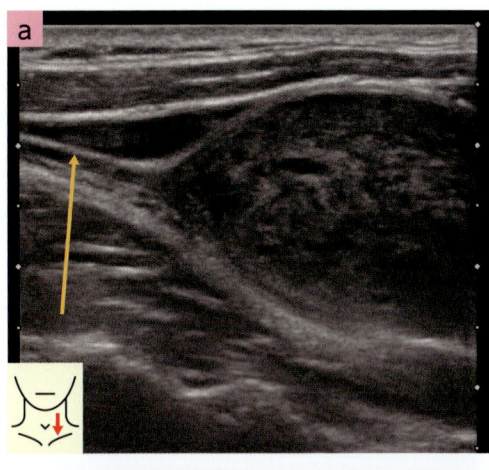
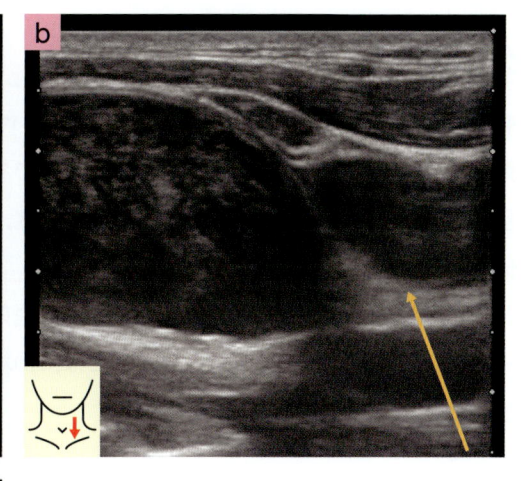
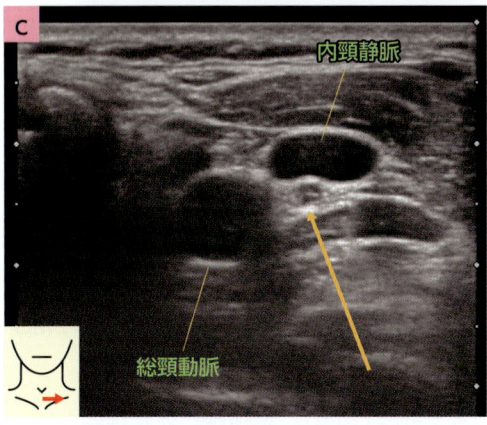

図1 症例 60歳代男性の頸部エコー像（左中頸部 Bモード）迷走神経由来の神経鞘腫

a：縦断像. 腫瘤の頭側端が索状物（➡）に移行している
b：縦断像. 腫瘤の尾側端も索状物（➡）に移行している
c：横断像. 腫瘍が移行する索状物（➡）が総頸動脈と内頸静脈の間を走行する迷走神経であることが確認できる

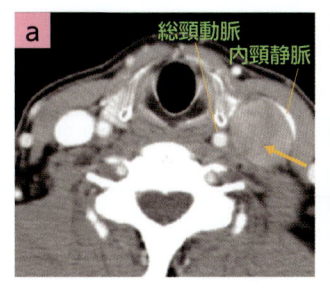
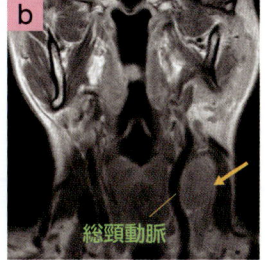

図2 図1と同じ症例のCT・MRI

a：造影CT（軸位断）. 腫瘤（➡）は総頸動脈と内頸静脈の間の迷走神経の走行部位に存在する
b：造影MRI（T1強調像 冠状断）. わずかに高信号を呈する紡錘状の腫瘤を総頸動脈と内頸静脈の間に認める

2 頸部神経鞘腫のエコー診断

神経鞘腫は Schwann 鞘由来の被膜を有する良性腫瘍で，神経外膜から移行する厚く表面平滑な被膜を有する腫瘍である．悪性化は非常にまれであるが，腫瘍が大きくなると神経刺激症状や神経脱落症状が出現するため，増大速度や血流の多寡，周囲臓器の圧迫所見など観察して手術適応を決める必要がある．

安易な腫瘍の穿刺，生検や摘出は重篤な神経脱落症状をまねく可能性があるので，リンパ節のエコー像とはやや異なる腫瘤を診断する際には，神経鞘腫を鑑別診断の一つとして念頭におきながら注意深く観察することが重要である．

とことん活用術

頸部の神経鞘腫瘍は，リンパ節腫脹（特に転移性リンパ節）との鑑別が重要であり，形状や腫瘍が存在する深さなどが鑑別に有用な所見となる．特に鎖骨上窩に腫瘤を生じる腕神経叢に発生した場合，触診ではリンパ節転移と区別ができないため，安易に穿刺や生検が施行される例が少なくないが，通常リンパ節が存在する部位よりも一段深い層の腫瘤であることを疑い，エコーで周囲の血管，神経や深頸筋膜を追いながら注意深く観察すれば，腕神経叢の神経鞘腫と正しく診断ができる．

機能的に重要な頸部の神経は顔面神経（図 3）や舌下神経（図 4），副神経，迷走神経といった脳神経と，頸椎から出て深頸筋膜の層を走行する頸神経（図 5），腕神経叢，横隔神経，さらに深部の椎前部にある交感神経幹（図 6）などであり，これらの神経の解剖学的な位置，深さ，立体的な走行ルートなどを知っておくことが正しい診断を得るために非常に役立つ．

神経鞘腫であること，さらにその由来神経が何であるかは，エコーで索状物の走行，総頸動脈，内頸静脈，迷走神経などの周囲臓器，深頸筋膜との位置関係を連続的に観察することである程度推測することで，その後の治療方針に関するインフォームドコンセントを患者に対しより具体的に行うことが可能となる．

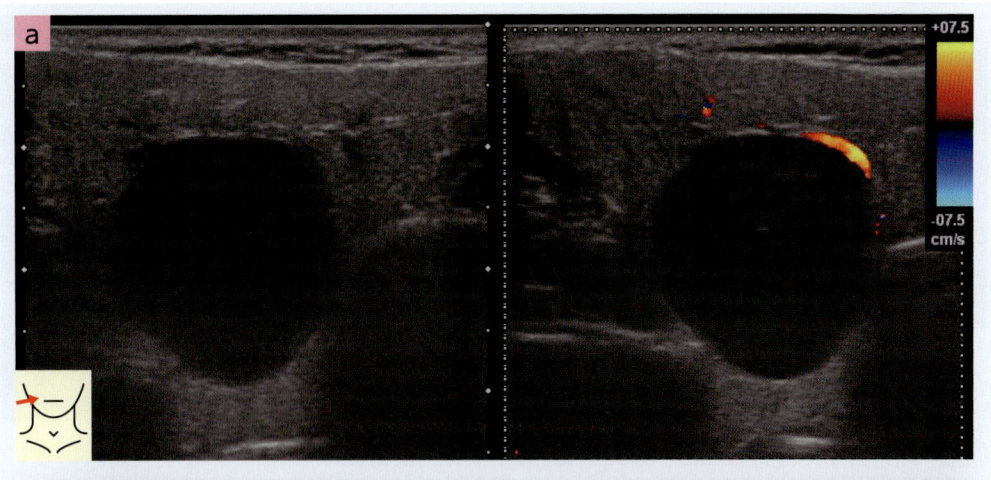

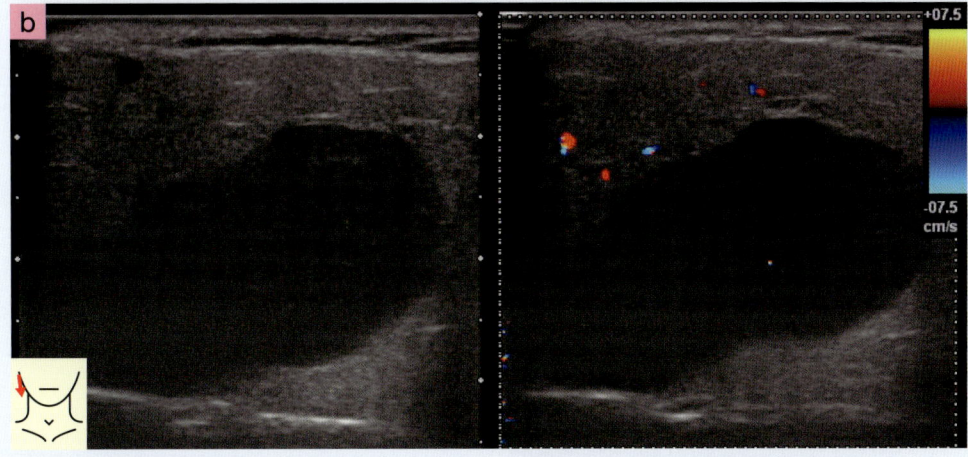

図3 顔面神経由来の神経鞘腫　エコー像（右耳下腺）

a：横断像（左：Bモード，右：カラードプラ）．右耳下腺組織内の深部に境界明瞭で内部は低エコーで血流に乏しい腫瘤を認める

b：縦断像（左：Bモード，右：カラードプラ）．横断像では円形であったが，縦断像では楕円形を呈しており，頭側で紡錘状となり深部の茎乳突孔方向に向かう像を認める

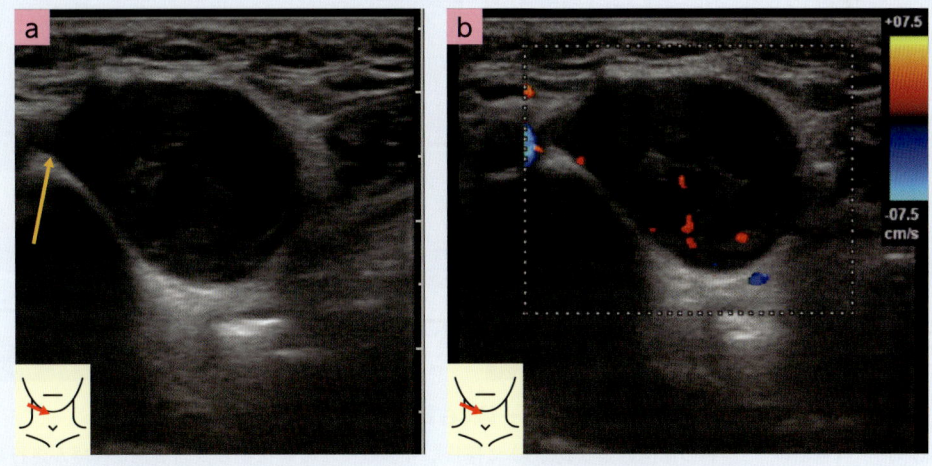

図4 舌下神経由来の神経鞘腫　エコー像（右顎下部横断像）

a：Bモード．腫瘍の外側（左側）端が紡錘状となっている．腫瘍内に囊胞状の部分を認める

b：カラードプラ．腫瘍内の充実部分に一致して血流シグナルを認める

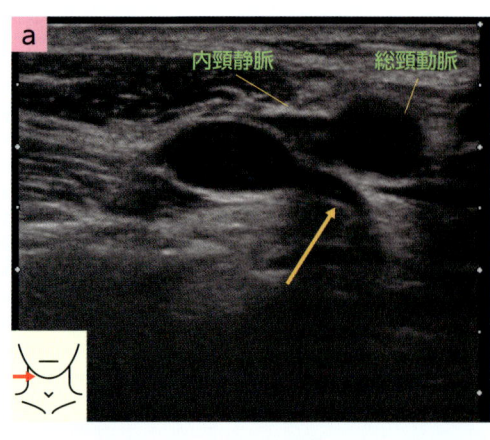

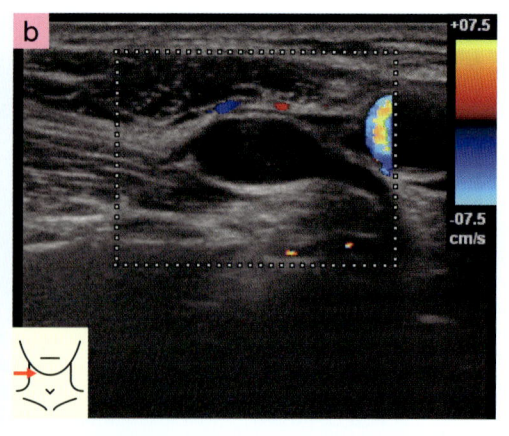

図5 頸神経由来の神経鞘腫　エコー像（右中頸部　横断像）

a：Bモード．内頸静脈の背外側深部に腫瘤があり，索状物（➡）に移行し頸椎方向に収束する所見を認める．
b：カラードプラ．血流に乏しい腫瘤で，周囲組織の圧排所見も認められない．

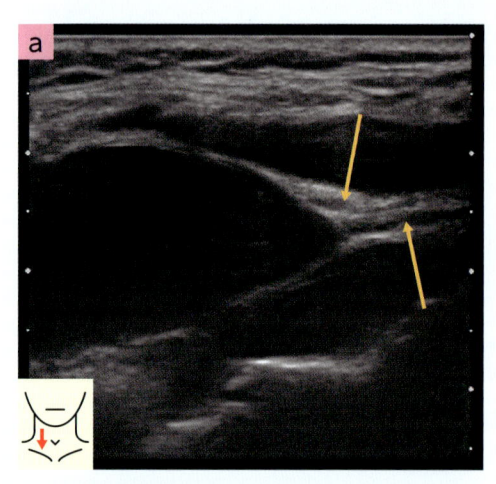

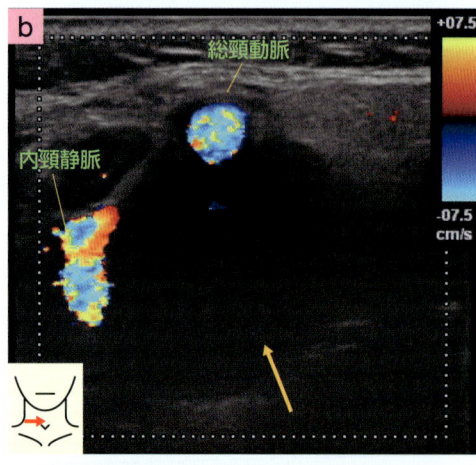

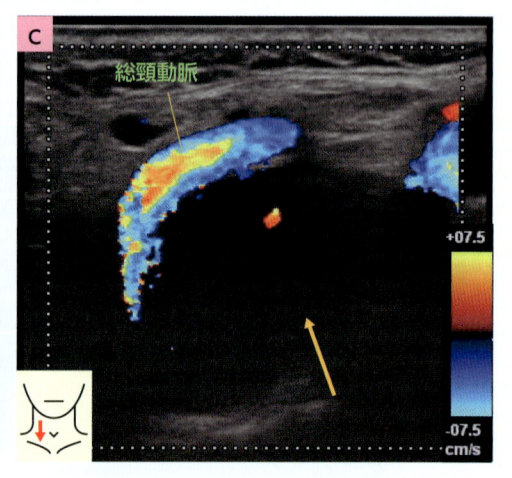

図6　交感神経幹由来の神経鞘腫　エコー像（右頸部）

a：Bモード（縦断像）．腫瘤の尾側は索状物（➡）に移行している．この索状物の表面を迷走神経が走行しており，索状物が交感神経幹であることを示している
b：カラードプラ（横断像）．腫瘤は総頸動脈の深部に存在している
c：カラードプラ（縦断像）．腫瘤の表層を総頸動脈が走行している．腫瘤自体は血流に乏しい

5 頸動脈小体腫瘍

岩手医科大学耳鼻咽喉科頭頸部外科学講座／志賀清人

1 頸動脈小体腫瘍の概要

　頭頸部に発生する傍神経節腫は部位により頸動脈小体腫瘍（carotid body tumor：CBT），グロームス腫瘍，迷走神経傍神経節腫に分類され，病理学的に腹腔内の副腎髄質にできる褐色細胞腫と同一である．しかし，褐色細胞腫がカテコラミンを産生する交感神経由来なのに対して，頭頸部の傍神経節腫は副交感神経由来で細胞内に分泌顆粒をもたないものが多く，機能性腫瘍は少ない．自覚症状としては頸部腫瘤として気づかれることが多いが，多くは増大速度が遅いため無症状で経過する例が多い．しかし，増大すると腫瘍の存在部位から，その周囲の脳神経の麻痺症状を呈し，迷走神経麻痺（嗄声など）や舌下神経麻痺（嚥下障害など）が出現する場合がある．また，頻度は低いが転移を示す例があるため，2107 年の WHO 頭頸部腫瘍分類第 4 版では悪性腫瘍の ICD-O コードが付与された（8692/3）[1]．頸部リンパ節転移例や遠隔転移例が報告されている[2]．

　治療は手術摘出が第一選択であるが，前述のように増大速度が遅く，高齢の症例では経過観察もありうる．頭蓋底に近い大きな腫瘍などで放射線治療が適応となることがある．転移例もあり，長期的な予後が不明なことや放射線治療の晩期合併症を考慮し，若年の症例ではなるべく早い手術摘出が勧められる．増大速度は遅いが，大きな腫瘍では摘出が困難になったり，手術時間や出血量が多くなり，神経麻痺の可能性が高くなったり，場合によっては頸動脈の合併切除や再建術が必要になる．Shamblin 分類[3]とよばれる臨床分類で外頸動脈・内頸動脈両方を巻き込む type III の腫瘍ではほとんどの場合で頸動脈再建術が必要である[2]．術前の栄養動脈塞栓術が手術時の出血量を減少させ，また塞栓することにより腫瘍体積が減少することで，手術操作が容易になる．現在，当科では手術日の午前中に放射線科 interventional radiology（IVR）医が栄養動脈塞栓術を行い，午後に頭頸部外科医が摘出術を行っている[4]．施設によって事情が異なるが，直前に塞栓術を行ったほうが効果が高い．

　CBT や褐色細胞腫は様々な germline mutation を伴う場合があり，これらの疾患を遺伝性褐色細胞腫・傍神経節腫症候群（hereditary pheochromocytoma/paraganglioma syndrome：HPPS）とよぶ．バリアントの中心となるのはミトコンドリアの電子伝達系酵素の 1 つコハク酸脱水素酵素（succinate dehydrogenase：SDH）の変異であり，CBT では SDH サブユニット中の *SDHD* や

SDHB の変異が多い．このほかにも *VHL*，*RET* や *NF-1* などのバリアント例の報告がある．問題はこれらが常染色体顕性遺伝であることで，CBT を含む様々な傍神経節腫が多発する家系が発見されている[5]．HPPS の患者数はこれまで教科書で述べられていたよりはるかに頻度が高い可能性が指摘されている．このため，手術を行って摘出標本の病理組織診断を確認すること，術後にバリアントの有無を検査することが必須である．また，バリアントが明らかになれば遺伝カウンセリングが必須である．

2 頸動脈小体腫瘍の画像診断

　頸動脈小体腫瘍が疑われる場合には造影 CT や造影 MRI などの画像診断を優先する．細胞診や生検は禁忌とされている．造影 CT では頸動脈分岐部に急速に造影される非常に血流豊富な腫瘍として描出される．これらの画像診断により内外頸動脈との関係を知ることができる．造影 MRI では T1，T2 ともに mixed pattern の腫瘍陰影が認められるが，細かな flow void が目立ついわゆる「salt & pepper sign」が特徴的とされている．これらの画像診断では対側の頸動脈分岐部や副咽頭間隙，中耳などに腫瘍陰影がないかどうかもチェックする．さらに頸動脈小体腫瘍が疑われる場合

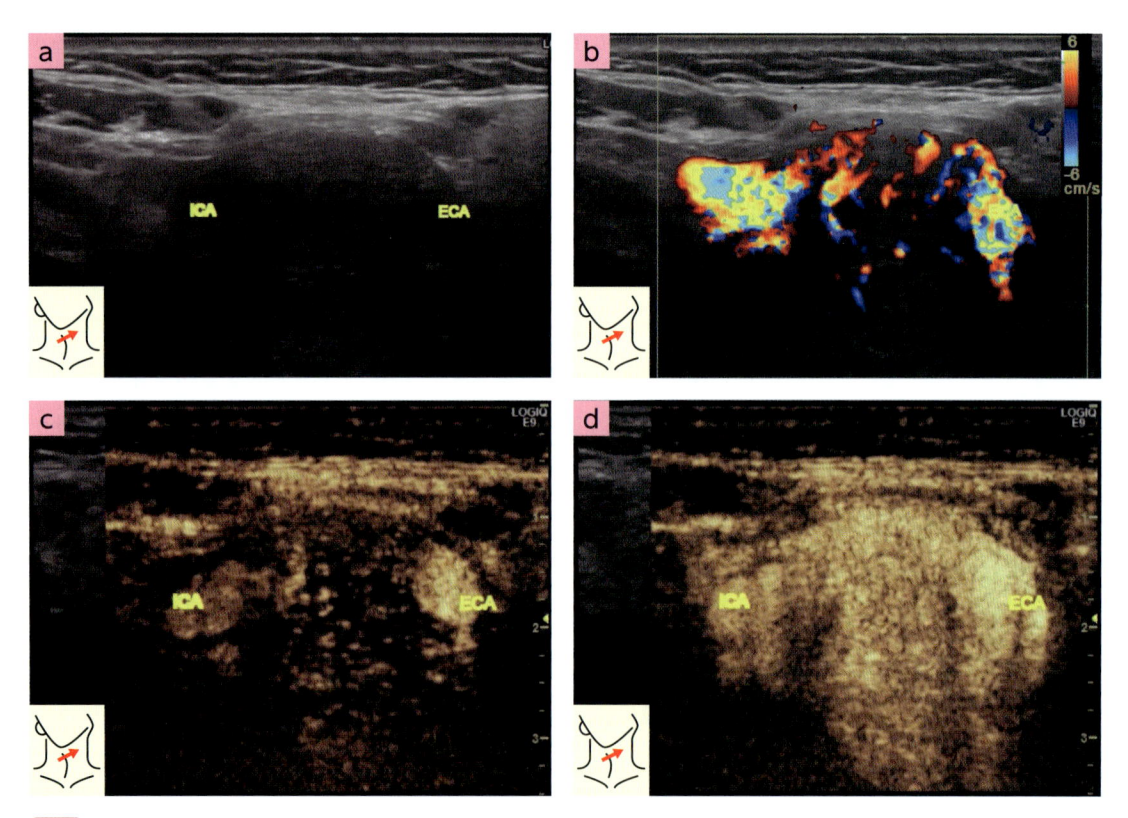

図1 **62 歳女性　右頸動脈小体腫瘍　47 × 34 × 22 mm Shamblin type II，SDHB variant 症例**

a：B モード（横断像）．ICA：内頸動脈，ECA：外頸動脈
b：カラードプラ
c：造影エコー画像（早期）
d：造影エコー画像（ピーク時）

には傍神経節腫や褐色細胞腫が多発する可能性があるため，必ず骨盤内までを含む全身の CT 検査や FDG/PET 検査が必要である．

　エコー画像を図 1 に示す．右頸動脈小体腫瘍の症例で頸動脈分岐部から内外頸動脈の間に発育した腫瘍が認められ，動脈周囲にも腫瘍の一部が接している（図 1a）．内部は充実しており homogenous に見えるがカラードプラでは内部に比較的太い血管の分布が認められる（図 1b）．内外頸動脈周囲にも血流が豊富であることがわかる．ソナゾイドを用いた造影エコー（適応がないため特定臨床研究として実施）では早期から腫瘍内に流入するマイクロバブル造影剤が認められ（図 1c），ピーク時には内外頸動脈と同等の造影効果を認める（図 1d）．これらの所見は栄養動脈が豊富で，多血腫瘍である頸動脈小体腫瘍の特徴を表している．

◆文献

1) El-Naggar AK, et al.（eds）：WHO Classification of Head and Neck Tumors. 4th ed. International Agency for Research on Cancer, Lyon, 2017.
2) Ikeda A, et al.：Multi-institutional survey of carotid body tumors in Japan. Oncol Lett 2018；15：5318-5324.
3) Shamblin WR, et al.：Carotid body tumor（chemodectoma）. Clinicopathologic analysis of ninety cases. Am J Surg 1971；122：732-739.
4) Katagiri K, et al：Effective, same-day preoperative embolization and surgical resection of carotid body tumors. Head Neck 2019；41：3159-3167.
5) Yonamine M, et al.：Prevalence of Germline Variants in a Large Cohort of Japanese Patients with Pheochromocytoma and/or Paraganglioma. Cancers（Basel）2021；13：4014.

6 正中頸囊胞

神奈川県立がんセンター頭頸部外科／吉田真夏

正中頸囊胞のケース紹介

　正中頸囊胞は先天性頸部病変の約70％を占め，若年者に多く，30歳頃までに見つかることがほとんどである．甲状腺原基が舌盲孔から口腔底を貫き，舌骨や喉頭の前面を通って，最終的な甲状腺の位置に至る経路に甲状舌管が残されるが，通常胎生10週頃までに退縮するといわれている．この甲状舌管の内腔が開存し，管腔内に上皮組織が残存し囊胞が形成されたものが正中頸囊胞である．発生部位は舌骨前面および舌骨と甲状軟骨の間が多く（図1），臨床的には前頸部の弾力に富んだ無痛性の腫瘤として認められることが多い．

　エコー像では境界明瞭な囊胞性病変が一般的であるが，内部に隔壁を認めたり（図2），感染や出血を合併して囊胞壁の肥厚や内部にdebrisを反映した高エコーを生じる（図3）こともある．

　カラードプラでは被膜と隔壁部分に血流シグナルを認める（図4）．

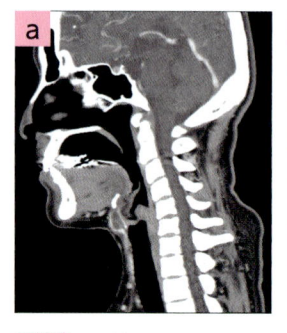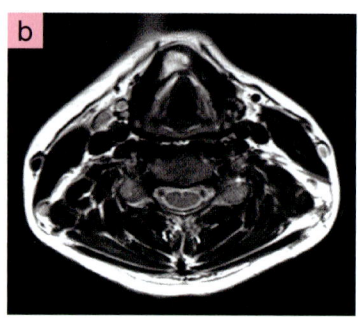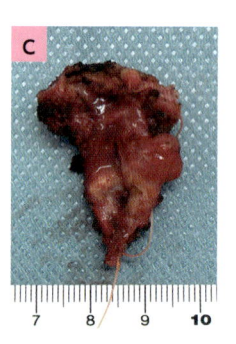

図1 画像所見

a：CT．舌骨と甲状軟骨の間で甲状軟骨に隣接して囊胞性腫瘤を認める
b：MRI（T2強調画像）．内部不均質な高信号を呈する囊胞性腫瘤を認める
c：摘出標本．厚い被膜を有する囊胞と一部に策状の構造を認める

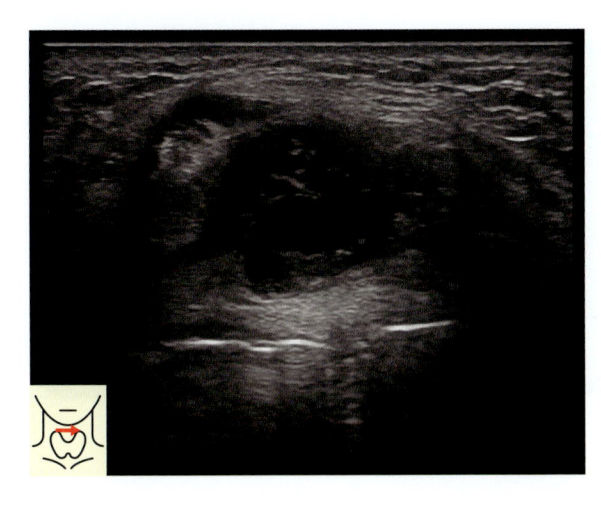

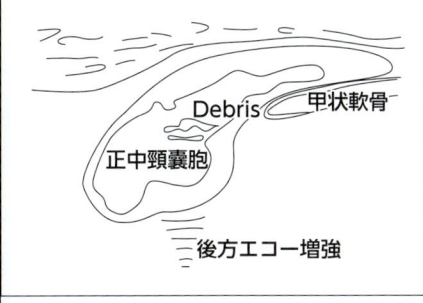

図2 Bモード　横断像

甲状軟骨と舌骨の間で厚い被膜と隔壁を有し，舌骨甲状間膜との連続性を認める

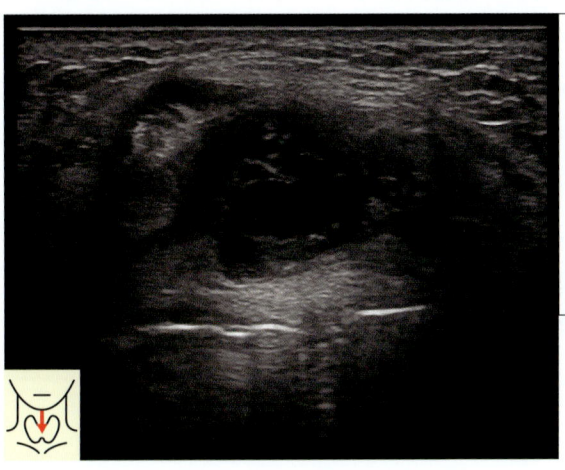

図3 Bモード　縦断像

後方エコーの増強と内部に高エコーの Debris を認める

図中のラベル：
- Debris
- 甲状軟骨
- 正中頸囊胞
- 後方エコー増強

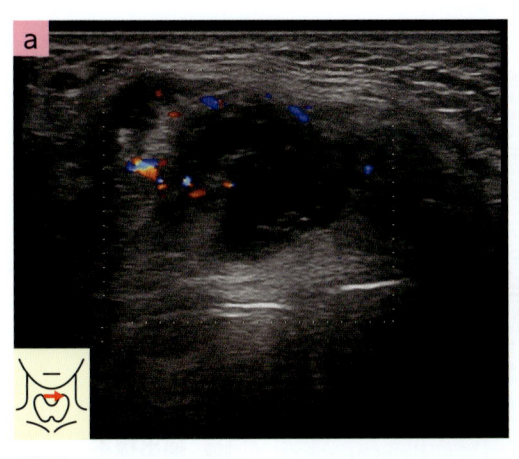
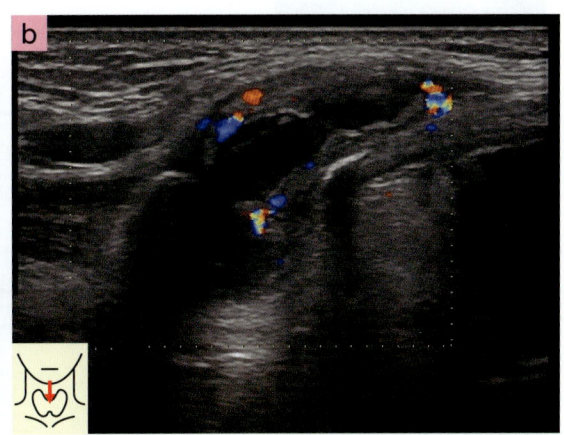

図4　カラードプラ

a：横断像．b：縦断像
被膜と隔壁部分に血流シグナルを認める

7 側頸嚢胞

神奈川県立がんセンター頭頸部外科／吉田真夏

側頸嚢胞のケース紹介

側頸嚢胞は第2鰓裂嚢胞ともよばれ，鰓器官の発生異常の95％を占める．10〜40歳の若年で見つかり，多くは10歳以下である．臨床的には波動を伴う無痛性嚢胞性腫瘤として認められる．第2鰓器官の経路のどの部位でも発生するが，顎下腺後方，胸鎖乳突筋内側，頸動脈鞘の前方に位置していることが多い（図1）．通常，嚢胞壁は重層扁平上皮に覆われており，まれに呼吸上皮を認めることもある．肉眼的には薄い嚢胞壁と内部に液体の貯留を認めることが多い（図2）．

エコー像では境界明瞭で内部は均質な低エコーまたは無エコーな嚢胞性病変で（図3，4），圧迫で容易に変形し内部は点状の高エコーが浮遊する様子が観察できる．

エラストグラフィでは全体的に柔らかい腫瘤として抽出される（図5）．

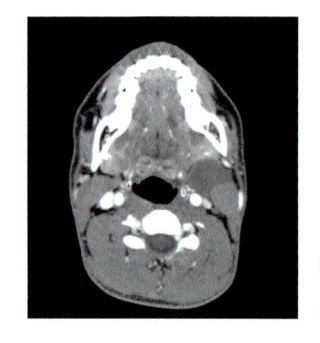

図1 CT
左上頸部，胸鎖乳突筋と顎下腺の間で内部均質で造影効果に乏しい腫瘤を認める

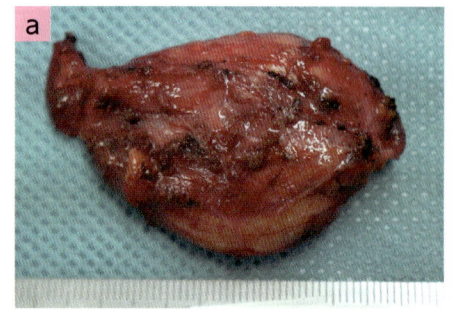

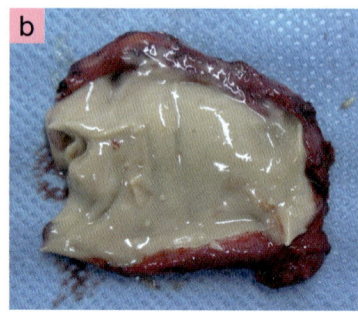

図2 摘出標本
摘出標本．嚢胞壁は薄く，内部に乳白色の貯留液を認める

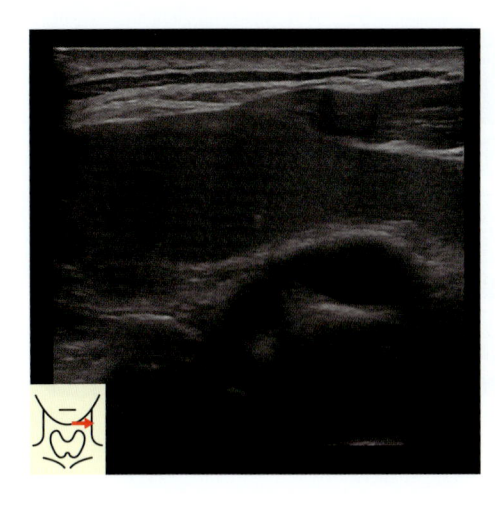

図3 Bモード

胸鎖乳突筋の深部から前方，頸動脈の前方に内部均質で一部点状の高エコーを伴う嚢胞性病変を認める．内頸静脈は圧排されている

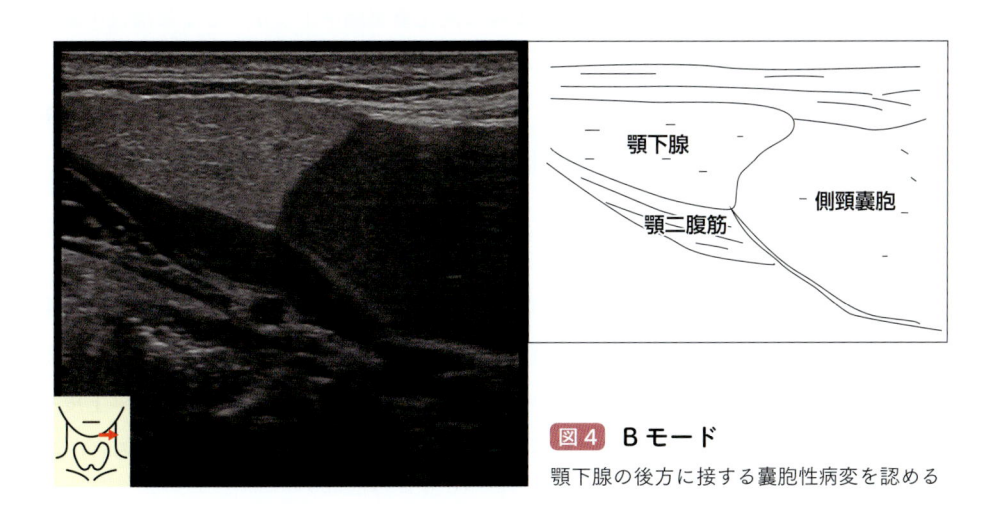

図4 Bモード

顎下腺の後方に接する嚢胞性病変を認める

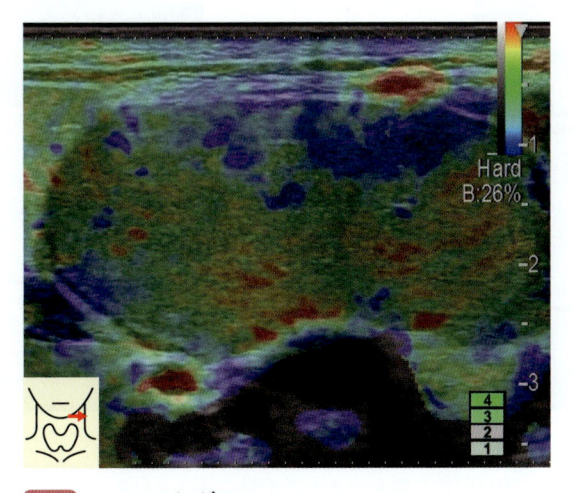

図5 エラストグラフィ

全体的に柔らかい腫瘤として描出される

8 類表皮囊胞・類皮囊胞・粉瘤

神奈川県立がんセンター頭頸部外科／木谷有加

1 類表皮囊胞，類皮囊胞

　類表皮囊胞（epidermoid cyst）は，囊胞壁が表皮様の角化重層扁平上皮からなる単房性の囊胞性病変である．囊胞壁に皮膚付属器（脂腺，汗腺，毛包など）を有する場合は類皮囊胞（dermoid cyst）といい，脂肪や石灰化など多彩な所見を呈する．発生は，先天的な外胚葉迷入説，後天性の表皮や皮膚の迷入説がある．エコー像は，境界明瞭で，内部エコーは角化物質を含むため，等〜高エコーを呈する（図1）．

2 粉瘤

　粉瘤は毛根を形成する組織に由来するとされ，表皮の新陳代謝で皮膚角質が剥がれた老廃物が真皮にたまり，囊胞状の腫瘤を呈するものをいう．皮膚表面中央に黒点としてみられる開口部が観察される．エコー像では境界明瞭で，内部は等〜高エコーを呈する．囊胞壁が重層扁平上皮で覆われており，エコーが外側に反射され外側陰影を生じる．感染を伴うと境界不明瞭となる（図2）．

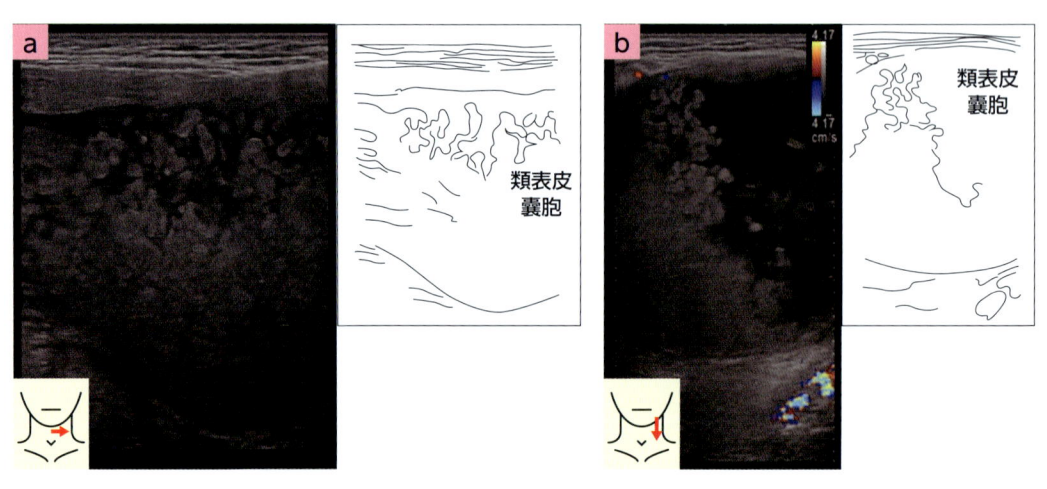

図1　類表皮囊胞

a：Bモード　前頸部横断像．甲状軟骨左側からオトガイ部に這い上がるような，境界明瞭な囊胞性腫瘤である．内部は脳回状，乳頭指状の構造が囊胞液に浮遊している

b：カラードプラ　前頸部縦断像．腫瘤の辺縁に血流シグナルを認めるが，腫瘤内部には血流は認めない

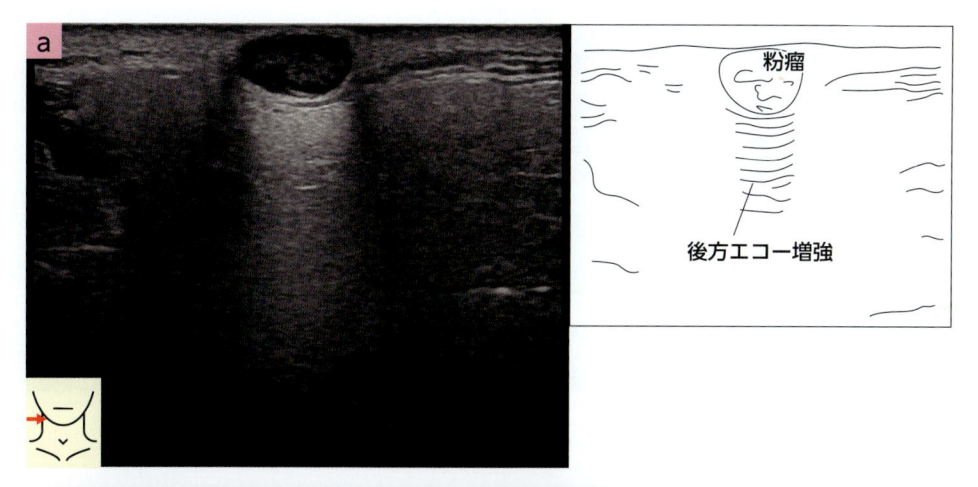

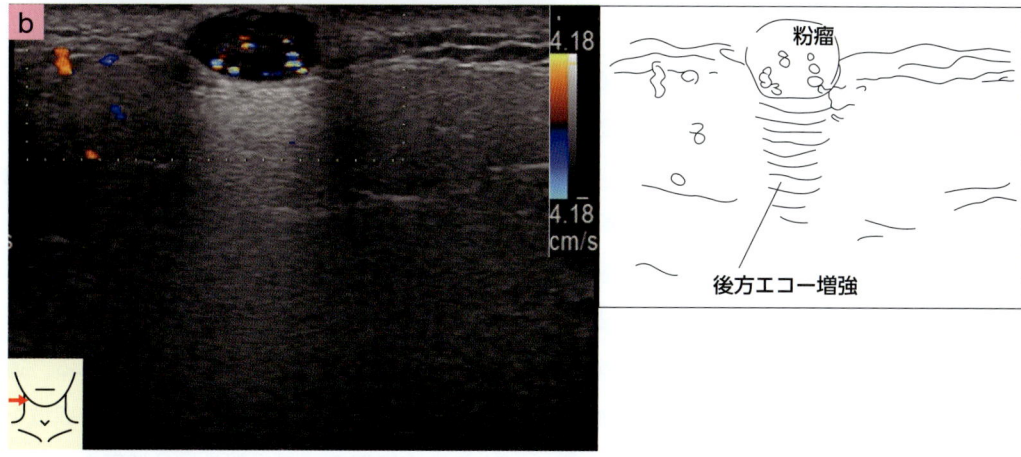

図2 粉瘤

a：Bモード　前頸部横断像．右耳下部真皮に境界明瞭で，形状はほぼ整な嚢胞状腫瘤を認める．後方エコーが増強しており，内部は部分的に高エコーとなっている

b：カラードプラ　前頸部横断像．腫瘤内部にわずかにカラーシグナルを認めるが，明らかな血流は認められない

9 脂肪腫・脂肪肉腫

神奈川県立がんセンター頭頸部外科／木谷有加

1 脂肪腫

　脂肪腫は脂肪細胞由来の良性腫瘍である．全身のどの部位にも発生し，頸部は好発部位の一つである．自覚症状に乏しく，緩徐に増大する柔らかな腫瘍である．

　エコー像では，断面の形状が楕円形で，圧迫によって容易に扁平化する腫瘍である．周囲組織との境界が判然としない場合が多く，注意して観察しないと腫瘤として明瞭に検出できないこともあるため見逃しやすい．触診では確かに腫瘤の厚みを触知するが，エコー像で腫瘍像が明らかでない場合は，脂肪腫の存在を疑うことが重要である．内部は等～高エコーで，皮下脂肪に近いエコーレベルのことが多い．内部に皮膚と平行な脂肪隔壁を表す線状高エコーが層状に認められる．通常内部に血流を認めないが，隔壁に沿って血流を認めることもある．CT では特徴的な低吸収域を呈し，MRI では T1，T2 強調画像ともに高信号で，T1 脂肪抑制画像にて内部の信号低下を有する境界明瞭，辺縁平滑な腫瘤として認める（図 1）．

2 脂肪肉腫

　脂肪肉腫は悪性軟部組織腫瘍のうち，1～35％を占め，病理学的に高分化型，粘液型，脱分化型，多形型のサブタイプに分類される．最も一般的なサブタイプである高分化型脂肪肉腫は脂肪腫と比べ，脂肪を反映する高エコー成分が減少し，大部分が低エコー腫瘤もしくは低エコーと高エコーがマーブル模様に混在した腫瘤として描出されることがある．不規則な形状で，カラードプラエコー検査で血管の存在頻度が高い（図 2）．

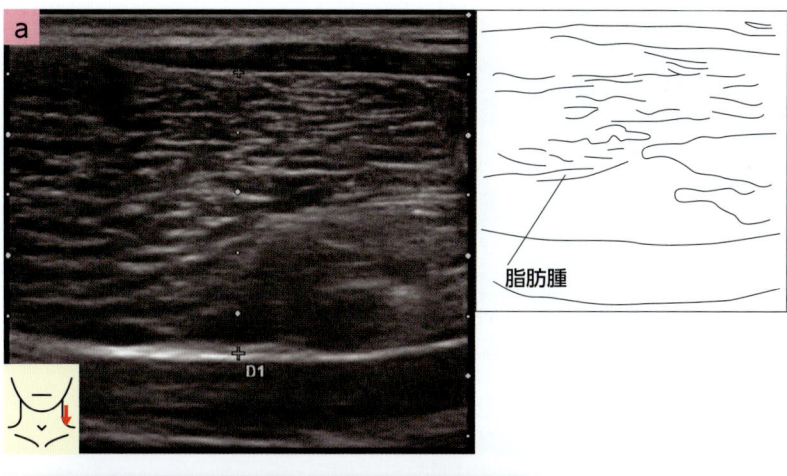

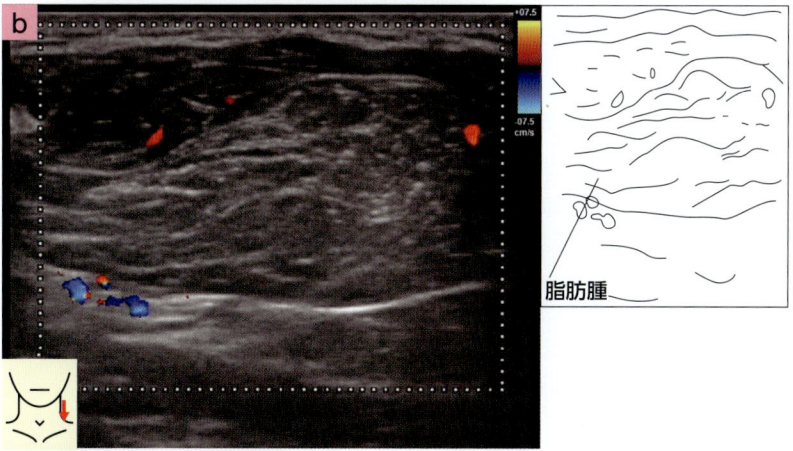

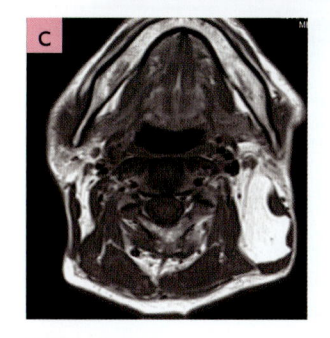

図1 脂肪腫

a：Bモード　縦断像．左外側頸部皮下の浅い層に境界明瞭，形状はほぼ整，内部に
　　層状高エコーを有する腫瘤を認める
b：カラードプラ　縦断像．腫瘤内部の層状高エコーの部分にカラーシグナルを認める
c：造影MRI（T2強調画像）　軸位断．高信号で境界明瞭な腫瘤を認める

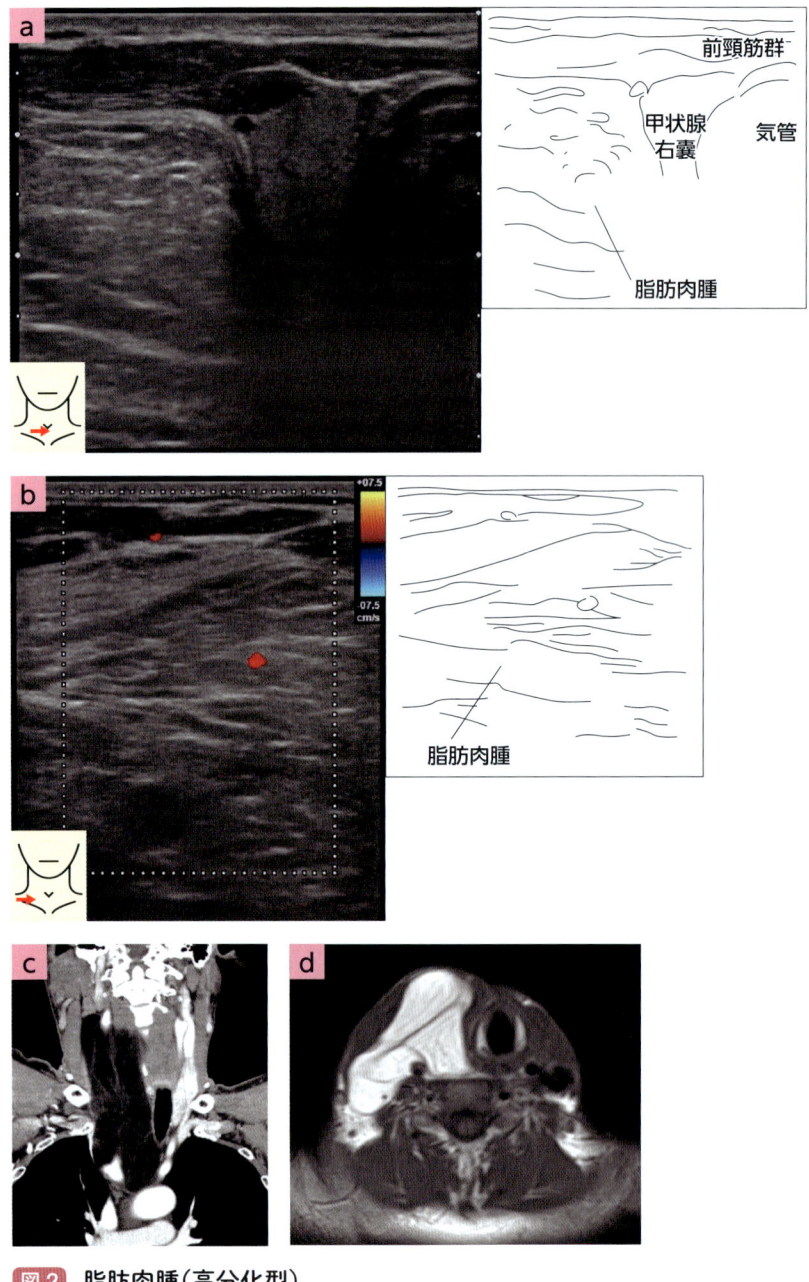

図2 脂肪肉腫（高分化型）

a：Bモード　横断像．右頸部から上縦郭に連続して巨大な高エコー腫瘤を認める．観察可能な範囲では境界は明瞭で，低エコーと高エコーが一部マーブル模様に混在している

b：カラードプラ　横断像．層状高エコー部分にカラーシグナルを認める

c：造影CT　冠状断．比較的境界明瞭で頸部から上縦隔に及ぶ巨大な低吸収域の腫瘤を認める

d：造影MRI（T2強調画像）　軸位断．比較的境界明瞭で高信号域を呈する腫瘤を認める

10 リンパ管腫・血管肉腫

神奈川県立がんセンター頭頸部外科／木谷有加

1 リンパ管腫

リンパ管腫は胎生期に形成される原始リンパ嚢（側頸部，腸間膜根部，座骨静脈部）より発生す

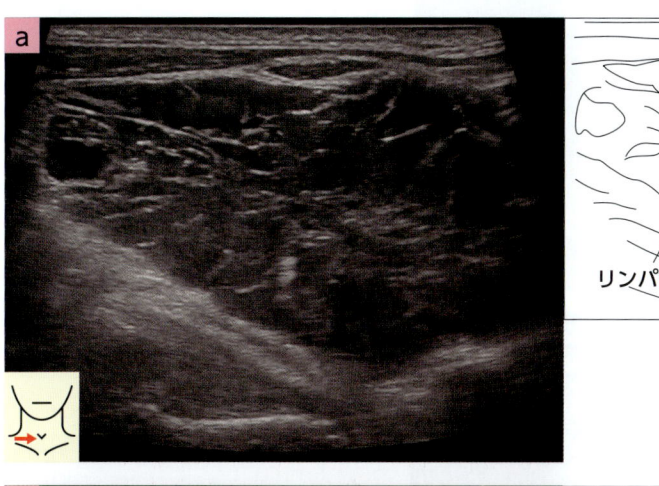
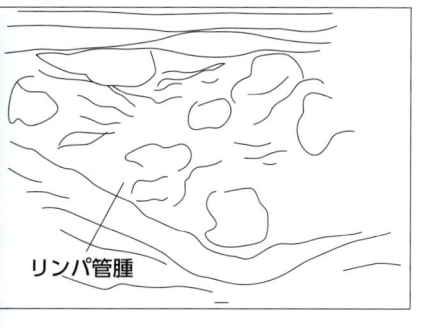

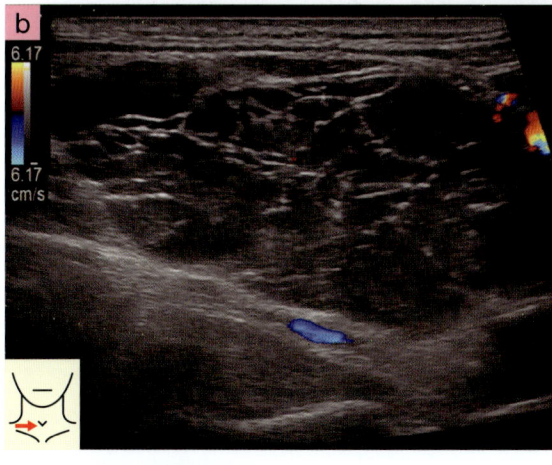
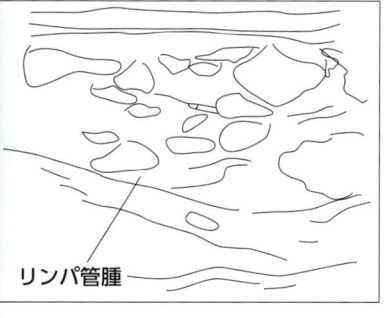

図1 リンパ管腫

a：Bモード　横断像．右鎖骨上の神経筋膜より深部に境界明瞭，内部は多数の隔壁を有する軟らかい多
　房性嚢胞状の腫瘍を認める
b：カラードプラ　横断像．腫瘤の辺縁に血流シグナルを認めるが，腫瘤内部には認めない

ると考えられ，側頸部は最も初期に形成され大きいため，頸部リンパ管腫が多い（約75%）とされる．成人に発症することは比較的まれで，その発症成因として外傷性刺激や放射線照射，上気道感染，頸部皮膚炎，静脈圧の増加などによるリンパ管狭窄が考えられているが不明なものも多い．エコー像では内部血流を伴わない低エコーの多房性囊胞構造を認める（図1）．

2 血管肉腫

高齢者の頭部や顔面に発症する予後不良な悪性軟部腫瘍である．エコー像では低エコー領域として描出され，不均質な内部構造を呈し，非常に豊富な血流を有する腫瘤として認める（図2）．

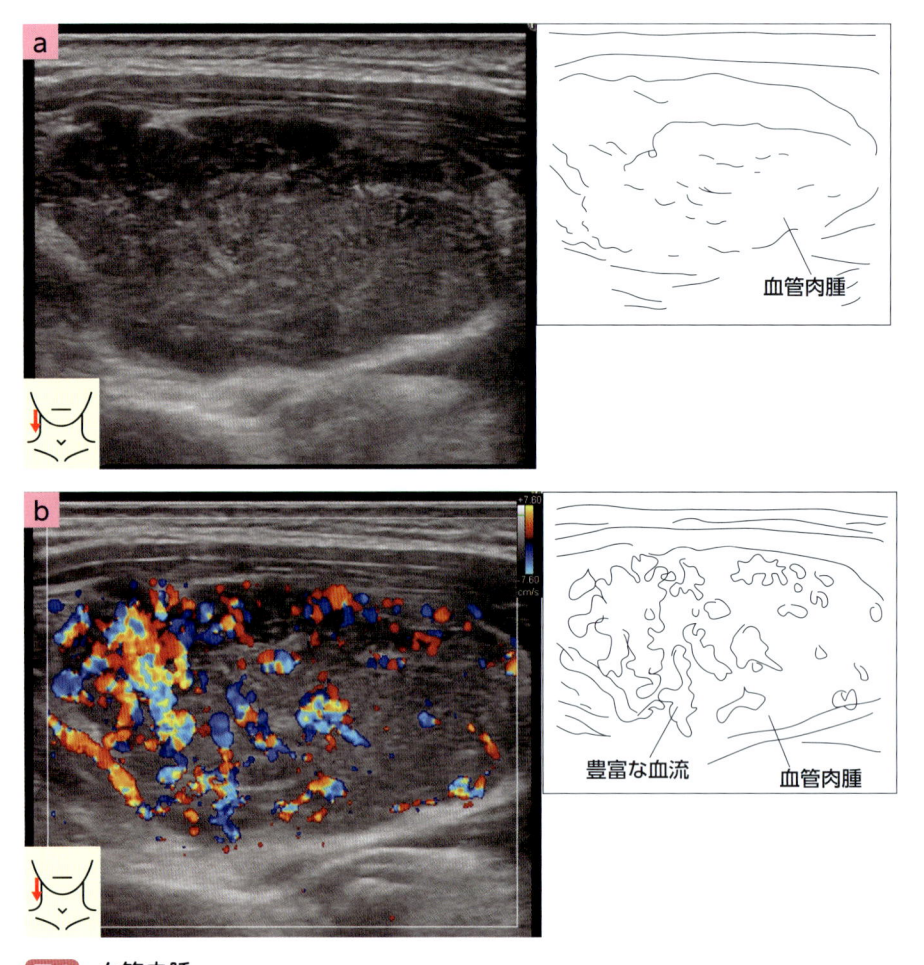

図2 血管肉腫

a：Bモード　縦断像．右耳下部に境界不明瞭，内部不均質な腫瘤を認める．内部は血管内腔
　　が器質化したような充実性部分と液体貯留からなる
b：カラードプラ　縦断像．腫瘤内部に豊富な血流シグナルを認める

11 軟骨肉腫

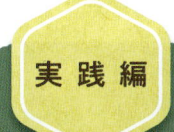

神奈川県立がんセンター頭頸部外科／木谷有加

軟骨肉腫

　軟骨肉腫は喉頭における全悪性腫瘍のうち0.2％とまれである．発生部位は輪状軟骨（70〜75％），甲状軟骨（20％）とされており，遠隔転移やリンパ節転移はまれとされている．進行が緩徐であり，比較的予後は良好な疾患である．エコー像では血流の乏しい低エコー像を呈し，周囲との境界は比較的明瞭で，硬い腫瘤として描出される（図1）.

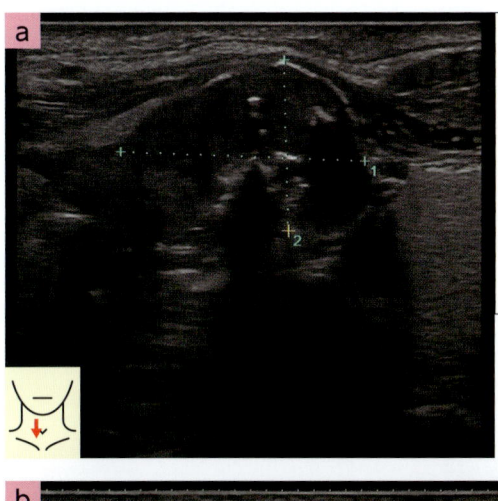
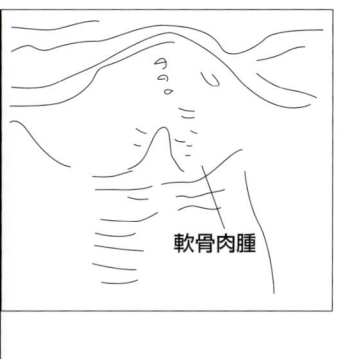
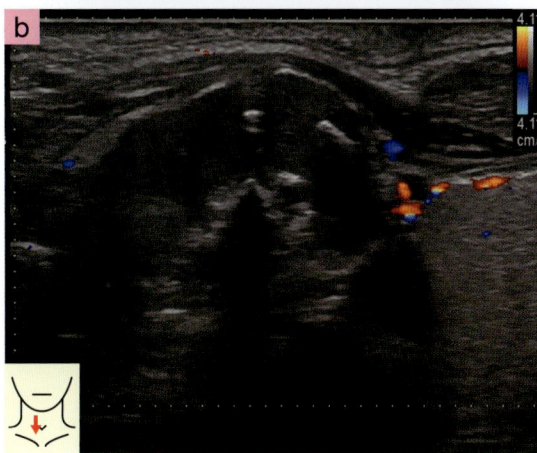
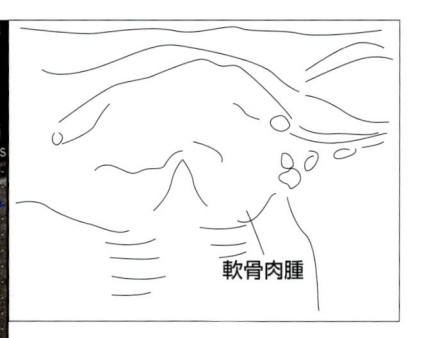

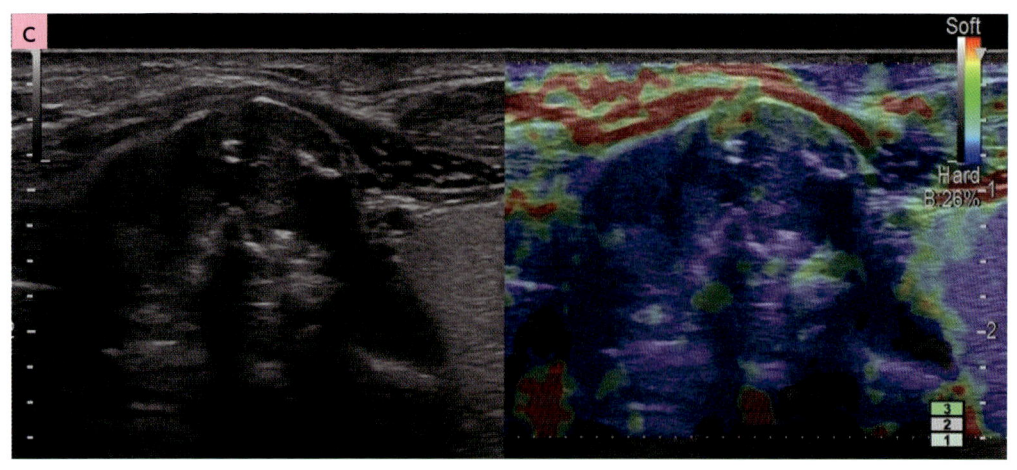

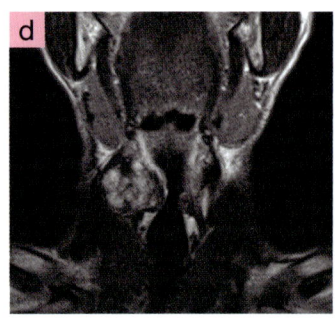

図1 軟骨肉腫

a：Bモード　縦断像．右甲状軟骨外側に境界明瞭，形状整，内部は均質な低エコーの腫瘤である
b：カラードプラ　縦断像．腫瘤の辺縁に血流シグナルを認めるが，腫瘤内部には認めない
c：エラストグラフィ　縦断像．甲状軟骨軟骨膜下に硬い腫瘤として表示される
d：造影MRI（T2強調画像）　冠状断．甲状軟骨外側に不均一な高信号を呈する腫瘤を認める

実践編

K▶頭頸部外科手術におけるエコーの活用

1 術中エコーの適応と評価

国立病院機構四国がんセンター頭頸科・甲状腺腫瘍科／橋本香里

エコー検査は他の画像検査よりも鋭敏に腫瘍の部分的な性状変化，浸潤傾向や血流，また周囲の血管・筋肉などとの位置関係，深さといった情報をリアルタイムに得ることができるため，術中使用における有用性は高い．また手術時における摘出組織の安全域設定，腫瘍やリンパ節など病変の取り残しの確認などにも役立つ（図1）．特に舌切除においては，切除時の牽引走査により切離面が歪み腫瘍に近接したり，逆に予定より大きく切除したりすることを防げ，想定した切除ラインで確実な切除を行うことができる（図2，3）．

術中エコーでは洗浄消毒滅菌可能な探触子を使用するか，ディスポーザブルなビニール製滅菌カバーを未滅菌の探触子に被せて使用する．頭頸部領域のエコー検査で通常使用する視野幅4 cm前後の探触子は，術中走査では取り回しがむずかしいため，小型のものを使用するとよい（図4）．滅菌可能な探触子は滅菌ゼリーなどを使用しなくても，生理食塩液を観察部にたらすことで十分接地するため問題なく観察可能である．

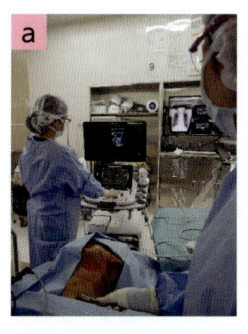
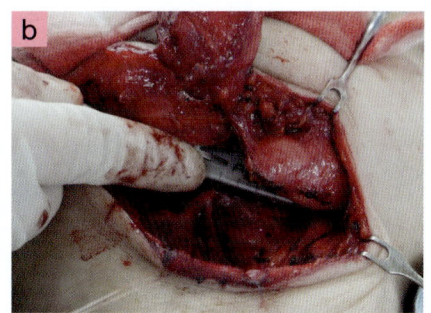

図1　実際の検査

a：リンパ節の場所，深さ，周囲組織との位置関係などを清潔野においても確認している
b：術野に直接あてて，リンパ節の取り残しがないかを確認している

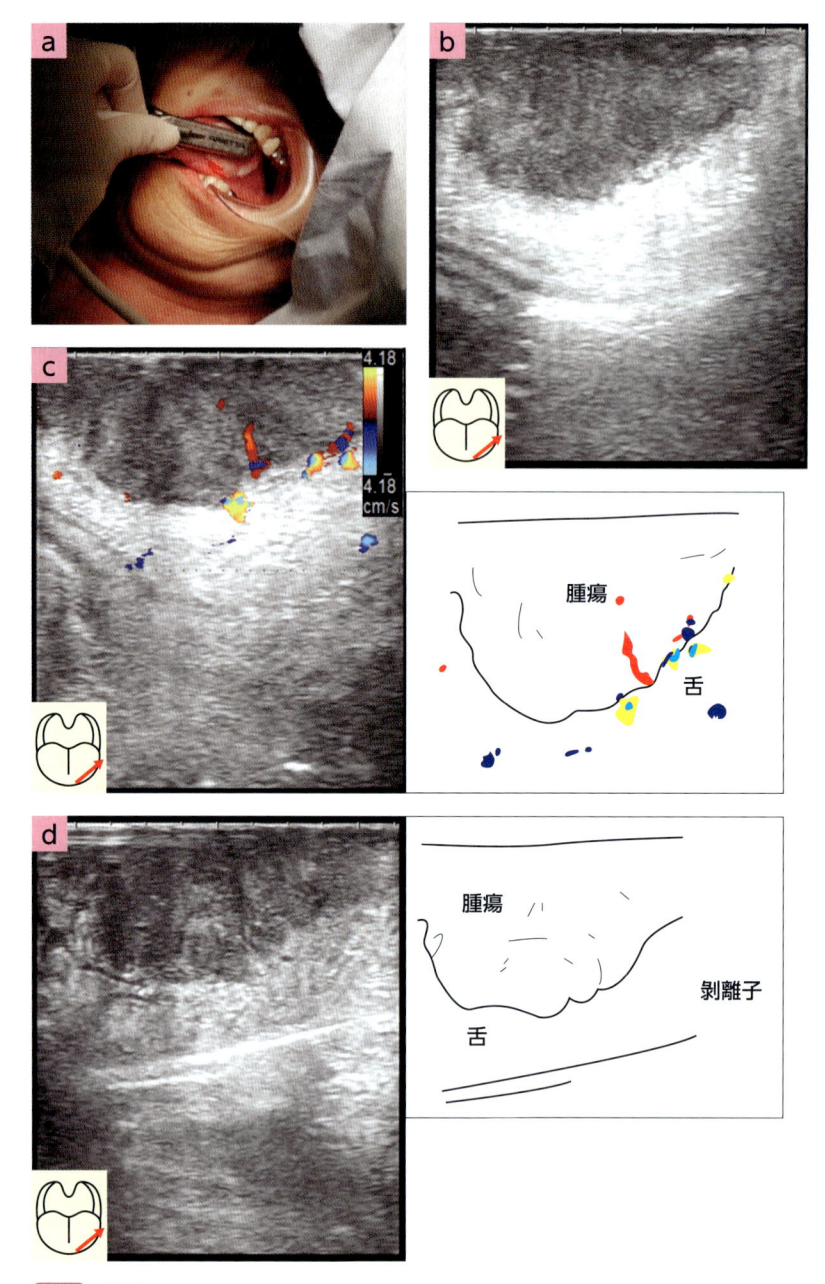

図2　術中エコー

a：口腔内では病変に直接探触子をあてて腫瘍範囲を確認し，切離ラインのマーキングを行う

b：Bモード．舌深部に進展する不整形腫瘍を認める

c：カラードプラ．舌深部に栄養血管を認める

d：Bモード．術中に切除予定部に剥離子をあて安全域がとれているか確認している

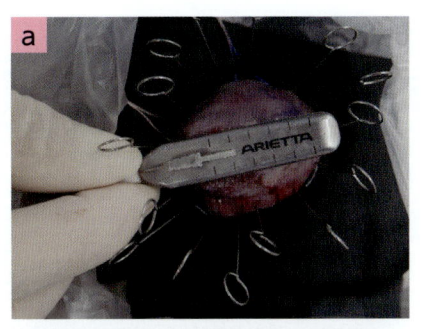

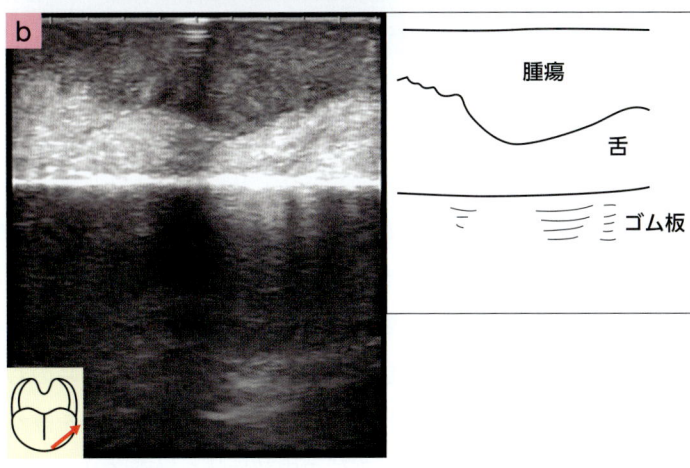

図3 摘出標本による確認

a：摘出した標本（舌）に探触子を直接あてて，安全域の確認を行っていると
　ころ
b：Bモード

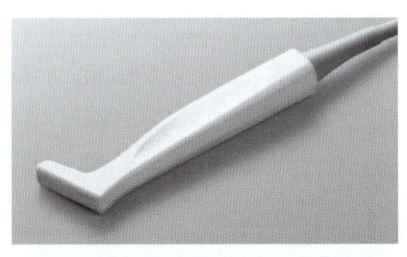

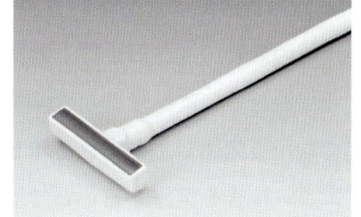

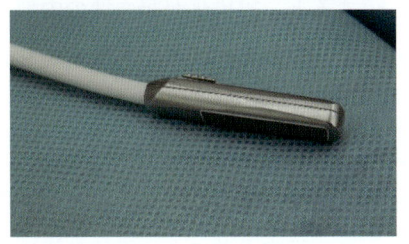

図4 探触子

術中用として小型の探触子が各種販売されている．洗浄消毒滅菌可能であり，ビ
ニール製滅菌カバーを使用しなくても使用できる．通常のエコー診断と異なり，
安全域や病変の位置確認などを目的とするため，視野幅 25〜40 mm 程度で薄い
形状の探触子が使用しやすい

2 頭頸部外科術後管理におけるエコーの活用

国立がん研究センター東病院頭頸部外科／富岡利文

1 はじめに

　頭頸部の手術後に頸部腫脹を経験することがある．その際に，視診・触診の診察を行い腫脹した理由を推察している．しかし，腫脹した理由を正確に診断するのが困難な場合もある．診断の精度をより向上させるために，体表に位置する頭頸部領域に対してエコー検査の活用は非常に適している．頭頸部の術後の腫脹を認めた場合，呼吸症状を伴った気道緊急では即時の対応が求められる．即時性を求められる状況でより正確な判断を行うために，迅速性と機動性を兼ね備えている画像機器としてエコー検査が適している．また，腫脹部位の内部性状を動画でリアルタイムに観察できることも診断制度向上において大変有益な情報であり，エコー検査の強みでもある．術後の頸部腫脹には緊急対応を要するものから，保存的に対応可能なものまで多岐にわたる．実例をエコー所見とあわせて提示する．

2 緊急対応を要する頸部腫脹

　術後出血は，原因の血管により静脈性と動脈性に分類される．中でも動脈性の場合は，頸部が腫脹しはじめてから血液貯留により頸部が緊満するまでの時間は短いことが多い．血液の貯留部位によっては窒息につながる気道緊急の場合も珍しくない．その際は，術部の開創処置などの準備を進めると同時に，エコー検査を実施することで活動性出血源の同定を迅速にすることにも活用できる（図1）．また，血腫形成から時間が経過（数日以上）すると，線維化が凝血塊の内部で生じる．そのときのエコー像は低エコーの不整形の中に，線維化に一致する線状の高エコー像を認める（図2）．

3 準緊急対応を要する頸部腫脹

　術後創部感染症は，程度により間質の炎症から膿瘍形成がある．エコーレベルは周囲組織より上昇する．しかし，感染性炎症は術後浮腫と異なり，炎症細胞浸潤により策状の無エコー域，ひび割れ様・敷石状の無エコー像は不明瞭な場合が多い．膿瘍形成に至った場合は，貯留液の採取／排液を行うときに適切な穿刺部位の同定に活用できる．さらに，開創洗浄処置などを行う場合は，その範囲を決定することにも活用できる（図3）．

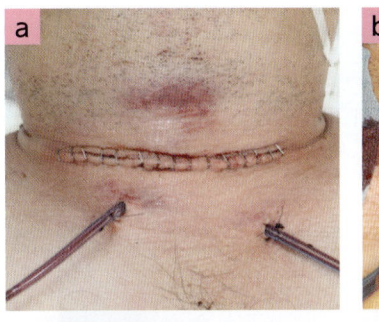
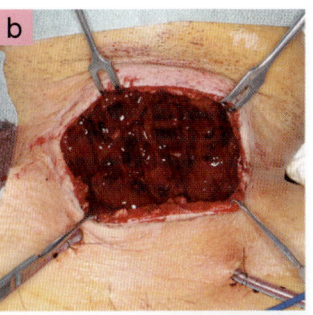
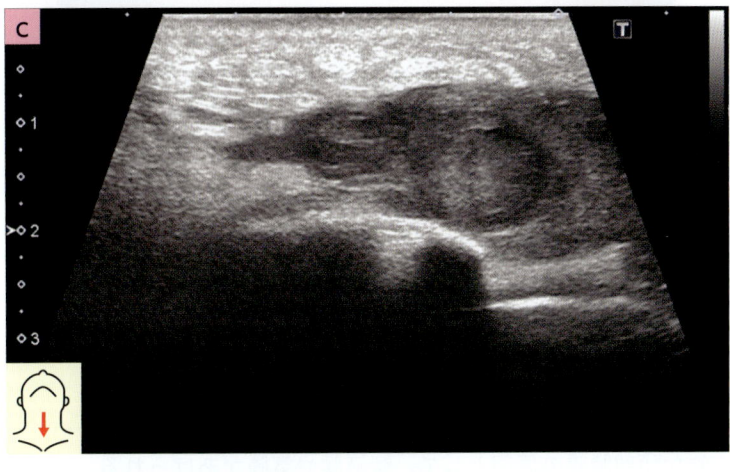

図1 術後出血直後の血腫のエコー画像

a：開創前の術後頸部腫脹状態
b：開創後
c：開創前のエコー画像
初期は凝血部が一部のみのため，内部均質な低エコーで後方エコーの増強を
伴い，圧排により内部点状エコーの流動と形状変化を伴う

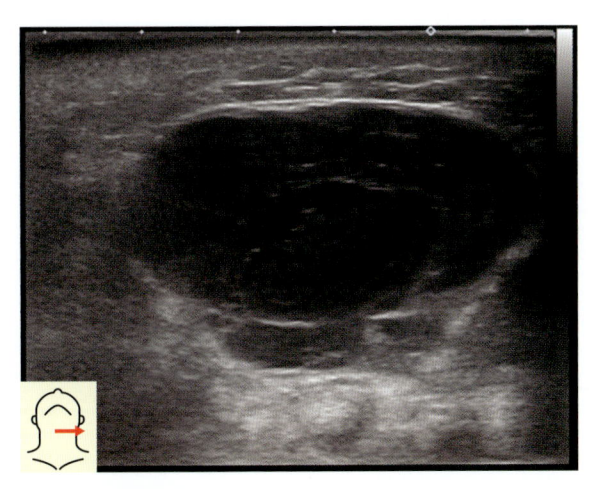

図2 血腫形成 20 日目のエコー画像

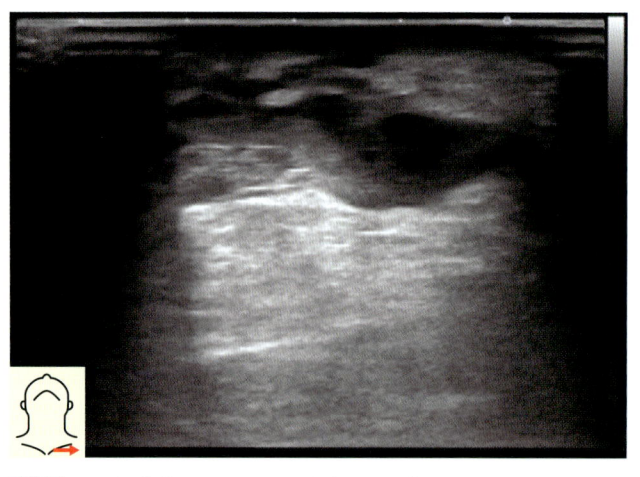

図3 術後膿瘍のエコー画像（下顎部）

形状は不整形の境界不明な内部が高〜低エコーの充実成分の混在
する mixed pattern 像を認める．圧排によりその内部には壊死物質
による浮動性・流動性の所見を伴う

4 その他の頸部腫脹

　上記以外の代表的な頸部腫脹の原因として，漿液腫や気腫があげられる．漿液腫は，境界明瞭・内部単一で無エコーな低エコー領域を呈して圧排により形状変化を伴うエコー像が観察される．気腫は，深在性の場合は観察困難であるが，皮下の浅い場合は後方エコーの減弱・欠損を伴う線状・帯状の高輝度エコーの像が観察される．

　術後の診察においてエコーを用いることは，触診のみでは得られない客観性をもった所見が得られることが多く積極的に活用することで診断精度の向上に努めていただきたい．

K▶頭頸部外科手術におけるエコーの活用

3 術中経口エコー

鳥取大学医学部感覚運動医学講座耳鼻咽喉・頭頸部外科学分野／堂西亮平

中咽頭がんのケース紹介

60 歳代男性

主訴：左頸部腫瘤

現病歴：左頸部腫瘤を主訴に前医を受診．左扁桃に腫瘍性病変を認め，生検の結果扁平上皮がんの診断となった．左中咽頭がん，左頸部リンパ節転移として手術目的に当科紹介となった．

既往歴：統合失調症

アレルギー：なし

喫煙：20〜40 歳まで喫煙，以後禁煙

飲酒：なし

身体所見（図 1）

咽頭：左扁桃に限局した腫瘤を認めた．

頸部：左上頸部に 3 cm 大の腫瘤を触知した．

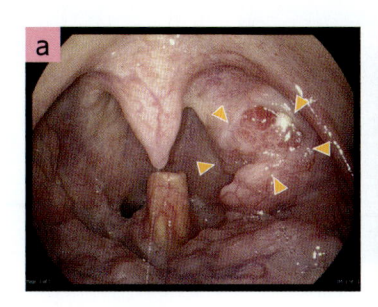
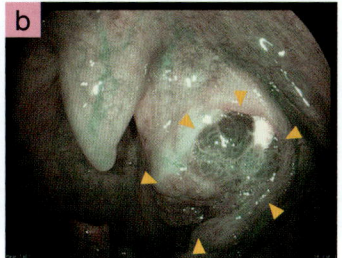

図 1　咽頭所見

a：通常光観察
b：狭帯域光観察
左扁桃は腫大し，中心部は粘膜不整あり．軟口蓋や舌根への伸展は認めない

229

頸部エコー検査所見（図2）

左上内神経領域（level IIa）に 38.0 × 21.1 × 20.5 mm のリンパ節を認めた．形状は不整で内部は不均質．リンパ節門は消失し，周囲からの流入血流を認めた．周囲境界は不明瞭で節外浸潤の可能性が否定できなかった．

検査（図3）

MRI では左扁桃腫瘍は扁桃腺外への明らかな浸潤は認めなかった．

PET/CT では既知の左扁桃，左頸部リンパ節以外に有意な FDG 集積を認めなかった．

以上より左中咽頭がん cT1N2aM0（p16 については保険適応前のため未実施）Stage IVa と診断した．

治療（図4）

外科治療を希望され鏡視下咽頭悪性腫瘍手術，左頸部郭清術の方針となった．

左頸部郭清術を先行して施行．

10 日後に鏡視下咽頭悪性腫瘍手術を施行した．

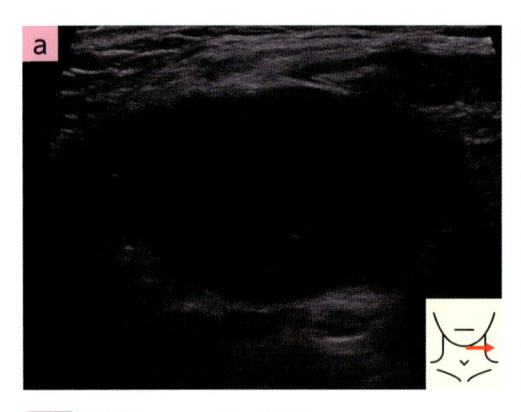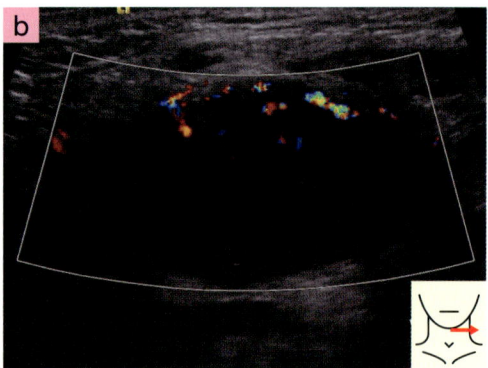

図2　頸部エコー検査所見

a：B モード像
b：カラードプラ法
形状は不整で内部は不均質．リンパ門は消失しており，ドプラ法では周囲からの流入血流を認めた

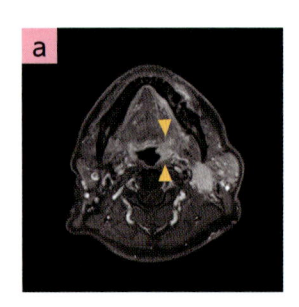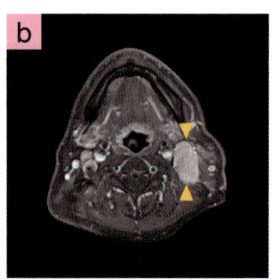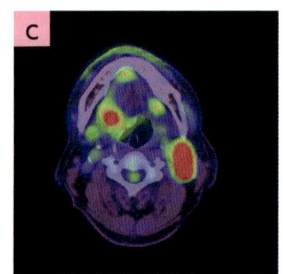

図3　MRI 所見，PET/CT 所見

a：造影 MRI 画像（軸位断，扁桃腫瘍）
b：造影 MRI 画像（軸位断，左頸部リンパ節）
c：PET/CT 画像
MRI では腫瘍は左扁桃に限局していた．PET/CT では左扁桃と左頸部に集積を認めるのみであった

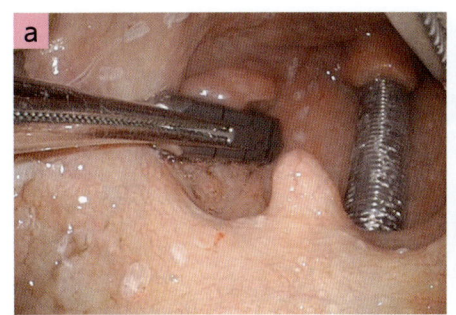
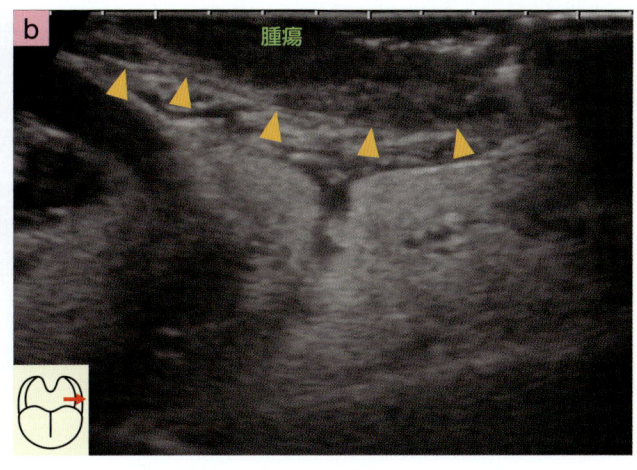

図4　術中エコー検査

a：経口エコー検査施行時の様子
b：経口エコー検査画像
腫瘍は低エコーに描出される．扁桃被膜の層（▲）を超える所見はみられなかった

　術中に経口エコー検査を施行．エコー検査でも腫瘍は扁桃に限局しており，上咽頭収縮筋を含めて切除した．

治療経過

　術後病理検査では pT2N3b の診断となった．断端は陰性であったが，リンパ節節外浸潤を認めたため術後化学放射線治療を推奨したが，長期入院を要することから希望されなかった．外来での術後放射線単独治療を施行し，現在再発なく経過している．

とことん活用術

　2021 年に鏡視下咽頭悪性腫瘍手術が，2022 年にはロボット支援下咽頭悪性腫瘍手術が保険適応となり，低侵襲手術として経口手術が広く行われるようになった．経口手術において腫瘍の進展範囲の評価は重要であり，水平方向の広がりについては術中に高画質ファイバーの使用や狭帯域光観察を併用することにより診断精度が向上している．深部方向の評価は術前にCT や MRI などを用いて行っているが，術中の評価法は確立されていない．エコー検査は画像分解能が高く，リアルタイムに腫瘍を評価することが可能であることから，術中の深達度評価での有用性が期待されている．咽頭腔内は狭く，ホッケースティック型探触子などでも軟口蓋や扁桃などの一部の中咽頭がんを除き，描出がむずかしい場合が多い．そのため，内視鏡手術用の小さい探触子を用いるのがよい．また，腫瘍深達度のほかにも総頸動脈，外頸動脈，喉頭動脈，舌動脈などの血管と腫瘍の位置関係の把握できるため，より安全な手術が可能となると考えられる（図 5）．

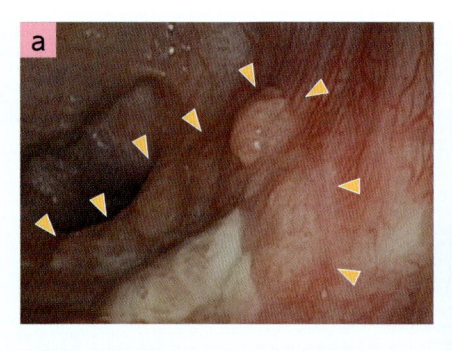
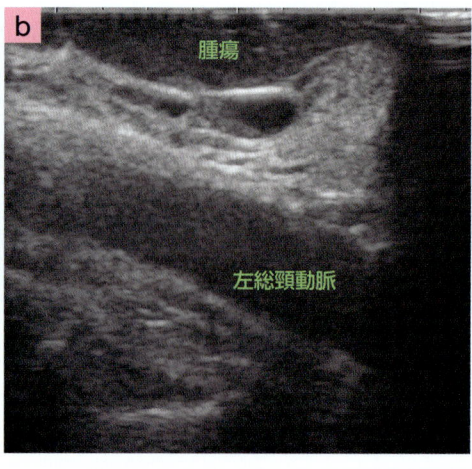

図5 下咽頭後壁がん

a：術中内視鏡画像
b：術中エコー検査画像
腫瘍は下咽頭後壁正中からやや左寄りに位置していた．術中エコー検査では腫瘍の5 mm 深部に
総頸動脈が描出された

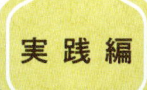

L ▶ 嚥下機能評価

1 簡便な嚥下機能評価としてのエコーの活用

神奈川県立がんセンター頭頸部外科／吉田真夏

1 嚥下とは

嚥下は下顎，顔面，口腔，咽頭，喉頭，食道などの多数の筋肉が関与し，筋肉の制御に叉神経，顔面神経，舌咽神経，迷走神経，舌下神経などの神経が関与している．嚥下運動は口腔準備期，口腔期，咽頭期，食道期の4相に分けられ，それらの運動の評価方法として嚥下造影検査や嚥下内視鏡検査があるが，より簡便，安価で診療科や職種を問わず使用可能なエコーを用いた嚥下機能評価も非常に有用である．

2 評価方法

患者はベッド上座位または端坐位とし，通常の頭頸部診療で使用するリニア型の探触子を使用し評価を行う．嚥下運動のうち口腔期，咽頭期，食道期で代表的な運動を評価するためにオトガイ下，上頸部，下頸部にそれぞれ探触子をあてて検査を行う（図1）．

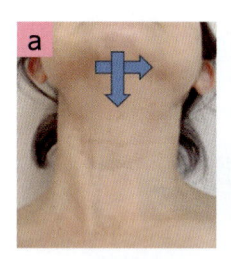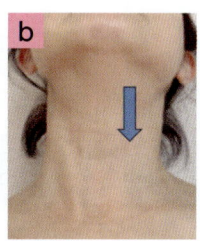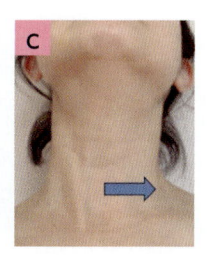

図1 **評価方法**

a：口腔期の評価．オトガイ下に横方向，縦方向にそれぞれ探触子をあてて検査を行う
b：咽頭期の評価．甲状軟骨レベルで側方から探触子をあてて検査を行う．側方からあてることで喉頭挙上を妨げずに評価を行うことができる
c：食道期の評価．甲状腺レベルで左側に探触子をあてて検査を行う

3 口腔期

口腔期はおもに舌運動によって行われ，食塊が口腔内の前方から後方に移動し，咽頭へ送り込まれる一連の流れをさす．その際にみられる舌背挙上は咽頭内圧をあげたり，口腔内に逆流しないようにする役割をもつ（図2，3）．

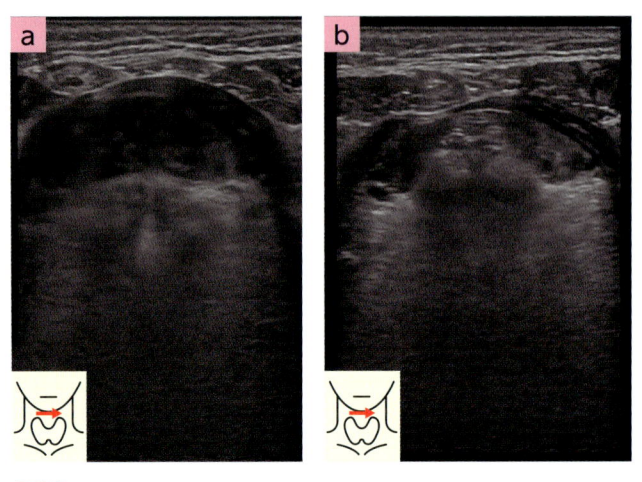

図2　口腔期

a：横断像．オトガイからの観察で口腔底の筋肉や外舌筋であるオトガイ舌筋が描出される
b：横断像　嚥下時．オトガイ舌筋の厚みがまし舌背が挙上している

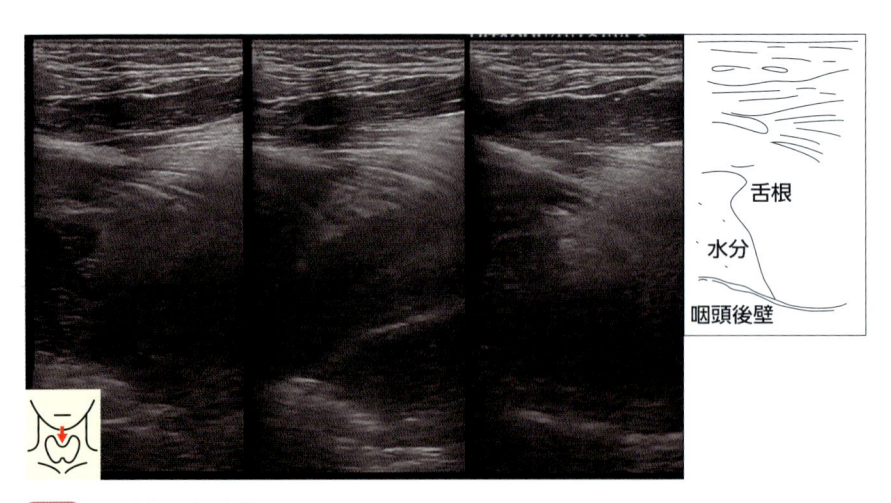

図3　口腔期　縦断像

少量の水を嚥下させると舌根部と咽頭後壁が徐々に尾側方向へ接地面積を増やしていく運動が観察できる

咽頭期

　咽頭期は舌や咽頭，喉頭など多数の器官がかかわる最も複雑な運動である．その際にみられる喉頭挙上は喉頭を前上方に移動させ，食道入口部を開大させる重要な運動である（図4）．

5 食道期

　食道期は食塊と食道から胃へ輸送する相である．上部食道括約筋は咽頭期から食道期の移行の際に弛緩して食塊を通過しやすくし，通過したあとは逆流しないように収縮する（図5，6）．

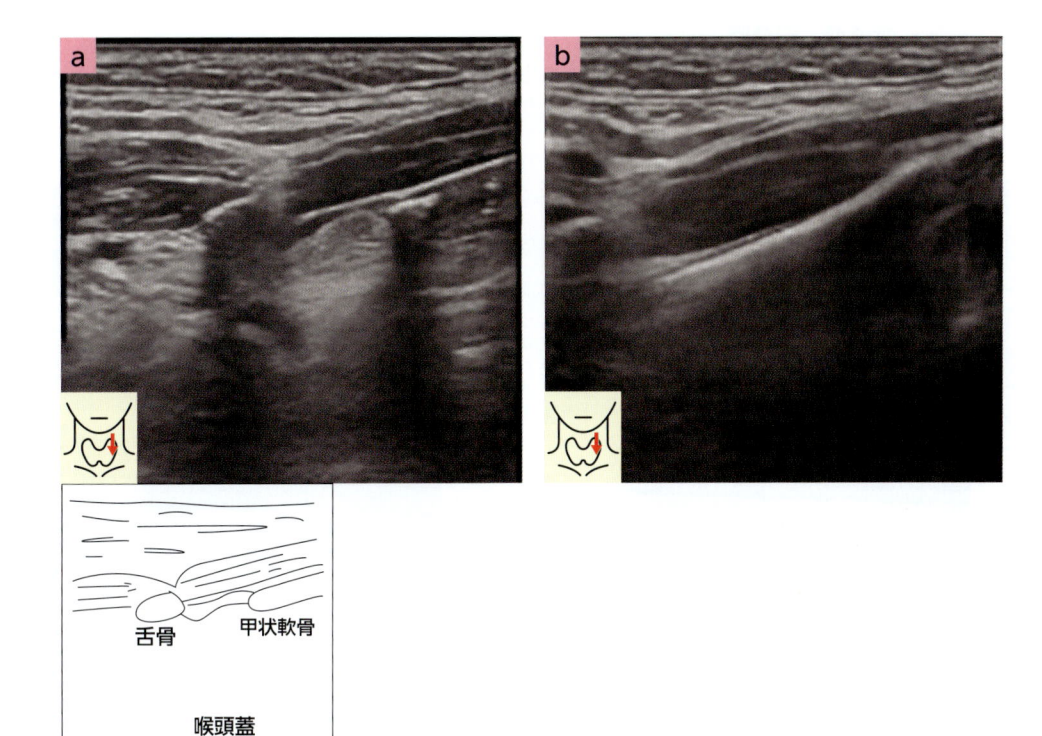

図4　咽頭期　喉頭挙上
a：安静時．頸部側方からの観察では舌骨と甲状軟骨が観察できる
b：最大挙上時．舌骨と甲状軟骨の位置が前上方へ移動している

嚥下機能評価

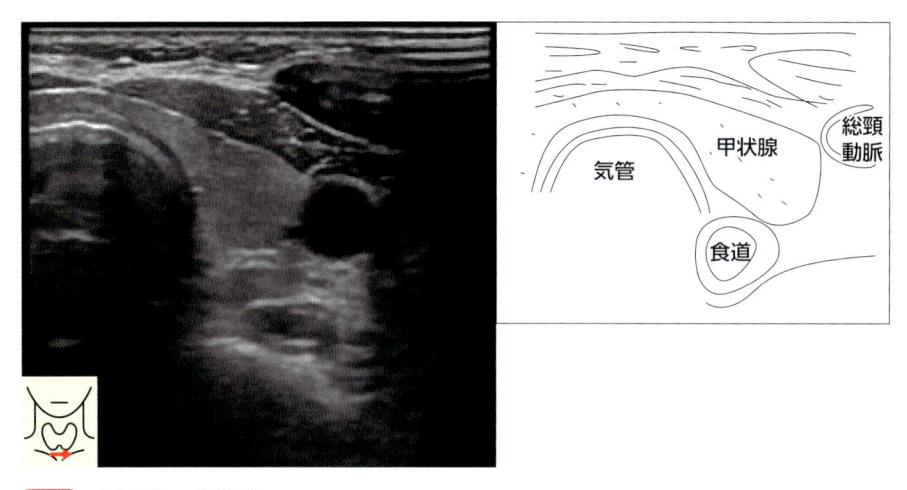

図5 食道期　安静時
甲状腺左葉深部に管腔構造として頸部食道が確認できる

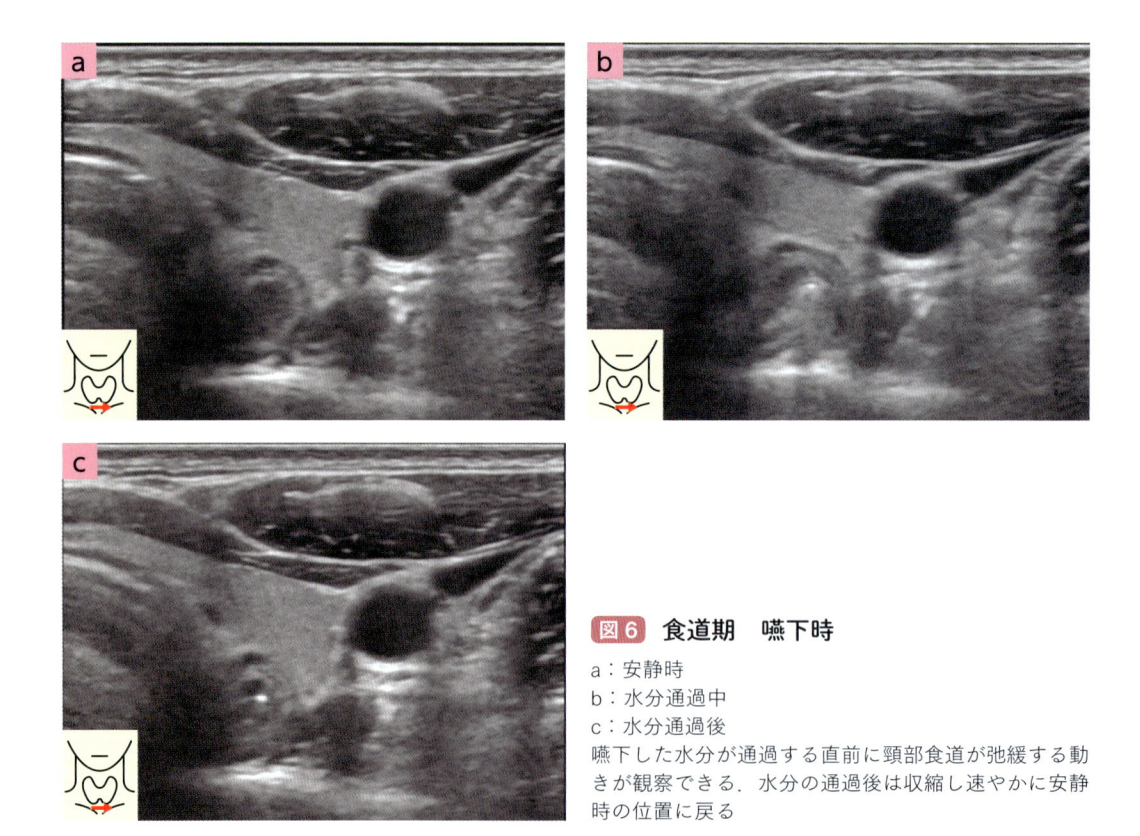

図6 食道期　嚥下時
a：安静時
b：水分通過中
c：水分通過後
嚥下した水分が通過する直前に頸部食道が弛緩する動きが観察できる．水分の通過後は収縮し速やかに安静時の位置に戻る

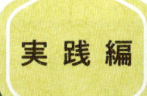

1 エコーガイド下穿刺手技 とインターベンション

神奈川県立がんセンター頭頸部外科／古川まどか

1 エコーガイド下穿刺手技

エコーガイド下に穿刺を行うことの重要性を次にあげる.

①針先が穿刺目的部位に到達したかどうかを画像上で確認できる.

②血管その他周囲臓器を確認しながら確実に穿刺することができる.

③触診や他の画像診断で検出できないような部位でも，任意の断面を観察しながら任意の場所を ピンポイントで穿刺できる.

④穿刺状況の記録が可能で安全管理や教育に有用.

2 穿刺の適応を決めるうえでの注意

　頸部腫瘤，頸部腫脹の診断においては，エコー診断をもとにその後の診断手順を決めるが，やみくもに穿刺吸引細胞診 (fine needle aspiration cytology：FNAC) を施行することは避けなくてはならない．穿刺はあくまでも侵襲を伴う手技であり適応は厳密に考えなければならない．臨床経過，臨床所見およびエコー像やその他の画像による総合的な診断である程度の鑑別診断をあげたうえで，どうしても細胞を採取して鑑別しなくてはならない段階にきてはじめて穿刺吸引細胞診に踏み切るべきである.

　穿刺による出血や感染により病変が修飾され，かえって診断がむずかしくなることがあるため穿刺の既往があるかどうかを確認することも重要である（図1）．また，悪性腫瘍やがんの転移リンパ節を穿刺することで悪性細胞を播種させる危険性がある（図2）．さらに，甲状腺の穿刺では穿刺の刺激による急激な甲状腺の腫脹をきたすことがあるため注意が必要である．また，腕神経叢の神経鞘腫など神経原性腫瘍やその他神経をリンパ節腫脹と間違って穿刺することで，神経が損傷され神経症状が出現し残存することもあるため，穿刺をする前に慎重に鑑別を行うべきである.

　血管穿刺の場合には，伴走する動静脈の区別，神経と脈管との鑑別を十分に行ったうえで，周囲の組織や臓器に影響が出ないように気をつけながら慎重に穿刺すべきである.

　いずれの穿刺においても，穿刺目標とする箇所をピンポイントで選び，エコー画像下に正しく針先を誘導することが求められる.

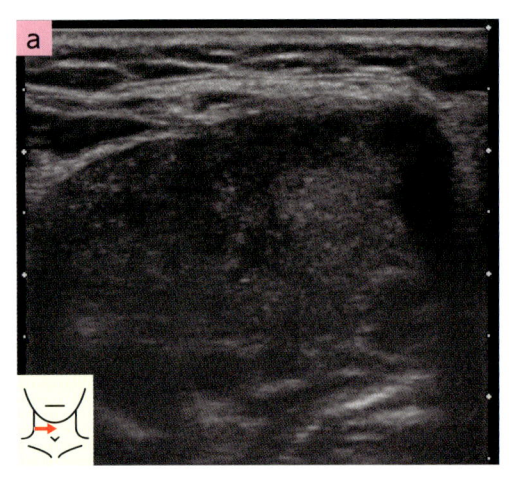 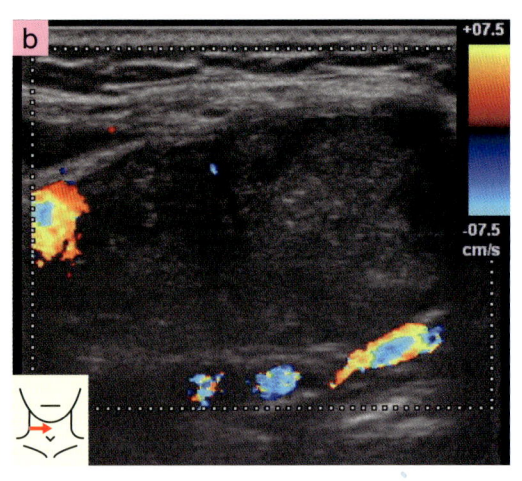

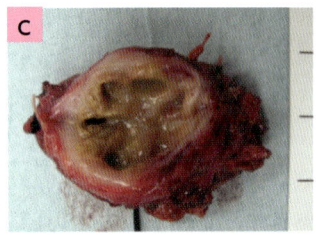

図1 症例1　70歳代女性（右側頸囊胞）

主訴　右頸部腫瘤
はじめに受診した病院でリンパ節腫脹と診断し穿刺吸引細胞診を施行したところ扁平上皮が採取され，扁平上皮癌のリンパ節転移が疑われ当科を紹介された．頭頸部領域に明らかな原発巣は認めなかったため，腫瘤摘出術を施行した．前医での穿刺後腫瘤は急激に腫脹し感染徴候があったとのことである
a：当科受診時のエコー所見（右上頸部横断像　Bモード）．内部に充実部分を認める腫瘤である
b：当科受診時のエコー所見（右上頸部横断像　カラードプラ）．充実部分は血流に乏しい
c：摘出標本．内部が囊胞状の腫瘤であった．最終診断は側頸囊胞で感染による囊胞壁の肥厚と器質化が認められた．穿刺吸引細胞診後の感染により修飾が加わったため，当院受診時にエコー所見で側頸囊胞と診断ができなかったものと考える

③ 実際の穿刺

　探触子と穿刺針の向きの組み合わせから，2通りの穿刺方法がある．探触子の長軸と直角方向に針を入れる交差法と，探触子の長軸と平行に針を刺入する同一平面法である（図3）.

　交差法はその長所として最短刺入経路を選択でき，さらに手元で微細な調節が可能であるため周囲臓器損傷の危険が低いことがあげられる．一方，短所としては，針全体を描出できず，穿刺目標の近くまで針を進めないと針先をエコー画像上で捉えられないことがあげられ，深さ調節のため穿刺前のイメージトレーニングが必要になる．

　同一平面法では，探触子に付属するアタッチメントを使用すると，簡単にエコーモニター上に表示されるガイドラインに沿って針を刺入することが可能で，体内に刺入された針の全長をエコー画面で確認できる．しかし穿刺経路が長くなるため穿刺針も長いものが必要となり，手元での微細な調節が困難となること，凹凸のある頸部では穿刺不可能な部位が多いことが欠点としてあげられる．

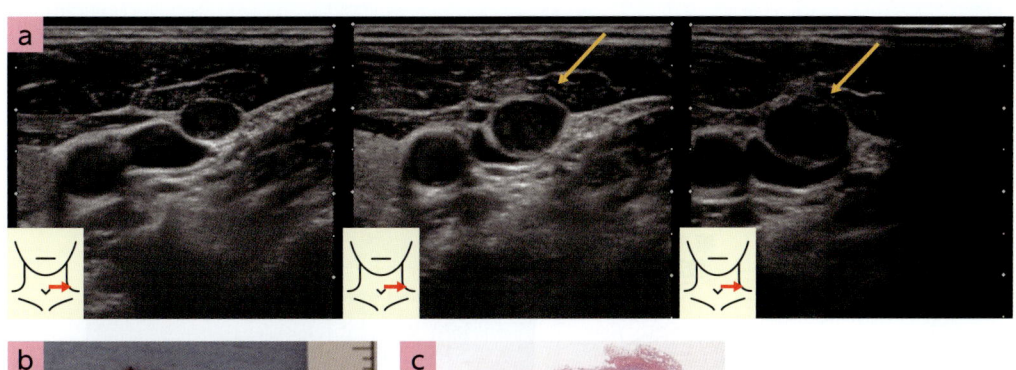

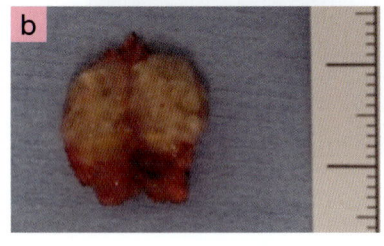
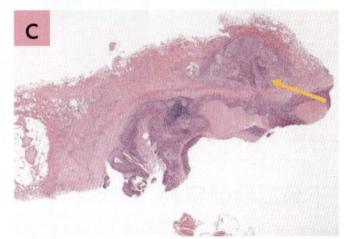

図2 症例2 50歳代男性（舌癌 左舌縁 T1N0M0 扁平上皮癌 舌部分切除術後）

舌部分切除術後，エコーにて頸部リンパ節のフォローを施行していたところ，術後12か月目に左頸部にリンパ節腫脹を認めた．

a：左中頸部横断像（Bモード）．左：術後12か月．左中内深頸リンパ節の腫脹がありエコー上後発頸部リンパ節転移再発が強く疑われ手術を勧めたが，患者より再発が確定しないと手術を受けたくないとの申し出があり，穿刺吸引細胞診を施行した．中：術後13か月．1か月後にはリンパ節腫脹が強くなり，また穿刺箇所の被膜が一部菲薄化しているのが確認された（→）．右：術後14か月．頸部郭清術直前にはリンパ節被膜が一部破綻している像を認めた（→）

b：摘出標本（左頸部郭清）．リンパ節内を埋め尽くす転移病巣を認めた．肉眼的にはリンパ節被膜は保たれていた

c：摘出リンパ節の病理像：穿刺針の経路が線状に確認され，針穴の部位から転移病巣がリンパ節の外にむけて突出している像が確認された（→）．

交差法

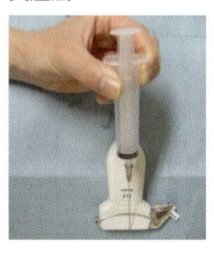

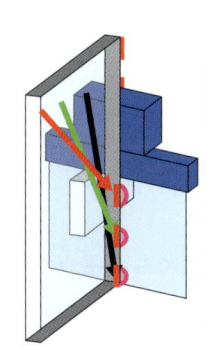

長所：最短経路を選択できる
　　　微細な調節が可能である
　　　周囲臓器損傷の危険が低い
短所：針全体を描出できない．
　　　トレーニングが必要

同一平面法

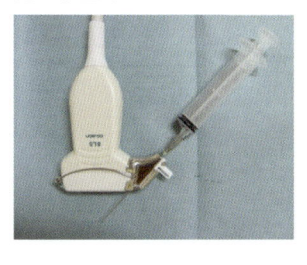

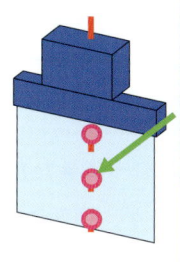

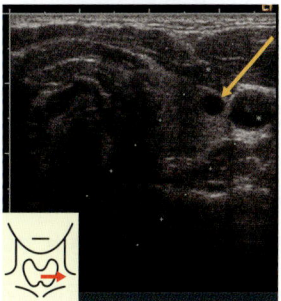

長所：アタッチメントを使
　　　用するとガイドのラ
　　　インに沿って針を刺
　　　入可能
短所：穿刺経路が長くなる
　　　微細な調節が困難で
　　　ある
　　　頸部では穿刺不可能
　　　な部位が多く，周囲
　　　臓器損傷の危険が高
　　　い

図3 穿刺の方向

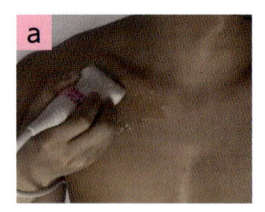
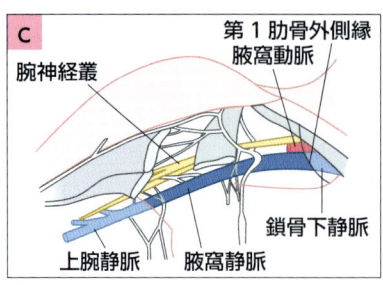
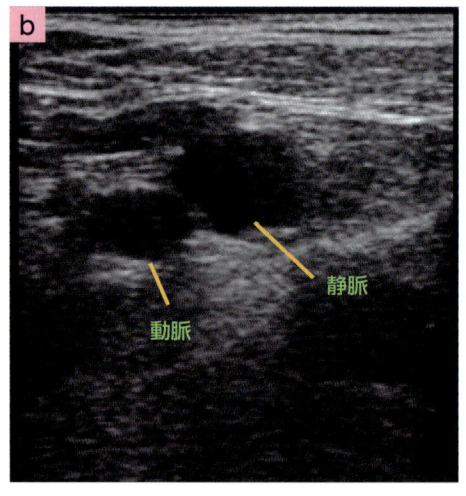

図4 エコーガイド下腋窩静脈穿刺

a：鎖骨の下，外側に探触子をあてることで腋窩動静脈を確認できる．
b：探触子で圧をかけて押すことで，静脈は容易につぶれるため動脈と静脈の区別ができる．
c：腋窩静脈：末梢側からみて，上腕静脈から続き，大胸筋の下縁から第1肋骨の外側縁までが腋窩静脈で，その先は鎖骨下静脈となる．

頸部の場合は，横断像で描出し，交差法で穿刺するのが安全で合理的といえる．

4 頸部腫瘍，頸部腫脹性疾患におけるエコーガイド下穿刺吸引細胞診

　診断目的の穿刺の場合，診断に有用な細胞を採取するために穿刺部位を選び，目標の部位に正確に到達して細胞を採取する必要がある．たとえば，充実部分と嚢胞部分が混在するような腫瘍では，腫瘍内部の腫瘍細胞密度が高くなおかつ活動性のある充実部分で血流シグナルが確認できる部位を選択し，また，リンパ節内のごく一部分に転移病巣がある場合はその腫瘍細胞塊がある部分を狙うことで，少ない穿刺回数で確定診断に結びつけることが可能となる（図4）．採取された細胞の診断には臨床的背景も重要であるため細胞検査士や病理診断医との情報共有をはかり，採取された細胞の種類まで確認して結果を判断すべきである．

　被膜を有する悪性腫瘍やリンパ節の場合は，1回の穿刺でも腫瘍やリンパ節の被膜を損傷してしまうことを十分意識しながら穿刺しなくてはならない．また，穿刺経路に出血をきたし血腫が形成されることでも悪性細胞の播種が生じやすいため，穿刺吸引を行ったあとはシリンジ内の陰圧を解除してから針を抜くと同時に穿刺部位を即座に圧迫することも重要である．

5 エコーガイド下血管穿刺

　中心静脈ラインの確保の場合，様々な合併症が問題となってきたため，救急医療の現場ではエコーガイド下に内頸静脈を穿刺することが推奨されているが，頸部に病変を有する耳鼻咽喉科・頭頸部外科疾患患者では頸部への中心静脈ライン留置は不適切な場面が多い．また，緊急時の内頸静脈穿刺は安全性が高いとされているが，歩行可能な患者が内頸静脈に中心静脈ラインが留置されて

いると，頸部の動きによってラインの先端が不安定になりがちで，さらに内頸静脈は胸腹部や下半身の静脈と比べて血管壁が非常に薄いため高濃度輸液や抗悪性腫瘍薬によって容易に静脈炎から静脈周囲組織の炎症を引き起こすため注意しなくてはならない．

　頸部以外の静脈穿刺ルートとして，エコーガイド下腋窩静脈穿刺による中心静脈ライン確保や，エコー下に上腕部の静脈上腕の静脈（尺側皮静脈，上腕静脈）を穿刺し末梢留置型中心静脈カテーテル（peripherally inserted central venous catheter：PICC）を留置する方法が広く用いられており，いずれも血管を描出しやすい部位であり穿刺に関しても，留置に関しても安全性が高いとされている（図5）．

　耳鼻咽喉科・頭頸部外科疾患の検査の1つとして，動脈からの血管造影検査が行われる．また，頭頸部癌治療において動注による抗悪性腫瘍薬投与もしばしば施行される．この場合は，大腿動脈を穿刺しガイドワイヤーを用いてカテーテルを動脈内に挿入するSeldinger法で施行されることが多いが，この場合もエコーガイド下に刺入部の動脈を確認することで安全かつ確実に遂行できる．

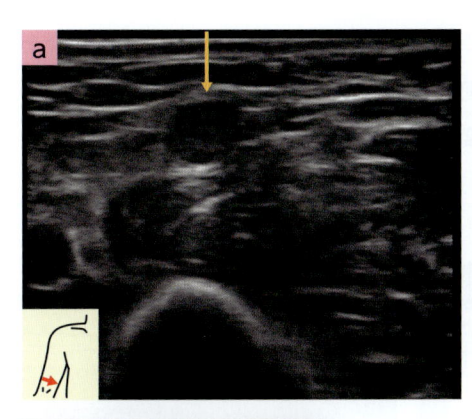
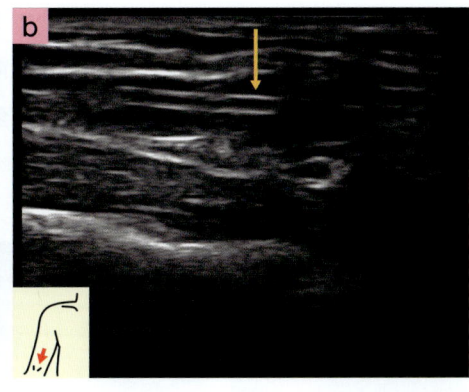
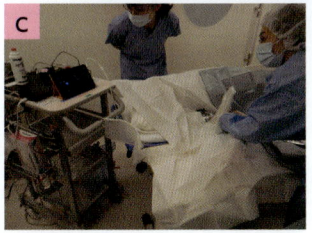

図5　右上腕，尺側皮静脈穿刺による末梢留置型中心静脈カテーテル（PICC）を留置

a：右上腕横断像（Bモード）．駆血帯を右上腕の高い位置に装着することで静脈が拡張する（→）．拡張した静脈をエコー画像で確認しながら穿刺しカテーテルを挿入する

b：右上腕縦断像（Bモード）：血管内に挿入されたカテーテルが確認できる（→）．ここからさらに血管に沿って探触子を動かすことで，カテーテルを鎖骨下静脈まで追跡でき，さらに頸部で内頸静脈を観察することでカテーテルが頭側に行っていないことを確認する

c：タブレット型の小型ポータブルエコーでも十分施行可能である

2 医療安全対策としてのエコー活用

神奈川県立がんセンター頭頸部外科／古川まどか

1 患者・手術部位誤認を防ぐ

　医療安全上，最もあってはならないのが患者誤認，そして左右誤認である．外見上腫瘤や腫脹があり，触診でもすぐにわかるような病変があれば，患者や左右を誤認することもなく大きな問題に至ることはかなり少ないと思われるが，外見や体表からの触診では判断できない場合は十分な注意が必要である．その場合，エコーを用いながら術前に把握した患者情報とエコー所見とを照合し，患者を取り違えていないかどうかの最終判断と病変の存在部位を確認することが重要である．

　喉頭・下咽頭の病変では，図1に示すように，耳鼻咽喉科のファイバースコープ検査と上部消

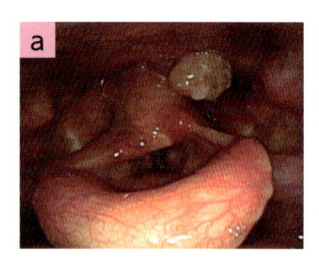
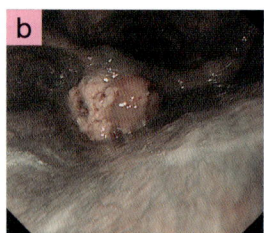
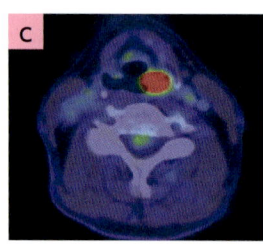
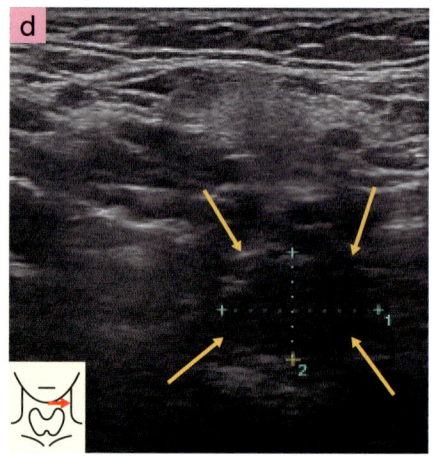

図1　下咽頭病変左右誤認防止（左左梨状陥凹　扁平上皮がん）

　喉頭や下咽頭の病変の記録方法は，使用する検査法や機器によって異なるため注意を要する．
　これらの画像のほか，間接喉頭鏡所見が加わるとより混乱をまねくもととなるため，さらに慎重に左右確認を行わなくてはならない
a：耳鼻咽喉科ファイバースコープ．患者の前に立ち，頭側から見下ろす形で観察するため，患者の腹側が画面の下になる
b：上部消化管ファイバースコープ．側臥位の患者の頭側，背側から観察するため，患者の腹側が画面の上になる
c：PET/CT．患者の足側から頭側を見上げる形で画像を表示するため，患者の腹側が画面の上になるが，左右は消化管ファイバースコープとは入れ替わる
d：エコー．通常はCTと同様に患者の足側から頭側を見上げる形で画像を表示する．腫瘤（➡）がある場合はリアルタイムに位置を確認できるため，手術直前や執刀直前の左右最終確認に有用である

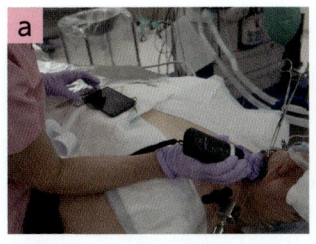
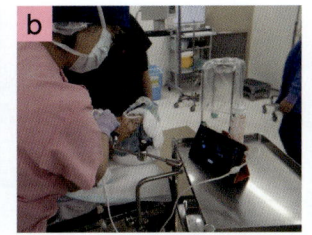
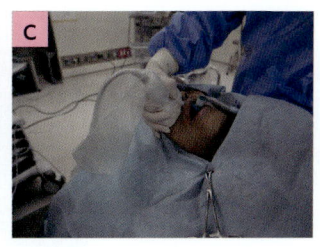

図2 手術室における病変部位，血流，進展範囲確認

病変の部位を確認するだけであれば，小型エコー装置でも十分に役に立つが，手術のアプローチや，病変の血流や栄養血管の状況を詳細に確認する場合はカラードプラ機能が充実した装置を選択すべきである
a：コードレスポケットエコー
b：タブレットエコー
c：据え置き型エコー

化管ファイバースコープ検査とではその「前後左右」表示方向が異なる．さらに，CT（PET/CT を含む）および MRI も，ともにファイバースコープ検査とは異なる「前後左右」表示となることが問題点である．さらに，最近ではあまり用いられなくなっているかもしれないが，間接喉頭鏡による喉頭・下咽頭観察所見のスケッチにおいても前後左右がファイバースコープや他の画像診断とは異なる「前後左右」表示になってしまうため，混乱を招き左右誤認が生じる要因となりうる（図1）．ただ，そのような場合でも，手術室で執刀直前に手間をおしまず，患者や病変をエコーで確認することで，病変の有無や存在部位を実際の手術に近い体位で把握することができる（図2）．

　耳鼻咽喉・頭頸部外科において，術直前および術中のエコーが普及することは，より確実な医療安全への足掛かりとなることであろう．

2 確実な切除，摘出を行う

　頭頸部外科手術では，病変を確実に切除・摘出するとともに，過剰な切除による機能障害や形態変化は可能な限り避けなくてはならない．画像診断が今ほど発達していなかった頃は，術中の触診によって病変を探りだすような手術も行われてきた．しかし，病変を揉んで探る操作は悪性腫瘍の場合は腫瘍細胞を播種させる可能性があり，また，触診は客観的な情報とはいえないため，正しい情報をもとに計画的な手術を遂行しているとはいえない．術前よりエコーを用いて病変を確認し，手術のイメージを組み立て，さらに術中エコーを活用していくことで，腫瘍そのものに過大な外力を加えなくても，術前のイメージどおりに確実に病変を摘出することが可能となる（図3，4）．

3 術中の周囲臓器損傷を防ぐ

　頭部リンパ節摘出術・生検術などでは，皮膚を切開する前は容易に触知できていたリンパ節が，皮膚を切開して皮膚の緊張がなくなると途端に触知しにくくなることがしばしばある．頸部郭清術とは異なりリンパ節だけを摘出することが目的の場合，やみくもに術創を広げ，周囲を剥離することは，周囲の正常組織に不必要な侵襲を加えることになるため気をつけなくてはならない．また，

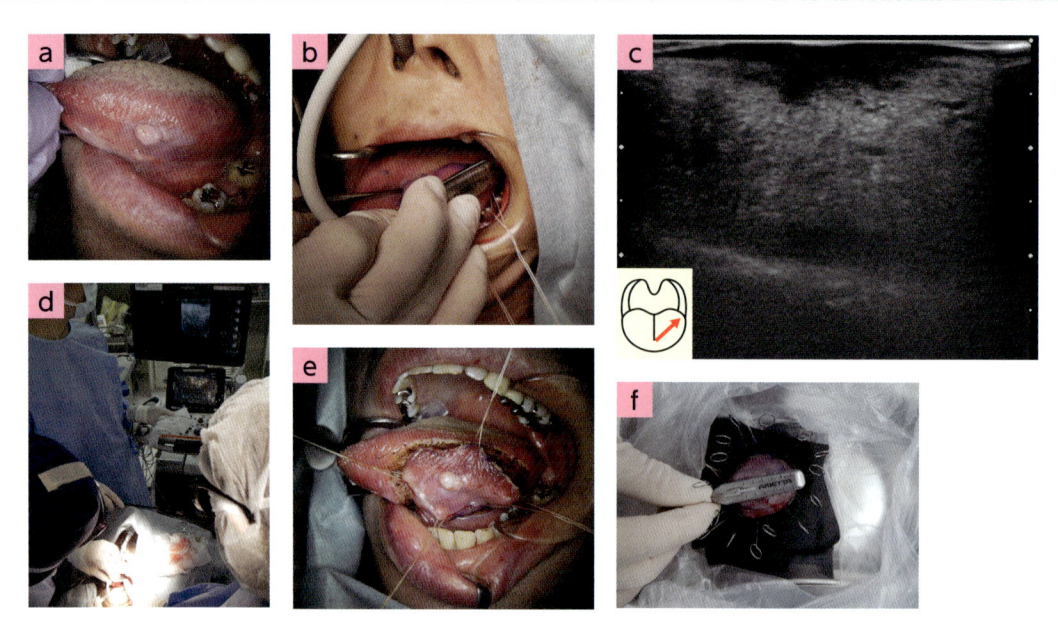

図3 エコーによる病変の深達度や腫瘍の厚みを測定（舌がん　T1N0M0 症例）

a：まず，腫瘍の外観をよく観察する
b：切除術直前にエコーで腫瘍の深達度や形状を確認し手術のイメージトレーニングを行う
c：術中にも何度もエコーで腫瘍の位置や向きを確認する
d：エコー画像の情報を術者，指導者，助手が共有することで正確な切除ラインを全員がイメージできる
e：エコー所見をもとに，腫瘍病変の形状にあわせて深部マージンも考慮しつつ切除ラインを決めて切除していく
f：切除した標本もエコーで観察し，深部断端が十分かどうか確認する

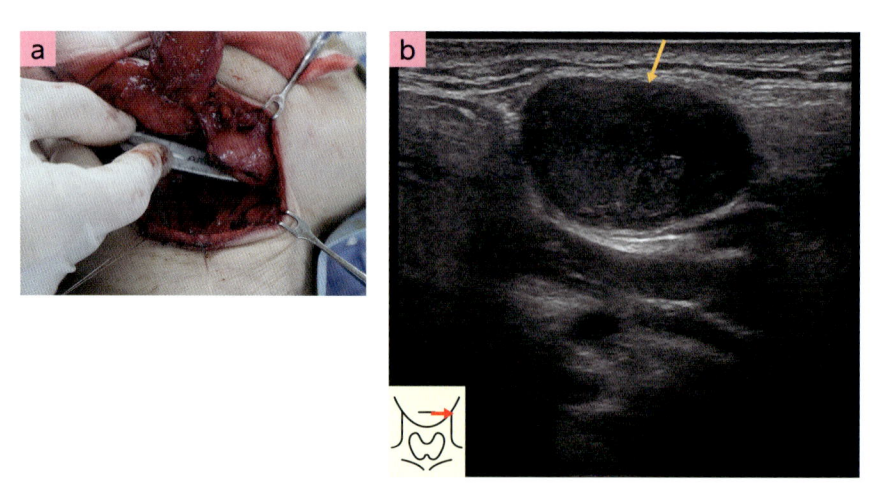

図4 頸部郭清術における郭清範囲の決定と確認（舌がん後発頸部リンパ節転移再発症例：左上頸部）

a：術前にエコーで確認した郭清範囲を術中にもモニターしながら郭清することで，手探りで周囲のリンパ節を探す必要がなくなり，転移リンパ節やその周囲組織に不要な侵襲を与えずに郭清することができる
b：皮膚切開直前に，摘出対象とする腫瘤（➡）を確認して執刀する
病変の広がりや浸潤の有無も客観的に判断できるため，必要最小限の皮膚切開や筋層剥離で確実な手術が可能となる

リンパ節周囲の剝離が進むと，深部の脂肪組織がリンパ節とともに容易に引き出されるようになり，リンパ節摘出の際にこの脂肪組織に含まれる神経や血管を誤って切除しがちであり注意が必要である．エコーで摘出すべきリンパ節を確認することで，不必要な神経・血管損傷を避けることができる（図5）.

④ 胃管・気管チューブ誤挿入を防ぐ

経管栄養用の経鼻胃管挿入では，エコーで頸部食道内のチューブを確認することでチューブが気道に誤挿入されていないことが確認できる（図6）．また，麻酔や気道確保目的の気管内挿管チューブが誤って食道に挿入された場合も，同様にエコーで頸部食道内に気管挿管チューブを確認されることで瞬時に判断できる.

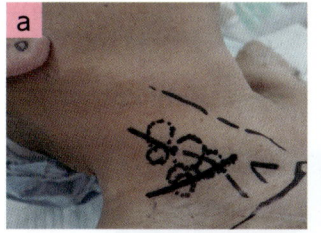
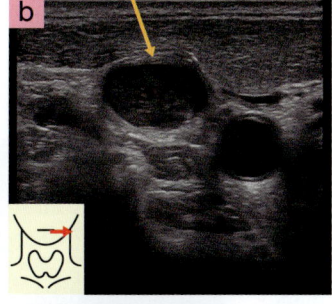
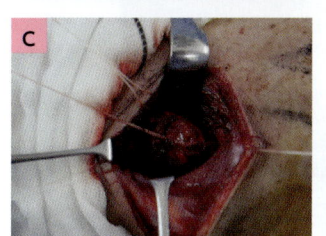
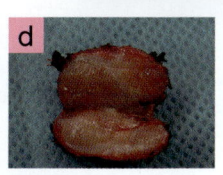

図5 リンパ節生検術におけるエコーの活用（悪性リンパ腫症例）

a・b：手術直前のエコーによるマーキング．手術の体位をとったところでエコーで最終確認をすることで，摘出すべきリンパ節の深さがわかり，皮膚切開の部位や長さ，皮下組織および筋層の剝離を要する範囲が明確になるとともに，周囲の筋肉，血管や主要臓器の位置関係がわかる
c：術中所見．周囲の神経や血管に影響を与えることなく必要最小限の皮膚切開および周囲組織剝離のみでリンパ節を摘出可能である
d：摘出したリンパ節．診断するのに十分な組織量を採取することができた

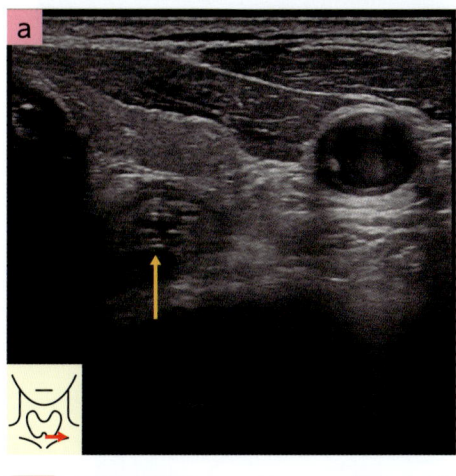
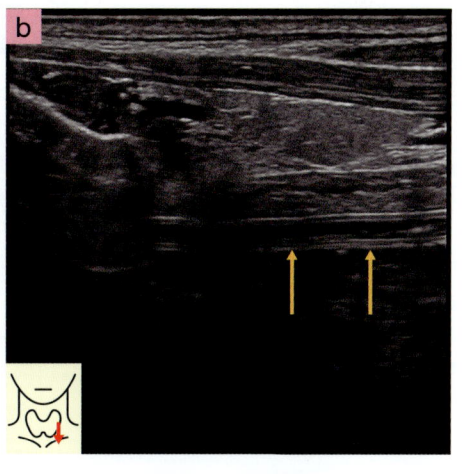

図6 頸部食道Bモードエコー像におけるフィーディングチューブ確認

a：横断像．頸部食道腔内にチューブの断面像（→）を認める
b：縦断像．頸部食道腔内を走行するチューブが，チューブ幅に一致する平行な2本のラインとして確認できる

5　術後合併症や薬剤治療における有害事象を早期に発見する

　頭頸部手術の術後合併症予防におけるエコーの活用例として，カラードプラによる血行再建術後の再建血管や移植組織における血流確認がある（図7）．最近では小型のポータブルエコーやタブレットエコーでも精細なカラードプラを搭載しており，ベッドサイドでも簡便に使用可能となっている．その他，術後に頸部が腫脹した場合に，皮膚や皮下組織の浮腫なのか，血腫があるのかを即時に鑑別するのにもエコーが有用である．

　頭頸部がん薬物治療における有害事象の早期発見の一例としては，近年急激に使用頻度が増えてきた免疫チェックポイント阻害薬（immune check point inhibitor：ICI）では，これまでの抗悪性腫瘍薬治療とは異なる免疫学的有害事象が生じる．このうち頻度が多いものとして甲状腺炎があり，甲状腺組織が自己免疫的に破壊されることでまず甲状腺ホルモンが上昇し，最終的には甲状腺機能低下症となる．この一連の過程を甲状腺エコー像で捉えることができるため異常の早期発見や甲状腺ホルモンのコントロールにも役立つ（図8）．

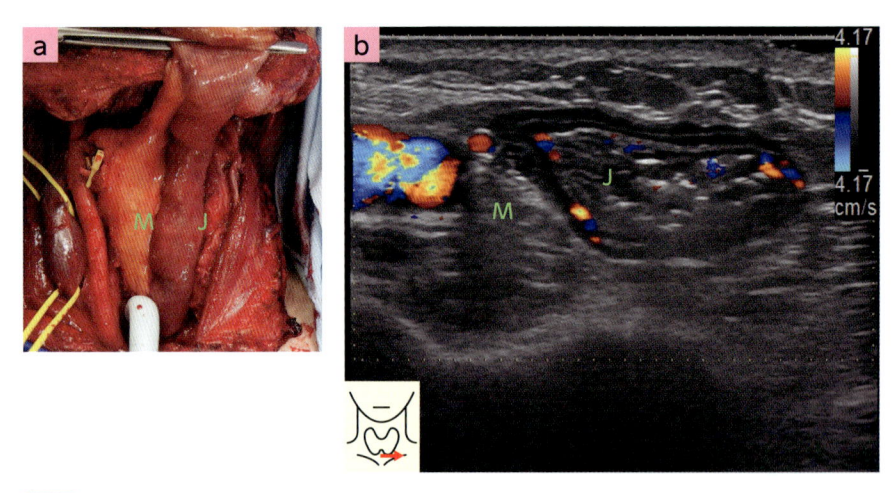

図7　下咽頭がん（T3N2cM0　扁平上皮がん）咽喉頸部食道摘出，頸部郭清，遊離空腸移植症例

a：頸部郭清術施行後，血管吻合による遊離空腸（J：空腸，M：腸間膜）移植（下咽頭再建）
b：術後のエコーによる血行観察．腸間膜（M）から空腸（J）に流入し分布する血流が確認できる

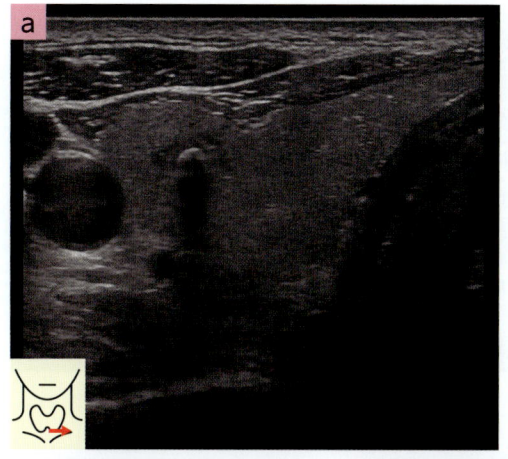

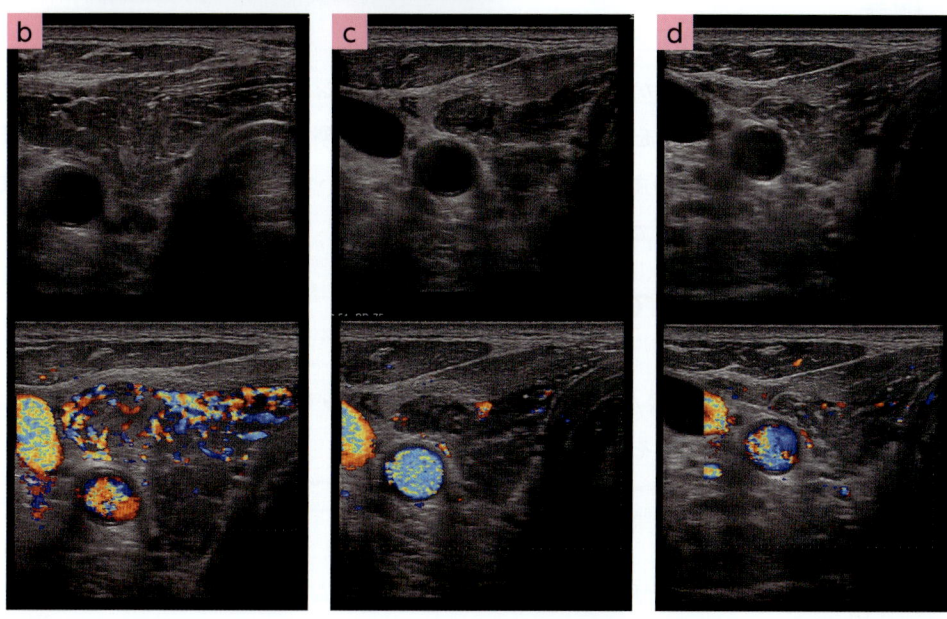

図8 下咽頭がん（T3N2cM0　扁平上皮がん）CRT後再発（免疫チェックポイント阻害薬〈ICI〉使用）症例

ICIによる甲状腺炎を経て甲状腺機能低下症に至る過程を，形態や血流の変化をみることでモニターできる
a：ICI使用前．ほぼ正常の甲状腺像である
b：ICI使用1か月．甲状腺内部エコーが不均質で血流は亢進している
c：ICI使用4か月．甲状腺は萎縮し，血流は疎となっている
d：ICI使用7か月．甲状腺の萎縮はさらに進行している

1 ポイントオブケアとしての頭頸部エコー活用

奥尻町国民健康保険病院総合診療科／植村和平

1 緒言

クリニックで頭頸部エコーを活かす機会は実は多くある．シンプルな戦略としては，普段の日常診療で行う際に頭頸部の身体診察をするときにエコーを身体診察の延長として行うことである．クリニックによくある頭頸部関連の主訴は，「ここのしこりが痛いです」である．そこで本項ではクリニックでよくみるしこりに関して具体的症例を提示する．

2 主訴しこりが痛いです．

現病歴：10歳代男性で，数日前からの左頸部のしこりの痛みを訴え受診された．併存症はアトピー性皮膚炎のみで，その他特記すべき事項なし

併存症：アトピー性皮膚炎

内服薬：なし

外用薬：ステロイド軟膏，ヘパリン類似物質軟膏，タクロリムス水和物軟膏

身体所見：左頸部に小豆大の大きさのリンパ節を触れ，圧痛がみられた．可動性は良好で，特段の固さを感じなかった（図1）．

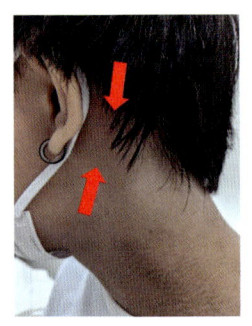

図1 さざ波様色素沈着（dirty neck）
慢性的な物理的刺激により皮野に一致した色素沈着がみられており，患者が頸部をよく擦過していることを示唆している

DAY1　初診エコー評価（図2）．蜂巣炎による反応性リンパ節炎の診断でセファレキシン1,000 mg 4 ×の内服を開始した．

DAY6　症状改善．

DAY28　再診エコー評価（図3）．

a　タクロリムス軟膏と悪性リンパ腫

リウマチ患者におけるタクロリムスをはじめとした免疫抑制薬内服患者には悪性リンパ腫が合併することがいわれており，その他の医原性リンパ増殖性疾患という疾患概念がある．タクロリムスには軟膏製剤もあり，その使用者は悪性リンパ腫の発生が増えるという数例の報告があったが，現在は皮膚がんやリンパ腫の発症リスクを高めないというエビデンスが集積されている[1]．それをうけて2021年12月8日付でタクロリムス軟膏の添付文書で悪性リンパ腫についての記載が【警告】から【重要な基本的注意】に変更された．

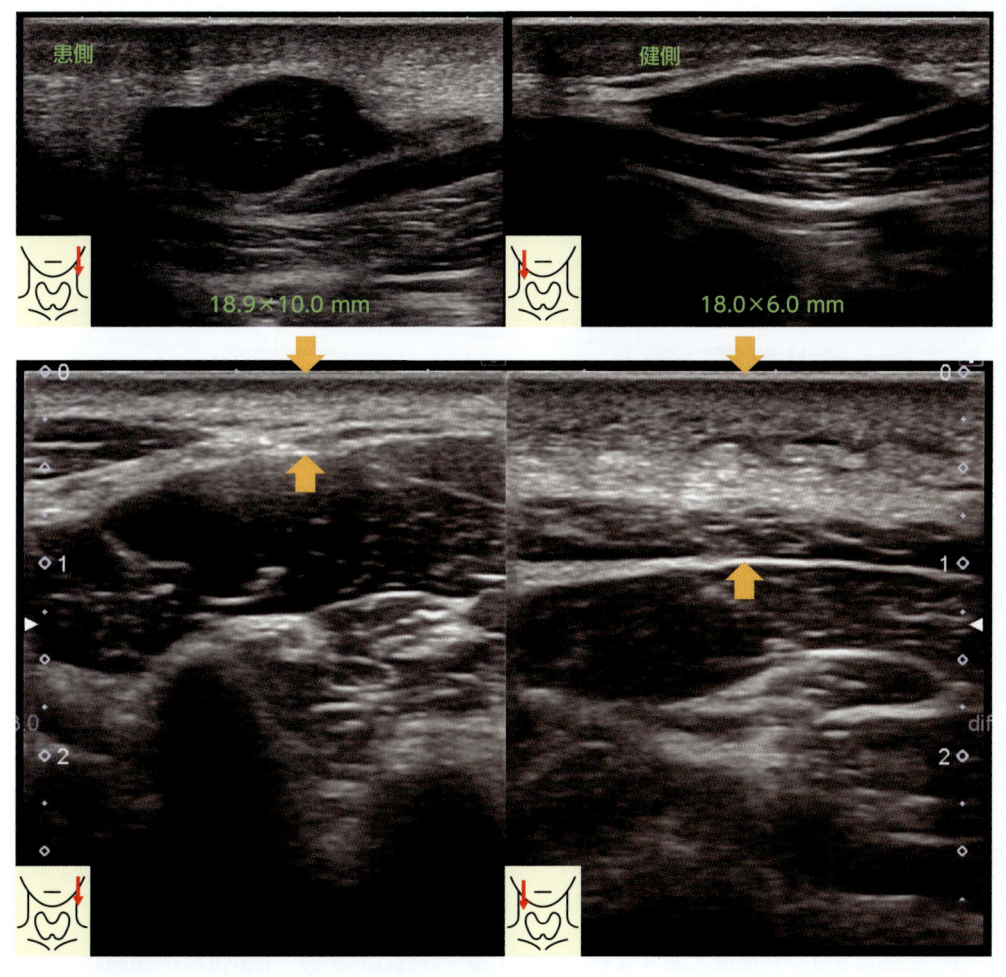

図2　初診エコー評価：最大の圧痛点を走査

患側は健側と比較して，短軸方向への境界明瞭に腫大がみられている．あわせて皮下も無エコーの領域がみられ，敷石状に腫大しており，蜂巣炎になっていることがわかる

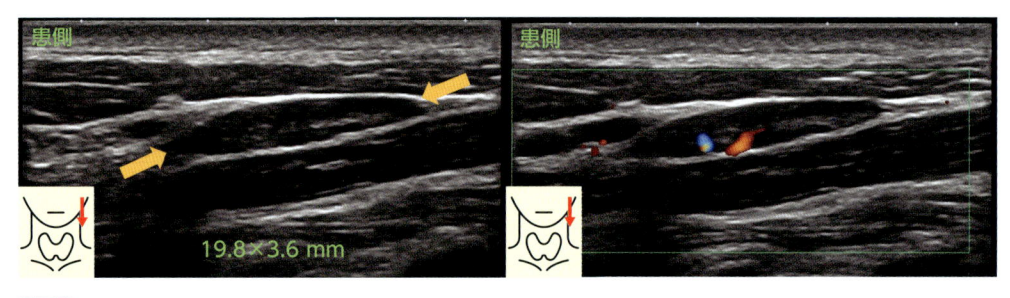

図3 DAY28 再診エコー評価

皮下組織とリンパ節の腫脹が改善し，健側と同様に扁平でリンパ節門の構造が保たれている．リンパ節門に流入血管がみられている

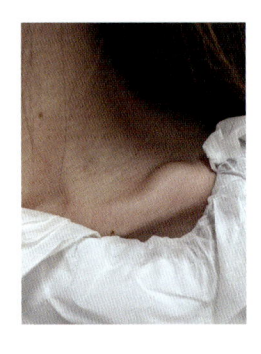

図4 可動性の良好な鎖骨下リンパ節

患者は痛みと可動性があることを自分で示してくれた．鎖骨下から押し出すと図4のように鎖骨上にリンパ節が移動していた

3 主訴しこりが痛いです．

現病歴：20歳代女性で新型コロナワクチン接種5日後に左鎖骨部にしこりが出現し（図4），「スマホで調べると左鎖骨上窩のリンパ節はがんって書いてありました」とのことで受診された．

家族歴：消化器がんなし．

既往歴：なし

内服薬：なし

身体所見：左鎖骨下に小豆大の大きさのリンパ節を触れ，圧痛がみられた．可動性は良好で，特段の固さを感じなかった．

臨床経過

DAY1　新型コロナワクチン接種．

DAY5　左鎖骨下リンパ節腫大あり受診．初診エコー評価①（図5）．NSAIDs 内服開始．

DAY7　症状改善．NSAIDs 中止．

DAY9　再診のうえエコー評価（図6）．

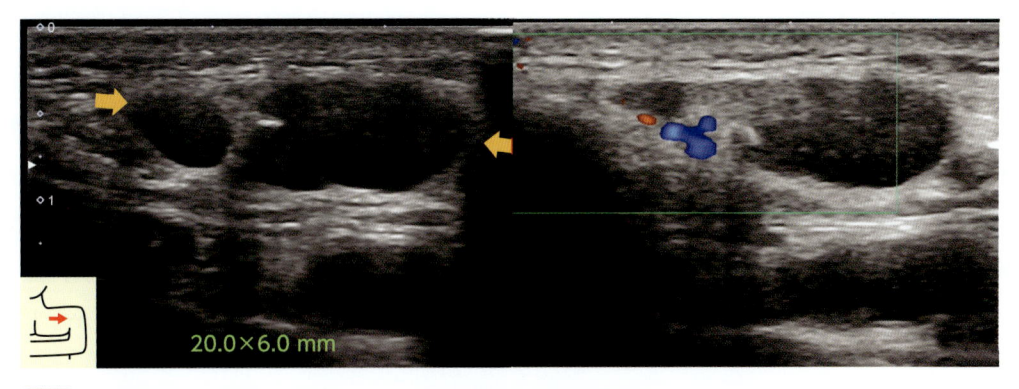

図5 初診エコー評価：圧痛を伴う境界明瞭な類円形の低エコー像

カラードプラでリンパ節門に血流信号の亢進あり

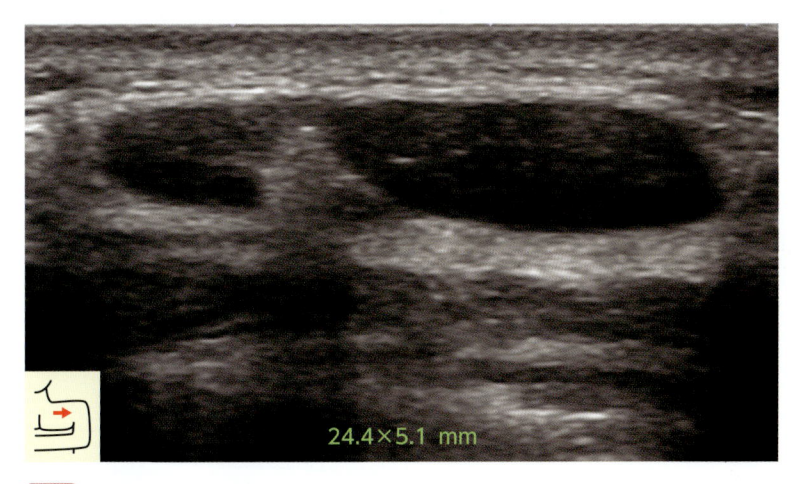

図6 再診エコー評価

リンパ節腫脹に変化ないが，圧痛は消失

a ワクチン接種とリンパ節腫大に関して

　反応性リンパ節に関しては，ワクチン接種後によくみられる事象である．リンパ節腫脹画像所見のほとんどは，接種後 1 日目から 4 週間目までにみられ，1 回目投与後の中央値 12 日で 2 回目投与後の中央値 5 日だったという報告がある[2]が，しかしその影響を推し量るのは簡単ではない．新型コロナワクチン接種に伴う反応性リンパ節腫大は接種後早くて 1～2 日後に出現し，最長ワクチン接種後 10 週間後まで持続する可能性があるとされており，乳がん患者の術前や術後の方は，その検査サーベイランスの関係から患側ではない側の接種を推奨されている[3]．

4 まとめ

　クリニックでみるしこりの診断戦略は，リンパ節かどうかの定性的判断とリンパ節の質的評価である．リンパ節と判断できた場合，悪性疾患の可能性が低いかを見積もる必要がある．足元を救われないようにしっかり経過をフォローして確認したい．リンパ節の評価に関しては古典的には 4

つの特徴(大きさ，圧痛，弾性，可動性)を確認するのが重要である．そして限局性あるいは全身性のリンパ節腫大かを慎重に判断する必要がある．若年の場合有痛性であれば，良性である可能性が高いが，高齢者の場合は圧痛があることをもって悪性ではないと判断するのは望ましくない．特に左鎖骨上窩は Virchow リンパ節とよばれ，胸管が左鎖骨下静脈へ合流する位置にあるため，胃がんなど腹腔内の悪性腫瘍の転移を想定し全身の精査を行う必要があるのはよく知られている．エコー画像的な評価としては，リンパ節門の構造が保たれているか，リンパ節門以外からの流入血管がないかどうか．腫瘍に栄養血管が流入していないか．形態的に平滑な腫大であるかどうかなどである．

◆文献

1) 一般社団法人日本アレルギー学会，他：アトピー性皮膚炎診療ガイドライン 2021．日皮会誌 2021；131：2691-2777．

2) Keshavarz P, et al.：LymphadenopathyFollowingCOVID-19Vaccination: Imaging Findings Review. Acad Radiol 2021；28：1058-1071.

3) 植松孝悦：新型コロナワクチン接種に伴うワクチン接種側の片側性リンパ節腫大．日乳癌検診会誌 2021；30：231-235．

2 耳鼻咽喉科頭頸部外科クリニックにおけるエコー活用

さいとう耳鼻咽喉科医院／齋藤大輔

　頸部痛や頸部腫瘤を主訴に耳鼻咽喉科頭頸部外科クリニックを受診する患者は非常に多い．クリニックでの外来診療では，問診のほか，視診，触診，X線，内視鏡検査などを行うが，これらの外来診療に加え，ぜひ行っていただきたいのがエコー検査である．

　近年，診断装置の小型化が進み，検査室やエコー検査専用のスペースがなくても，エコー診断装置を使用することが可能になった．液晶画面の普及により，部屋の照明を暗くしなくても鮮明な画像を観察可能である．低価格化も進み，ワイヤレスの診断装置も一般化されたため，クリニックへの導入のハードルはかなり低くなってきた．「皮下にある頸部腫瘤は触診で診断がつく」と思われているベテランの医師もいるとは思うが，エコー検査を施行し，画像を表示しながら説明することで，患者の安心度，満足度が飛躍的に上がる．

　クリニックでは大学の専門外来と異なり，エコー検査を必要とする患者が，感冒・難聴・眩暈などの一般的な耳鼻科疾患の患者に紛れて来院する．多彩で多忙な外来診療のなかで，躊躇せずにエコー検査を行うためには，耳鼻咽喉科診察ユニットの診察椅子での検査が便利な方法である（図1）．座位では，甲状腺から下頸部の観察がむずかしいこともあるが，診察椅子の枕を倒し，頸部を進展させると，頸部全域を観察することが容易である．

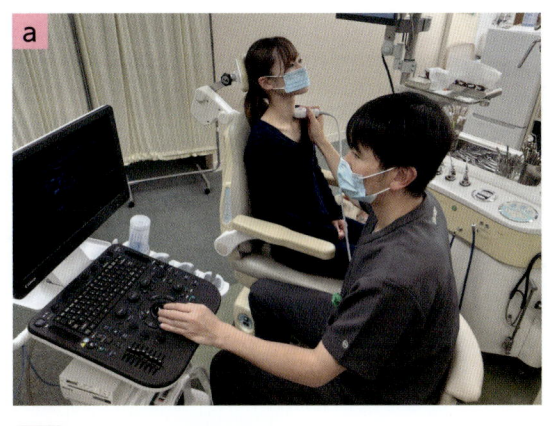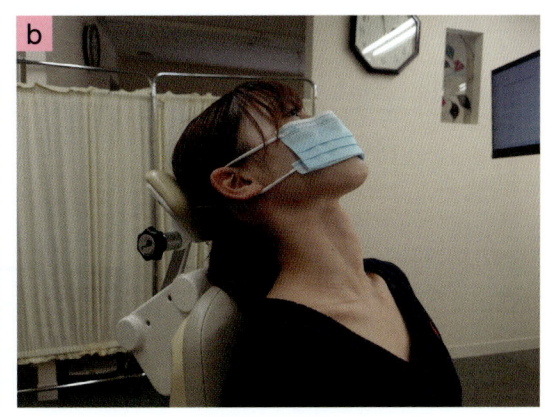

図1　エコー検査の体位

a：診察椅子での検査
b：頸部進展で下頸部まで検査が可能

クリニックでよくみられる疾患や，エコー検査が診断に非常に有用であった症例を提示する

●急性耳下腺炎（図2）

40歳代女性，左耳下部の腫脹と疼痛を主訴に来院．エコー検査では左耳下腺の腫脹と耳下腺導管の囊胞状拡張を認め急性耳下腺炎の診断．患者は腫瘍やリンパ節腫脹などを心配していたが，画像を見ながら説明することで安心され，抗菌薬を処方して帰宅となった．

●リンパ節腫脹（図3）

20歳代女性，顎下部のしこりを主訴に来院．視診では左口角の擦過・発赤があり，エコー検査ではオトガイ下に 10 × 9 × 5 mm のリンパ節を認めた．リンパ節は fatty hilum に偏位なく，異常血流は認めず．口角炎による反応性のリンパ節腫脹と判断．腫瘍性病変を心配されていたが，上記を説明し納得され，経過観察となった．

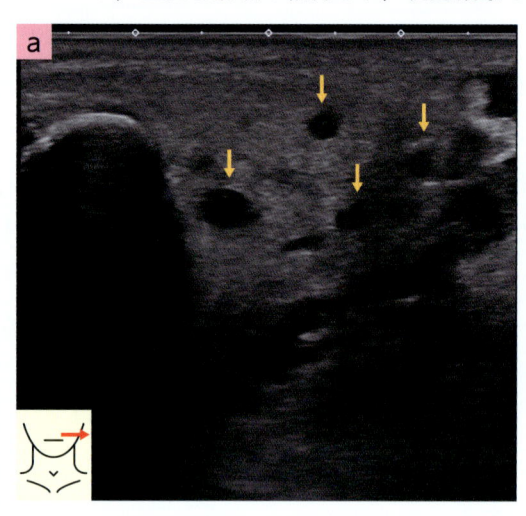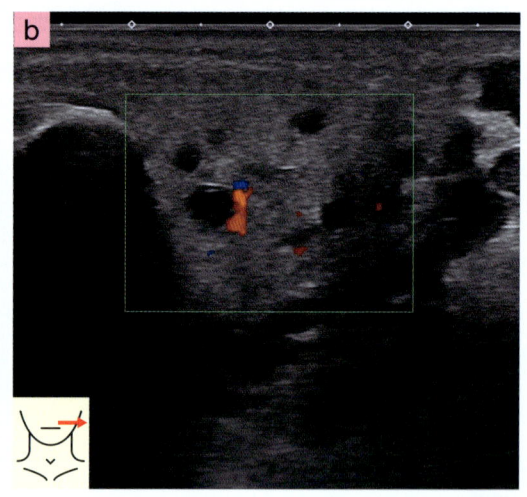

図2 急性耳下腺炎
a：Bモード　腫大した耳下腺内に耳下腺導管の囊胞状拡張を認める（➡）
b：カラードプラ

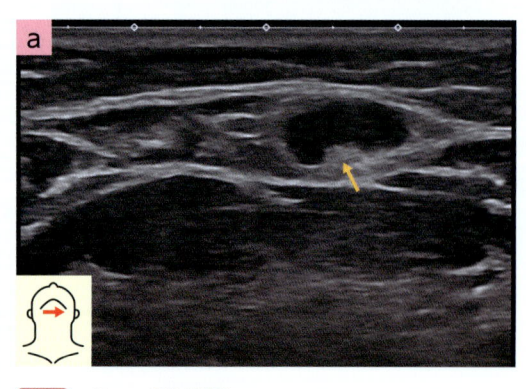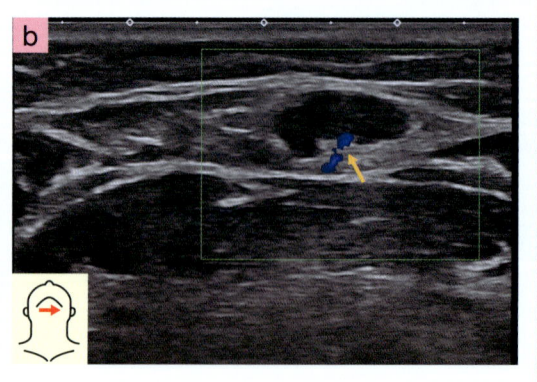

図3 リンパ節腫脹
a：Bモード　リンパ節の中央に位置する fatty hilum（➡）
b：カラードプラ　リンパ門から fatty hilum に沿った血流（➡）

●亜急性甲状腺炎（図4）

　40歳代女性，咽頭痛，嚥下時痛を主訴に来院．咽頭発赤なく，頸部触診にて甲状腺右葉の圧痛あり．エコー検査にて甲状腺のびまん性腫脹と甲状腺右葉内に低エコー域を認め，亜急性甲状腺炎の診断．ステロイド内服加療を開始した．後日，血液生化学検査の結果では甲状腺機能亢進を認めた．クリニックでは血液の迅速検査はむずかしいことから，エコー検査で確定診断し早期の投薬治療を開始できた症例だった．

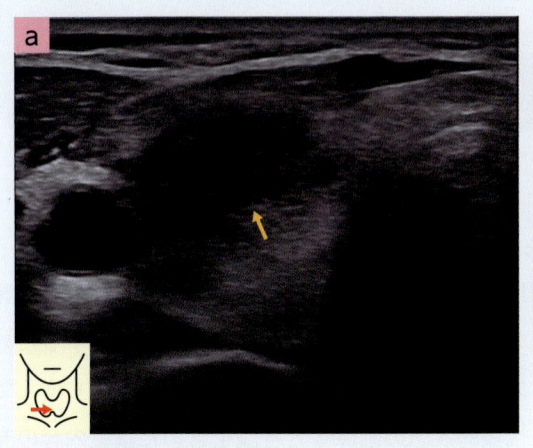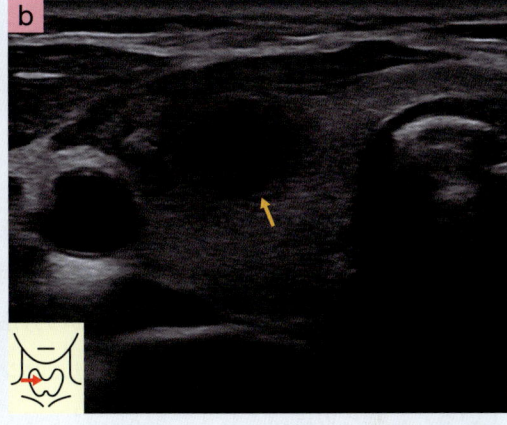

図4　亜急性甲状腺炎
a・b：Bモード　甲状腺内の低エコー域（➡）

1 プロジェクションマッピングの活用による頭頸部エコー教育と遠隔診療

公立穴水総合病院耳鼻咽喉科，金沢医科大学頭頸部外科学講座／下出祐造
金沢医科大学頭頸部外科学講座／北村守正
金沢工業大学メディア情報学科／出原立子

1 現状と課題

　エコー検査は一定水準の技術が求められ，技術指導における質的向上と効率化やエコー検査に興味をもってもらうための魅力的なアピールの方法など工夫が必要である．検査の質を保証するためには，診断手技の"標準化"が必要であり，ハンズオンセミナーのような学習・教育の場も増えてきている．これらの課題として，解剖だけでなく代表的疾患の画像など各論を含めた講義内容の充実化と丁寧なエコー実習指導を両立する必要性がある．限られた講習時間内において時間配分による対策だけで対応するには限界があり，新たな工夫が必要であると思われた．また，ハンズオンセミナーの指導形態として，COVID-19の影響によりソーシャルディスタンスを保ちつつ指導者不足を解消し均等な技術指導ができるライブデモ形式と，マンツーマン形式に相当する手厚い指導の両立が求められた．

2 医工連携による課題への取り組み

　筆者らは講義と実習における指導配分の調整，ライブデモ形式とマンツーマン形式の両者の利点を生かした指導方法の検討など，いくつかの課題に対応することで，エコー実技指導における教育の質の向上と効率化が同時に解決できると考えた．そこで，非接触・非対面が可能なライブデモ形式を行いつつ，手厚い指導を行うための補助として，プロジェクションマッピング技術とビデオコミュニケーションツールを応用した指導方法を考案した．現在，金沢工業大学メディア情報学科の出原立子教授と医工連携による共同研究で開発に取り組んでいる[1]．その教育システムの概略は，スマートプロジェクターとコミュニケーションツールを用い，壇上のスクリーンではなく頸部に直接解剖などの映像を描出することで講義と実習を融合させる．講師のエコー画像をサブモニターで，プローブ走査像を mixed reality（MR）ゴーグルで仮想描出して提示することで，ライブデモ形式においてマンツーマン形式に相当する手厚い指導を行うことができる（図 1）．この手法を用いることで，最初からエコー機器の実習場所で講義と実習が完遂できるため受講者の中途における実習グループ配置作業や場所移動などを省くことができ，時間短縮や効率化が期待できる．またエ

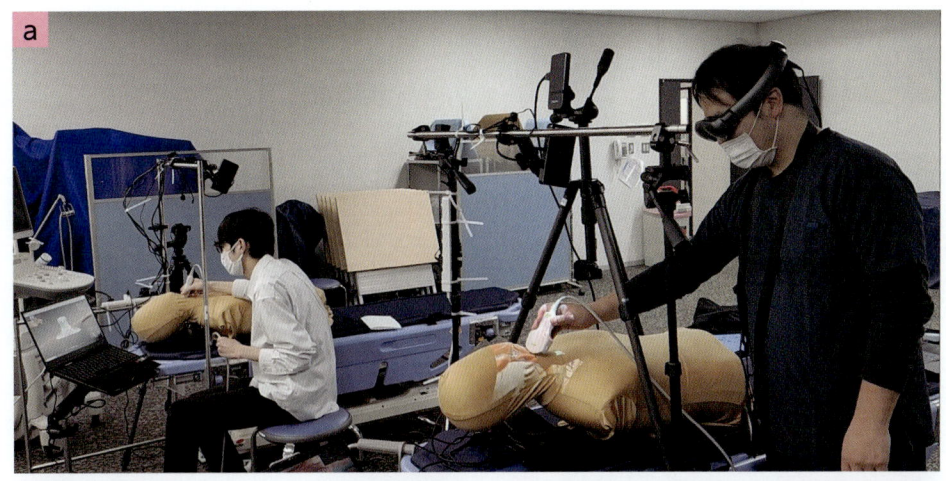

図1　遠隔エコー技術指導の実演風景

a：指導者（左側）と受講者（右側）
b：プロジェクションマッピングで解剖やリンパ節区域情報を頸部へ描出
c：MR ゴーグルを装着した受講者の視野画像

コー検査の視野で解剖の講義が可能となり，実習中も対象臓器の解剖を視覚的に確認し心地よく没入感を感じながらプローブを走査できることで，実践的な解剖の理解度の向上が期待できる．ライブデモ形式の画像を遠隔共有することで指導者のプローブ操作とそれにより描出されたエコー画像を受講者側の被検者の頸部やサブモニターへ描出できるため，適切なプローブ走査手技の手真似（ハンドイミテーション）が可能となる．さらに双方向に画像共有できるため，複数の受講者の手技や画像も指導者側に逆送信してモニターに一元管理することで，各受講者のプローブ走査と描出画像の内容が把握でき個々に手厚い指導が可能になると思われる．

　この指導形態は医学部の臨床実習におけるエコー指導や手術教育（図 2）だけでなく他領域のエコー実習指導（図 3）においても対応が可能な汎用性の高い手法であり，今後は他施設での導入も視野に検討を行っていく．

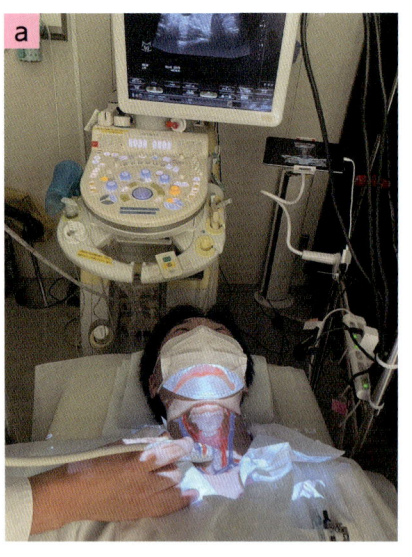
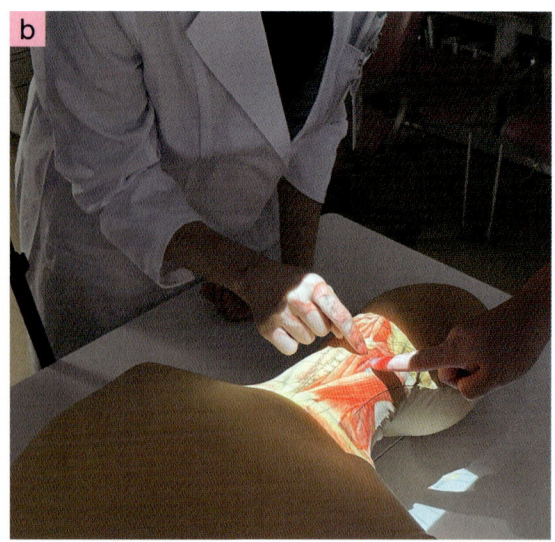

図2 臨床実習における指導

a：頸部エコー実習
b：手術教育

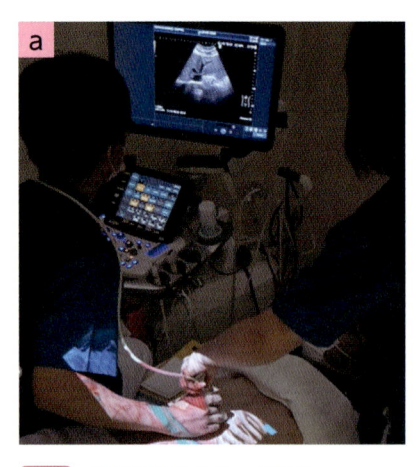
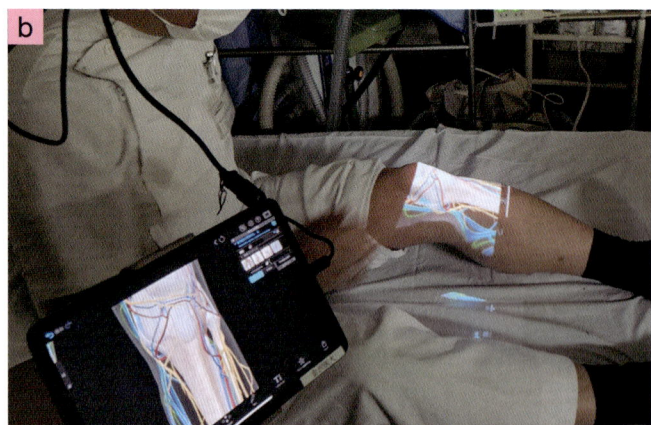

図3 他領域のエコー指導

a：腹部エコー指導
b：深部静脈血栓症のスクリーニング指導

◆文献

1）下出祐造，他：医師を対象とする超音波教育の現状と課題―甲状腺・頭頸部領域の立場から―．乳腺甲状腺超音波医 2023；12（3）：21-25.

付 録

1 エコー検査報告書の書き方

鳥取大学医学部感覚運動医学講座耳鼻咽喉・頭頸部外科学分野／堂西亮平

これまでに記載されているように頭頸部の疾患は，
- 甲状腺疾患
- 唾液腺（耳下腺，顎下腺）疾患
- リンパ節疾患
- その他頸部腫瘤など

に大別できる．

1 部位

まずはどの疾患に分類される病変かを判断する必要がある．

特に甲状腺，唾液腺の中にあるのか，外にあるのかを評価することが大事であるが，腫瘍が甲状腺や唾液腺と接しているときにはその判断に迷う場合も存在する．

たとえば図 1a，b はいずれも耳下部の病変だが，図 1a は Warthin 腫瘍（耳下腺腫瘍），図 1b は側頸嚢胞（耳下腺外の病変）である．

それぞれ耳下腺内の病変か，耳下腺外の病変かを判断するためには耳下腺との境界に注目すると

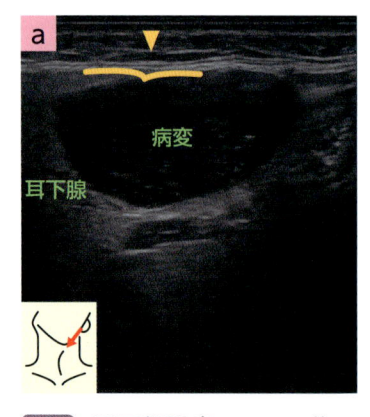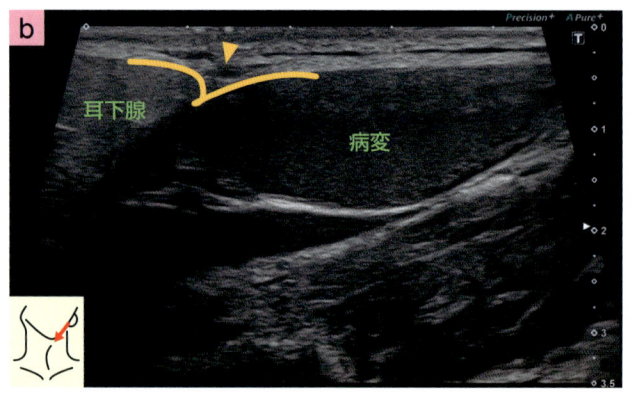

図1 耳下部腫瘤のエコー像

a：Warthin 腫瘍（耳下腺内病変），b：側頸嚢胞（耳下腺外病変）
a，b いずれも耳下腺と接しているが，a では耳下腺実質と病変のなす角度が鈍となっているのに対し，b では耳下腺実質と病変のなす角度が鋭となっている

判断できる場合がある.

耳下腺内の病変であれば耳下腺組織が嚢胞部分に引っ張られる形で腫瘤と耳下腺の境界角が鈍となる（図 1a）.逆に耳下腺外の病変であれば鋭となる（図 1b）.

これは甲状腺,顎下腺などでも同様である.

2 リンパ節の分類

甲状腺外,唾液腺外の病変であった場合には位置を正確に示す必要がある.特にリンパ節病変では日本頭頸部癌取扱い規約による分類や口腔癌診療ガイドライン,甲状腺癌取扱い規約などに準じたレベル分類を用いると伝わりやすい.当院では甲状腺がんの転移については甲状腺癌取扱い規約のレベル分類を,その他の口腔癌診療ガイドラインのレベル分類を用いている.どの分類を用いるかは施設内であらかじめ決めておくことが望ましい.また,シェーマを併用することで視覚的にも伝わりやすいため,積極的に活用するとよい（図 2）[1~3].

3 他の臓器との位置関係

甲状腺疾患,唾液腺疾患,リンパ節疾患以外の病変を疑う場合には大血管や筋肉,軟骨などとの位置関係が疾患を鑑別するうえで重要となることがある.

図 3,4,5 には他の臓器との位置関係が重要となる代表的な疾患のエコー像を例示する.

4 内部性状

これらの位置情報を明記したのち,病変の性状（形状,境界,内部性状など）に関して記載を行う.病変の性状については日本超音波医学会の Web サイト[4]内の用語集などを参考にして,記入するとよい.

5 診断名

最後にエコー検査から考えられる疾患名を記載する.もちろん診断がむずかしい場合もあるため,可能な範囲で問題ない.

エコーの報告書で重要なことは「正確に」「わかりやすく」診察医に検査情報を伝えることであり,そこには受け手側の要素も存在する.詳細に記載した報告書でも伝わらなければよい報告書とはいえないのである.

本項目で述べた点に注意しながら,診察医と意見を交わし,自施設なりのよりよい報告書が書けるよう日々アップデートしていくことが何より必要と考える.

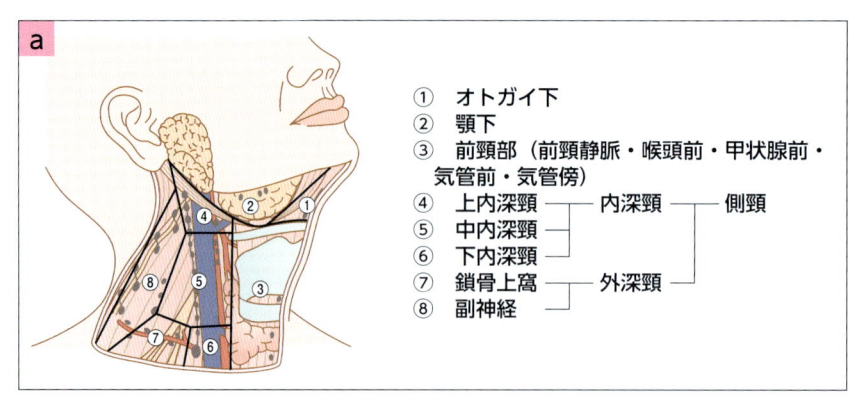

① オトガイ下
② 顎下
③ 前頸部（前頸静脈・喉頭前・甲状腺前・気管前・気管傍）
④ 上内深頸 ┐
⑤ 中内深頸 ├ 内深頸 ┐
⑥ 下内深頸 ┘　　　　├ 側頸
⑦ 鎖骨上窩 ┐ 外深頸 ┘
⑧ 副神経 ┘

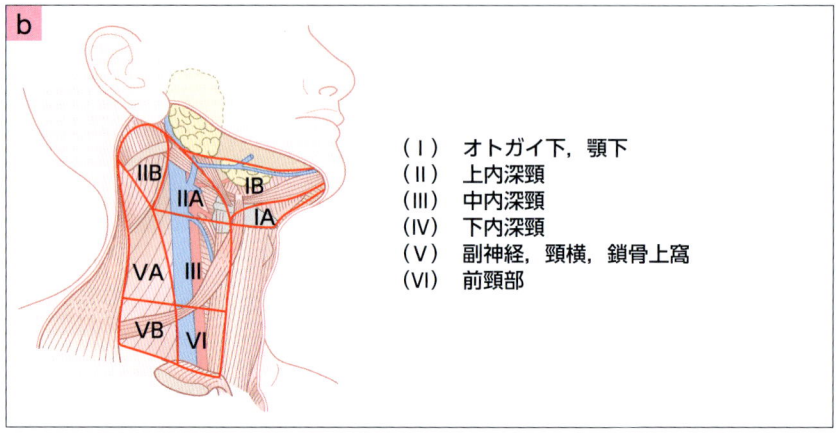

（Ⅰ）　オトガイ下，顎下
（Ⅱ）　上内深頸
（Ⅲ）　中内深頸
（Ⅳ）　下内深頸
（Ⅴ）　副神経，頸横，鎖骨上窩
（Ⅵ）　前頸部

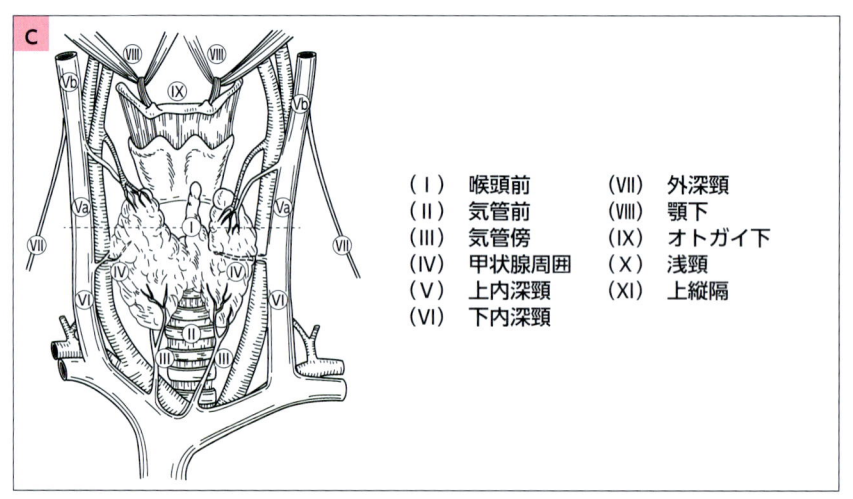

（Ⅰ）　喉頭前　　　　（Ⅶ）　外深頸
（Ⅱ）　気管前　　　　（Ⅷ）　顎下
（Ⅲ）　気管傍　　　　（Ⅸ）　オトガイ下
（Ⅳ）　甲状腺周囲　　（Ⅹ）　浅頸
（Ⅴ）　上内深頸　　　（Ⅺ）　上縦隔
（Ⅵ）　下内深頸

図2　リンパ節の表記法

〔a：日本頭頸部癌学会（編）：頭頸部癌取扱い規約．第6版補訂版，金原出版，2019：7より一部改変，b：口腔癌診療ガイドライン改訂合同委員会（編）：口腔癌診療ガイドライン．第4版，金原出版，2023：51より一部改変，c：日本内分泌外科学会，他（編）：甲状腺癌取扱い規約．第9版，金原出版，2023：5より一部改変〕

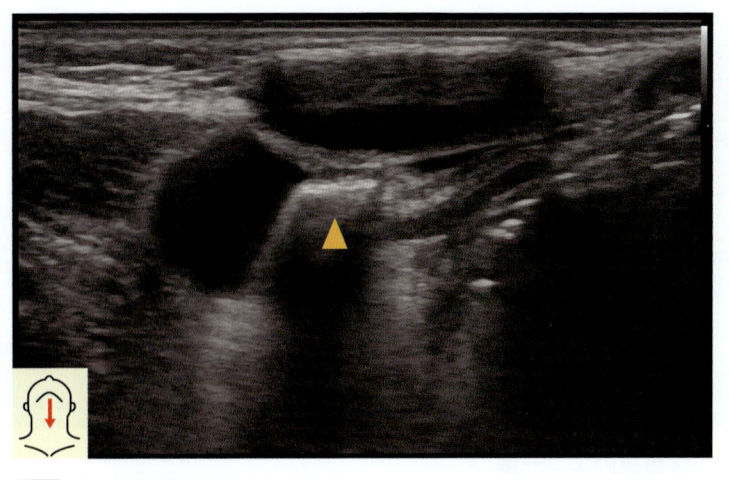

図3 正中頸嚢胞のエコー像

頸部正中，舌骨（▲）に接するように形状整，境界明瞭な嚢胞性病変を認める．内部には充実部や点状高エコーなど悪性を疑う所見認めず，正中頸嚢胞の所見である

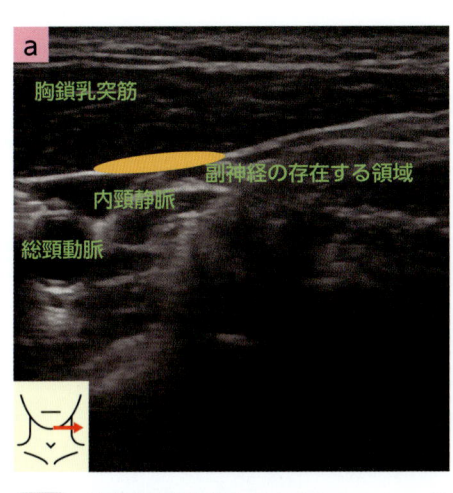 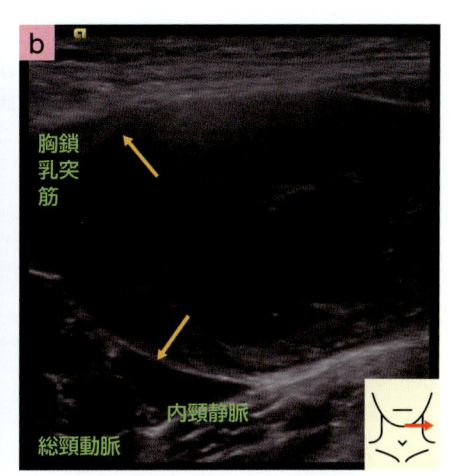

図4 神経鞘腫（副神経由来）のエコー像

a：健常者の副神経周囲のBモード像
b：神経鞘腫（副神経由来）のエコー像
内頸静脈，総頸動脈が腫瘤により外側表面側から矢印方向に圧排されている．逆に胸鎖乳突筋は背側から矢印方向に圧排されており，副神経や頸神経ワナ由来の神経鞘腫が疑われる．内部には一部嚢胞変性を疑う無エコー域あり，神経鞘腫の所見に矛盾しない

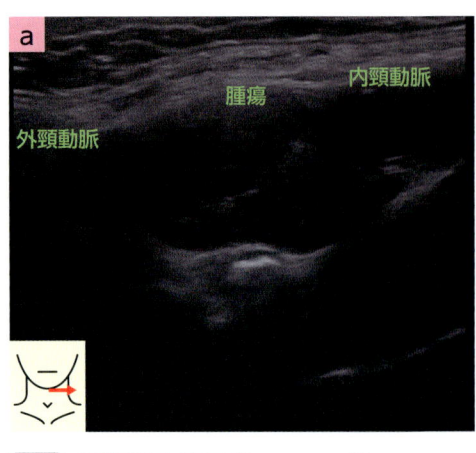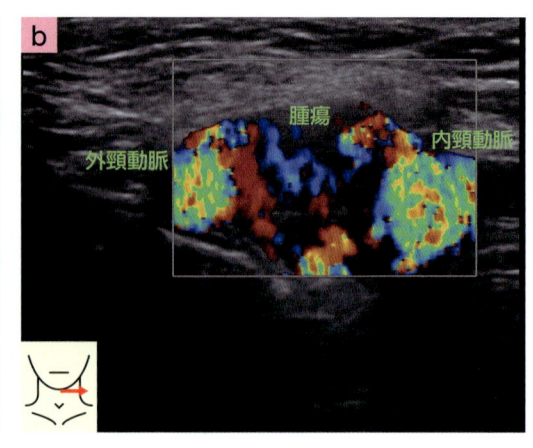

図5　頸動脈小体腫瘍のエコー像

a：Bモード像
b：カラードプラ
頸動脈分岐部から外頸動脈，総頸動脈に嵌まり込むように腫瘍が存在している．カラードプラでは非常に豊富な血流が描出され，頸動脈小体腫瘍が疑われる

◆文献

1）　日本頭頸部癌学会（編）：頭頸部癌取扱い規約．第6版補訂版，金原出版，2019：7.
2）　口腔癌診療ガイドライン改訂合同委員会（編）：口腔癌診療ガイドライン2023年版．第4版，金原出版，2023：51.
3）　日本内分泌外科学会，他（編）：甲状腺癌取扱い規約．第9版，金原出版，2023：5.
4）　日本超音波医学会Webサイト　https://www.jsum.or.jp/（2024年8月確認）

付 録 エコー検査報告書の書き方

2 エコー検査報告書で必須の用語

鳥取大学医学部感覚運動医学講座耳鼻咽喉・頭頸部外科学分野／堂西亮平

エコー検査報告書を書くために必要な用語を次表にまとめる.

英語	日本語	解説
acoustic coupler	超音波カプラ，超音波スタンドオフ	探触子と生体間に入れる音響伝達用の構造物．対象を焦点域に移動させるためや生体の凹凸への対処に使用する
acoustic shadow	アコースティックシャドウ，音響陰影	超音波が透過しがたい組織の後方でエコーが減弱，あるいは消失した領域
acoustic stand-off	超音波スタンドオフ，超音波カプラ	探触子と生体間に入れる音響伝達用の構造物．対象を焦点域に移動させるためや生体の凹凸への対処に使用する
adjacent zone	周辺	腫瘤や臓器に隣接する領域
anechoic area	無エコー域，エコーフリースペース	エコーがみられない領域．音響陰影を除く
artifact	アーチファクト	実際には存在しないのに表示される像
attenuation	減衰	超音波が吸収，散乱，反射などによって弱まること
axial resolution, range resolution	距離分解能	超音波ビーム方向の分解能
B-mode	Bモード	表示部の時間軸上にエコーの振幅に応じた明るさの強弱を表示する方式
bottom echo	底面エコー，後面エコー	腫瘤などの後面からのエコー
contour	輪郭	臓器や腫瘤などの境界を連ねる線
contrast	コントラスト	画像中の明るい部分と暗い部分の輝度の差
contrast enhanced ultrasonography	造影超音波検査	超音波造影剤を用いた超音波検査
convex array probe	コンベックス探触子，コンベックスプローブ	振動子群が凸の円弧状に配列された探触子
coplanar method	同一平面法	超音波誘導下穿刺に際して超音波断層面に沿って針を穿刺する方法
cystic pattern	囊胞性パターン	腫瘤内部からのエコーが全く，あるいはほとんどみられず囊胞が示唆するエコーパターン
debris echo	デブリエコー，スラッジエコー	液体の中に現われる膿や胆砂などの沈澱物に由来するエコー
depth of field	焦点深度	焦点の近傍で超音波ビームが収束しているため像の鮮明度の良好な範囲

英語	日本語	解説
depth width ratio (of mass), D/W, DW ratio	縦横比(腫瘤の)	腫瘤像の最大面における縦径を横径で除したもの
Doppler color flow imaging, Doppler color flow mapping, CFM	カラードプラ法, カラーフローマッピング法	ドプラ法によって得られた血流速度の情報をBモード像などの上にカラーで重畳して実時間で表示する方式.
Doppler method	ドプラ法	超音波のドプラ効果を利用して検査・診断などを行う方法
Doppler shift	ドプラ偏移	ドプラ効果によって生じた超音波の周波数変化
dynamic range	ダイナミックレンジ	エコーなどがノイズに埋もれずかつ飽和しないで増幅または表示できる入力(電圧など)の範囲. 通常デシベル(dB)で表す
echo	エコー	被検体の音響的不連続部分から戻り受信された超音波信号
echo level	エコーレベル	周囲組織と比べたエコーの強さ
echo-free space	エコーフリースペース, 無エコー域	エコーがみられない領域. 音響陰影を除く
elasticity imaging	弾性イメージング	組織の硬さの度合いを画像化する方法
far side echo	後面エコー, 底面エコー	腫瘤などの後面からのエコー
focal lenglth	焦点距離	振動子から焦点までの距離
frequency	周波数	繰り返している現象における単位時間当たりの繰り返しの数. f(周波数)= 1/T(周期). 単位はヘルツ(Hz)
gain	ゲイン, 利得	(電圧などの)増幅度
halo	ハロー	腫瘤などの辺縁(周辺)環状低エコー帯
harmonic imaging	ハーモニックイメージング	超音波が非線形媒質中を伝搬する際, または媒質中に存在する気泡などに当たった際に発生する高調波を用いた映像法. ティシュハーモニックイメージングやコントラストハーモニックイメージングがある
heterogeneity, heterogeneous	不均一, 不均質	臓器または腫瘤の内部エコーや内部テクスチャが不揃いなこと
high echo area, hyperechoic area	高エコー域	周辺部より高いエコーレベルを示す領域
homogeneity, homogeneous	均一, 均質	臓器または腫瘤の内部エコーや内部テクスチャが一様なこと
hypervascular area	高血流領域	カラードプラ法で血流信号が周囲より高い領域
internal echo	内部エコー	腫瘤などの内部からのエコー
intraoperative ultrasound	術中超音波診断法	手術中に行う超音波検査
isoechoic area	等エコー域	周辺部とほぼ等しいエコーレベルを示す領域
lateral resolution, azimuth resolution	方位分解能	超音波ビームと直交する平面上の分解能
lateral shadow	外側陰影	腫瘤などの側面より後方に延びる音響陰影
lateral wall echo	側面エコー	腫瘤などの左右側面からのエコー
linear array probe	リニアアレイ探触子, リニアアレイプローブ	振動子エレメントを直線状に配列した配列形探触子
lobulated	分葉状	主病巣から丸みを帯びて突出する部分を有する腫瘤の形状
long axis image	長軸像	長軸走査によって得られた超音波画像

英語	日本語	解説
long axis scan	長軸走査	目的臓器(組織)の長軸に対して平行な面での走査
longitudinal image	縦断像	縦断走査によって得られる超音波画像
longitudinal scan	縦断走査，縦走査	体軸や臓器の長軸に平行な面での走査
low echo area, hypoechoic area	低エコー域	周辺部より低いエコーレベルを示す領域
margin, border, boundary	境界	腫瘤と非腫瘤部または臓器と他臓器などの接面
Microvascular flow imaging, MVFI	微細血流イメージング	パルス送信シーケンスやフィルタなどの工夫によって高感度と高分解能を特徴とした血流表示法
mirror image	ミラーイメージ	強い反射面の浅部にある像がその反射面の深部に反転した形にみえる虚像
motion artifact	モーションアーチファクト	探触子の急激な操作や呼吸による臓器の動きの伴って生じたドプラ偏移によるカラー表示
multiple echo, multiple reflection, reverberation	多重エコー，多重反射	振動子から放射された超音波パルスが強反射対の間(対象と振動子など)を何回も往復して反射される現象．表示部上には反射対の距離に相当する間隔で複数のエコーが現れる．特に近接した面での反復反射を reverberation とよぶ
multiple vesicular pattern	小嚢胞状パターン	小さな嚢胞が多数認められる像
normal echo	正常エコー	正常の生体組織から得られるエコーの総称で異常エコーに対応して用いられる
parenchymal echo	実質エコー	臓器実質のエコー
periphery (of tumor organ)	辺縁	腫瘤や臓器の境界の内側部分
perpendicular method	交差法	超音波誘導下穿刺に際して超音波断層面に交差するように針を穿刺する方法
phantom	ファントム	標準試験体または対比試験体．医用超音波用としては画質，音場，分解能などの校正用，測定用に使用される
Posterior features, posterior echoes	後方エコー	腫瘤などの後方にみられるエコーで．腫瘤などの内部の超音波の透過・減衰の程度により増強や減弱を示す
power display, power mode	パワー表示，パワーモード	カラードプラ法におけるドプラ信号のパワー情報をもとにした流れの表示．パワードプラとよばれることもある
probe	探触子，プローブ	超音波の送受信のための振動子および付属機構(ダンパー材，コイルなど)を含んだもの
propagation velocity	伝搬速度	波が伝わる速度
pulsed doppler method	パルスドプラ法	間欠的な超音波を使用するドプラ法．特定の深度における計測が可能．計測限界速度がある
puncture attachment	穿刺用装具	穿刺用に作製された探触子装具
puncture probe	穿刺用探触子	穿刺用に作製された探触子
region of interest, ROI	ROI，関心領域	画像処理などで特に注目して処理の対象とする領域
resolution, resolving power	分解能	接近した対象(空間，時間，輝度)を分離して表示し得る能力
scan	走査	音波の方向や探触子の位置を移動させ被検体をビームで横断すること

英語	日本語	解説
scanner	走査装置，スキャナ	断層像などを得るために超音波ビームの位置や探触子の方向を用手的または機械的に動かす装置で，これらの位置や方向の情報を表示部へ伝える機能をもつもの
sensitivity time control, STC	STC	増幅器の利得を一掃引の間で時間的に変え，距離による減衰などを補正調節すること．TGC（time gain compensation）ともいう
sludge echo	スラッジエコー，デブリエコー	液体の中に現われる膿や胆砂などの沈澱物に由来するエコー
solid pattern	充実性パターン	腫瘤内部全域にエコーを認め，充実性腫瘤を示唆するエコーパターン
sound pressure	音圧	超音波や音波が伝搬する際に媒質内に生ずる圧力．単位はパスカル（Pa）
speckle pattern	スペックル像，スペックルパターン	超音波の波長に比べて小さな散乱体群によって生じる散乱波の干渉による像
strain imaging	ストレインイメージング	組織の歪み（ひずみ）の度合いを画像化する方法
tissue harmonic imaging, THI	ティッシュハーモニックイメージング	超音波が生体組織などの媒質中を伝搬する際に媒質の非線形性から発生する高調波を利用した映像法
transverse image	横断像	横断走査によって得られる超音波画像
transverse scan	横断走査，横走査	体軸や臓器の長軸に垂直な面での走査
ultrasonic frequency	超音波周波数	放射または入射する超音波の毎秒当たりの振動数．単位はヘルツ（Hz）
ultrasonogram	超音波画像，超音波像	超音波検査法により得られた画像
ultrasonography, ultrasonotomography, two-dimentional echography	超音波断層法	超音波ビームを走査し，Bモードにより断層像を描かせる方法．これによって得られた像を超音波断層像あるいはエコー像という
ultrasound	超音波	人間の可聴上限周波数以上の音．通常，周波数が20 kHz以上の音波を指す．広い意味では，計測利用の音波など，耳で聞くことを目的としない音を指し，20 kHz以下の音波でも超音波として扱う場合もある
ultrasound contrast agent, contrast medium	超音波造影剤	生体内に注入することにより，超音波の反射強度を増大させる微小気泡などの物質
ultrasound guided puncture	超音波ガイド下穿刺術，超音波誘導下穿刺術	超音波画像を観察しながら行う穿刺手技．吸引式組織生検，針生検，薬物注入なども含む
wave length	波長	周期波形において一周期に相当する時間に伝搬する距離（λ）．$\lambda = c$（伝搬速度）$\times T$（周期）

〔医用超音波用語集：日本超音波医学会 Web より作成　https://www.jsum.or.jp/terminologies〕

索　引

頭頸部診療とことんエコー活用術   ISBN978-4-7878-2666-4

2025 年 1 月 10 日　初版第 1 刷発行

編　集　者	古川まどか
発　行　者	藤実正太
発　行　所	株式会社 診断と治療社
	〒 100-0014　東京都千代田区永田町 2-14-2　山王グランドビル 4 階
	TEL：03-3580-2750(編集)　03-3580-2770(営業)
	FAX：03-3580-2776
	E-mail：hen@shindan.co.jp(編集)
	eigyobu@shindan.co.jp(営業)
	URL：https://www.shindan.co.jp/
表紙デザイン	株式会社 オセロ
本文イラスト	小牧良次(イオジン)
印刷・製本	日本ハイコム 株式会社